景岳新方八阵精讲

主编　盛增秀　柴可群

原文摘录 · 临床应用 · 验案举例 · 精要说解

全国百佳图书出版单位
中国中医药出版社
·北　京·

图书在版编目（CIP）数据

景岳新方八阵精讲 / 盛增秀, 柴可群主编. -- 北京 :
中国中医药出版社, 2025. 6
ISBN 978-7-5132-9704-2

Ⅰ. R2-52

中国国家版本馆 CIP 数据核字第 2025YY5541 号

中国中医药出版社出版
北京经济技术开发区科创十三街 31 号院二区 8 号楼
邮政编码　100176
传真　010-64405721
万卷书坊印刷（天津）有限公司印刷
各地新华书店经销

开本 710×1000　1/16　印张 19　字数 291 千字
2025 年 6 月第 1 版　2025 年 6 月第 1 次印刷
书号　ISBN 978-7-5132-9704-2

定价　68.00 元
网址　www.cptcm.com

服 务 热 线　010-64405510
购 书 热 线　010-89535836
维 权 打 假　010-64405753

微信服务号　zgzyycbs
微商城网址　https://kdt.im/LIdUGr
官 方 微 博　http://e.weibo.com/cptcm
天猫旗舰店网址　https://zgzyycbs.tmall.com

如有印装质量问题请与本社出版部联系（010-64405510）

《景岳新方八阵精讲》

编委会

主　　编　盛增秀　柴可群

副 主 编　余　凯　王　英　竹剑平　庄爱文　江凌圳

编　　委　（以姓氏笔画为序）

丁立维　王　胜　王佳珺　毛伟波
占义平　吕　蕊　乔红丽　安　欢
许靖晨　孙水华　孙舒雯　杜瑀煊
李　健　李延华　李荣群　李晓寅
吴　颖　吴霜霜　余丹凤　余志红
沈忆奕　陈　怡　陈嘉斌　林思思
周　喆　周　颖　孟子蛟　胡琴琴
施云福　袁　媛　徐国暑　高晶晶
戚益铭　崔一迪

学术秘书　沈忆奕

前言

张景岳，名介宾，字会卿，浙江山阴（今属浙江绍兴）人，明代著名医家，其著述等身，《景岳全书》堪称其代表性作品。

张景岳对方剂十分重视，他对前代的方书旁搜远绍，广泛阅读，然后“选古方之得宜者共若干首，列为八阵，已不为不多矣”。又觉得“以余观之，若夫犹有未尽，因复制新方八阵，此其中有心得焉，有经验焉，有补古之未备焉”。这种传承与创新并举的治学方法，确实在一定程度上丰富和发展了方剂学，影响深远。试观古今临床，应用景岳新方如大补元煎、左归丸、右归丸、金水六君煎等，不胜枚举，且常收良效。景岳名句“善补阳者，必于阴中求阳，则阳得阴助而生化无穷；善补阴者，必于阳中求阴，则阴得阳升而源泉不竭”，可谓脍炙人口，被后世视作重要制方法度，评价甚高。鉴于此，我们特对《景岳全书·卷之五十一》“新方八阵”作深入的研讨，编成《景岳新方八阵精讲》一书。全书精选八阵中的44首方，分原文摘录、临床应用、验案举例、精要说解四部分予以介绍，着力加以发挥，力求为读者提供一部文献整理研究的精品之作。

本书的特点是理论紧密联系实际，内容切合实用，这在“临床应用”“验案举例”中得到了较好的体现；“精要说解”是对方剂的特点、应用特色和发展前景作一精要评述，尽量做到言而有据，信而有征，从而使该方进一步得到传承与弘扬，并为当今研发新药提供重要依据。

限于水平，书中难免存在一些错误和不当之处，敬请同道和读者不吝批评和指正。

《景岳新方八阵精讲》编委会

2025年3月

目录

大补元煎
救本培元第一要方
一

【原文摘录】

治男妇气血大坏，精神失守危剧等证。此回天赞化、救本培元第一要方。本方与后右归丸出入互参。

人参补气补阳，以此为主，少则用一二钱，多则用一二两　山药炒，二钱　熟地补精补阴，以此为主，少则用二三钱，多则用二三两　杜仲二钱　当归二三钱，若泄泻者，去之　山茱萸一钱，如畏酸吞酸者去之　枸杞二三钱　炙甘草一二钱

水二盅，煎七分，食远温服。如元阳不足多寒者，于本方加附子、肉桂、炮姜之类，随宜用之；如气分偏虚者，加黄芪、白术，如胃口多滞者不必用；如血滞者，加川芎，去山茱萸；如滑泄者，加五味、故纸之属。

【临床应用】

大补元煎的临床应用，医籍多有记载。如清代蒋廷锡等编撰的《古今图书集成医部全录》以此方用于产后发痉，气虚兼寒，或气血俱虚，淡血津津不已。清代陈善堂的《眼科集成》以此方治目流血症之阴阳俱虚者。清代程文囿的《医述》以此方治疗脱肛之阴中阳虚而脱者。清代刘鸿恩所撰《医门八法》中，以本方加减治疗虚寒腰痛或劳倦腰痛。现代，大补元煎在临床中应用更为广泛。

1. 慢性肾脏病

孙氏用大补元煎加减治疗慢性肾炎、IgA 肾病、慢性肾衰竭等多种肾脏疾病，收效甚佳。并指出本方平补肾元，兼顾五脏，辅清利可去血尿，加利湿能消水肿，添泄浊以疗肾衰，可作为慢性肾脏病治疗的一个基础方药。〔郑敏，孙伟．孙伟教授运用大补元煎治疗慢性肾脏病的经验 [J]. 中国中西医结合肾病杂志，2019，20（12）：1038-1040〕

程氏治疗肾病综合征患者刘某，以大补元煎为基础方，加用黄芪、白芍以助补益气血之力，芡实、金樱子增强吴茱萸补肾固精之功，刘寄奴、白茅根、仙鹤草紧扣止血大法，瞿麦、贯叶金丝桃利水道之血，黄柏清利下焦湿热，并引药下行到达病所，亦防诸药温热太过，未加服其他治疗 CKD（慢性肾脏病）的药物。患者连续治疗 5 个月后，尿蛋白由（+++）降至正常范围，肝肾功能正常。〔张婕，程丑夫．程丑夫教授论治慢性肾脏病蛋白尿经验 [J]. 湖南中医药大学学报，2015，35（6）：36-38〕

李雄等选取 2020 年 7 月至 2021 年 6 月北京市西城区广外医院治疗的糖尿病肾病患者 80 例，在常规西医治疗的基础上给予大补元煎加味治疗，方药组成为：枸杞子 12g，党参 15g，甘草（蜜炙）6g，当归 15g，山茱萸 15g，熟地黄 30g，山药（麸炒）12g，杜仲（盐炒）6g，桃仁 10g，玉米须 10g，丹参 12g。连续治疗 3 个月后，结果提示：大补元煎加味治疗早中期糖尿病肾病气阴两虚夹瘀证，可调节患者糖化血红蛋白 A1C（HbA1C）、尿白蛋白排泄率（UAER）、空腹血糖（FPG）水平，抑制机体微炎症状态，减少氧化应激损伤，改善肾纤维化相关生长因子水平，改善肾血流动力学，提高临床疗效。〔李雄，刘燕霞．大补元煎加味对早中期糖尿病肾病气阴两虚夹瘀证患者微炎症状态及肾纤维化相关生长因子的影响 [J]. 河南中医，2023，43（9）：1369-1374〕

2. 头痛

王氏等运用大补元煎（山药 30g，熟地黄 30g，枸杞子 30g，山茱萸 20g，人参 5g，当归 15g，杜仲 15g）结合西医疗法治疗低颅压性头痛，取得满意的疗效。〔王滨，陈亮，吴迪．大补元煎治疗低颅压性头痛的临床研

究 [J]. 中国伤残医学，2009，17（4）：151-152〕

张氏等用大补元煎联合氟桂利嗪治疗肾虚型偏头痛，处方为白术 12g，熟地黄 15g，杜仲 12g，枸杞 10g，龟甲 15g，川续断 10g，人参 12g，山药 15g，当归 12g，女贞子 15g，白芍 10g，山茱萸 15g，川芎 15g，甘草 6g，白芷 10g，随证加减。结果表明，大补元煎能减轻患者症状，改善血流动力学，且不会增加不良反应的发生。〔张爱婷，赵素霞，刘文娟，等 . 大补元煎对肾虚型偏头痛患者的临床疗效 [J]. 河南医学研究，2021，30（36）：6854-6857〕

3. 妇科疾病

程氏等用大补元煎辨证治疗元气亏虚的不孕症、阴挺等多种妇科疾患，均获效验。〔程力，曾莉，马卫东，等 . 大补元煎治妇科疾患举隅 [J]. 辽宁中医杂志，2010（37）：285-286〕

王氏用大补元煎治疗排卵障碍性不孕 36 例。处方为熟地黄、山萸肉、山药、枸杞子各 15g，当归、杜仲、党参各 10g，甘草 6g，菟丝子、女贞子各 12g，随证加减。结果提示，卵泡生长发育及排卵得到改善，排卵率达 86.1%，妊娠率达 72.2%。〔王秀春 . 大补元煎治疗排卵障碍性不孕 36 例 [J]. 国医论坛，2002（4）：24〕

除上述疾病外，有报道表明大补元煎在骨科疾病、甲状腺疾病、眼科疾病、精神疾病，以及冠心病、功能性便秘、慢性疲劳综合征、眩晕、失眠等多种病证的治疗中，均能获得良好疗效。值得一提的是，近年来大补元煎在阿尔茨海默病的治疗中受到重视，学者们对其改善认知能力的作用机制开展了诸多研究和探讨。

【验案举例】

案 1

朱某，女，29 岁，2019 年 9 月 2 日初诊。叶天士云：“交节病变，总是虚证。”值夏秋之交，患者鼻黏膜和皮肤容易过敏，历年如此，良由气虚、抗邪能力减弱所致。在空调房间受凉易腹泻，面色不华。脉濡缓，苔薄白。治宜补益元气为主，方用玉屏风散、大补元煎合化。方药：黄芪 30g，炒白术 15g，防风 5g，党参 18g，山药 20g，盐杜仲 12g，熟地黄 18g，当归 15g，山茱萸 15g，枸杞子 12g，炙甘草 6g。7 剂，每日 1 剂，水煎，早晚分服。

二诊（2019 年 9 月 9 日）：药尚对证，症状显减，再拟培补元气，上方加砂仁 6g（后下），陈皮 6g，俾补而不滞、滋而不腻。7 剂，每日 1 剂，水煎，早晚分服。

三诊（2019 年 9 月 16 日）：患者自觉无明显不适，再拟补养以增强体质，上方加灵芝 15g，绞股蓝 15g。7 剂，每日 1 剂，水煎，早晚分服，以巩固疗效。〔沈忆奕，鲁颜利，盛增秀．名老中医盛增秀大补元煎治疗虚劳验案 5 则 [J]. 光明中医，2021，36（8）：1326–1328〕

案 2

盛某，男，30 岁，2020 年 5 月 28 日初诊。神疲乏力，面色萎黄，夜寐不宁，健忘，腰部酸痛，脉象细缓，舌苔薄白，乃元气不足、神不安藏使然。拟大补元煎合归脾汤化裁，一则补养元气，一则养心安神。方药：黄芪 30g，炒白术 15g，当归 15g，党参 18g，茯神 12g，炒酸枣仁 12g，制远志肉 6g，龙眼肉 12g，山药 18g，盐杜仲 12g，熟地黄 18g，山茱萸 15g，枸杞子 12g，木香 6g，炙甘草 6g，红枣 15g。7 剂，每日 1 剂，水煎，早晚分服。

二诊（2020 年 6 月 8 日）：病情明显改善，唯夜寐梦多，治守原法，希奏续效。上方加首乌藤 18g，琥珀 9g，合欢花 12g。7 剂，每日 1 剂，水煎，早晚分服。

三诊（2020 年 6 月 15 日）：病情向安，效不更方。14 剂，每日 1 剂，水煎，早晚分服。〔沈忆奕，鲁颜利，盛增秀．名老中医盛增秀大补元煎治疗虚劳验案 5 则 [J]. 光明中医，2021，36（8）：1326–1328〕

案 3

侯某，男，56 岁，2020 年 5 月 25 日初诊。辛勤过度，“劳则气耗”，自觉精神疲乏，下肢无力，短气，脉弦，苔薄，显属元气不足，病属虚损。遵《黄帝内经》“虚者补之”“损者益之”之旨，治用大补元煎培补元气。方药：党参 18g，山药 20g，盐杜仲 15g，熟地黄 18g，当归 15g，枸杞子 15g，山茱萸 15g，黄芪 30g，炙甘草 6g，陈皮 6g。7 剂，每日 1 剂，水煎，早晚分服。

二诊（2020 年 6 月 1 日）：药后症状有所减轻，但因元气亏虚已久，殊非短期能克奏肤功，需缓缓调补。上方加炒白术 15g，茯苓 12g，黄精 15g。7 剂，每日 1 剂，水煎，早晚分服。

三诊（2020 年 6 月 8 日）：症状明显改善，体力渐复，唯感下肢酸软，苔薄，脉弦。上方加牛膝 12g，续断 12g，灵芝 15g，天冬 12g，意在加强补肾之功，以“肾为作强之官”故也。7 剂，每日 1 剂，水煎，早晚分服。〔沈忆奕，鲁颜利，盛增秀 . 名老中医盛增秀大补元煎治疗虚劳验案 5 则 [J]. 光明中医，2021，36（8）：1326−1328〕

案 4

郑某，女，39 岁，2017 年 12 月 21 日开具的膏方。肾元不足，冲任亏虚，既往腰酸，精神疲乏，经治疗后症状消失。唯月经来潮前三天经量尚可，后几天量少，点滴不净。脉象濡细，舌质偏红。治宜补益气阴，固肾强腰，兼调冲任。拟膏方调理，列方如下：西洋参片 150g，山药 400g，盐杜仲 350g，生地黄 400g，当归 350g，枸杞子 350g，山茱萸 350g，天冬 300g，续断 300g，补骨脂 200g，灵芝 250g，鲜铁皮石斛 150g，炒白芍 250g，黄芪 350g，麦冬 250g，制黄精 350g，砂仁 60g，炙甘草 200g，炒白术 250g，茯苓 250g，制狗脊 300g，红枣 250g，醋龟甲 250g，阿胶 200g，冰糖 200g，黄酒 200g，虫草菌粉（2.8g/ 袋）3 袋。上药如法制膏，每日早晚空腹各服 1 汤匙，白开水冲入和匀服用，连服 2 ～ 3 个月。

患者服用膏方后体质增强，无明显身体不适，次年及第三年冬季继续服用膏方，处方依然以大补元煎为基础加减，以期强身健体。〔沈忆奕，鲁颜利，盛增秀.名老中医盛增秀大补元煎治疗虚劳验案5则[J].光明中医，2021，36（8）：1326-1328〕

案 5

胡某，男，56岁，2016年开始连续冬令进补，2018年11月22日又要求膏方进补，自觉冬令进补，效果良好，现无明显症状，唯血糖偏高，脉缓，苔薄白，再用前两年处方用药之法，以增强体质，延缓衰老。拟大补元煎合五子衍宗丸化裁，以填精益肾为主。方药：高丽参200g，山药500g，盐杜仲450g，熟地黄500g，山茱萸450g，当归450g，枸杞子400g，菟丝子400g，覆盆子400g，五味子200g，肉苁蓉300g，巴戟肉300g，续断350g，淫羊藿400g，黄芪500g，炒白术450g，茯苓450g，砂仁150g，炙甘草150g，陈皮200g，木糖醇200g，黄酒150g，阿胶200g，鹿角胶100g，灵芝孢子粉20g，虫草菌粉（2.8g/袋）4袋，黑芝麻200g，核桃仁200g。上药如法制膏，每日早晚空腹各服一汤匙，连服2～3个月。患者服后效佳。〔沈忆奕，鲁颜利，盛增秀.名老中医盛增秀大补元煎治疗虚劳验案5则[J].光明中医，2021，36（8）：1326-1328〕

【精要说解】

大补元煎，顾名思义，当属大补元气的方剂。方中人参补益气血，熟地黄、山药、杜仲、萸肉、杞子滋填肾精，当归功善养血，炙甘草健脾益胃、调和诸药。诸药配伍，共奏补益脾肾、滋养气血、大补元气之效。景岳谓本方“此回天赞化，救本培元第一要方”，洵属久经临床阅历有得之言，信不我欺。

大补元煎确是治疗虚损的有效名方，《灵枢·本脏》曰：“人之血气精神者，所以奉生而周于性命者也。”精气神者，人之三宝也，虚损为病，病程缠绵迁延，久病积虚，精气神必有伤残，故治疗尤需重视补益精气神，俾元气充则开阖循常，气行乃健，精盛神旺，受伤之脏自得恢复，正所谓“澄其源则水自清，灌其根则枝乃茂”。大补元煎为精、气、神俱补的有效方剂，且药性平和，兼顾气血阴阳。盖虚损是中医学中一个重要的疾病概念，以元气亏损为基本病机，病程迁延。临床主要表现为精神疲乏、心悸寐差、健忘、腰部酸痛、两足无力等。

现代人由于工作生活压力大、作息不规律等原因，虚损现象比较常见。早期的虚损患者往往体检指标基本正常，处于亚健康状态。但久虚成损，这类人群后续容易罹患疾病，甚至发展为危重病症。因此，宜尽早进行干预，以免疾病发生，或将疾病消灭于萌芽状态。诚如《理虚元鉴》所言：“虚劳当治其未成。”《肘后备急方》亦说：“（虚损）虽非乃飙急，不即治，亦渐瘵人。”

众所周知，现代医学对此类病症尚无理想的干预手段和药物。中医药对于虚损的预防和治疗，有着巨大的潜力。从古至今，在诸多治疗虚损的方剂中，大补元煎当属第一方，临床可作为治疗虚损的基本方使用。尤适合于冬令进补，为首选方，随证与三才汤、黄芪生脉饮、十全大补汤、归脾汤等配合应用。

二 左归丸 治真阴肾水不足方

【原文摘录】

治真阴肾水不足，不能滋养营卫，渐至衰弱，或虚热往来，自汗盗汗，或神不守舍，血不归原，或虚损伤阴，或遗淋不禁，或气虚昏运，或眼花耳聋，或口燥舌干，或腰酸腿软，凡精髓内亏，津液枯涸等证，俱速宜壮水之主，以培左肾之元阴，而精血自充矣。宜此方主之。

大怀熟八两　山药炒，四两　枸杞四两　山茱萸肉四两　川牛膝酒洗，蒸熟，三两，精滑者，不用　菟丝子制，四两　鹿胶敲碎，炒珠，四两　龟胶切碎，炒珠，四两，无火者，不必用

上先将熟地蒸烂，杵膏，加炼蜜丸，桐子大。每食前用滚汤或淡盐汤送下百余丸。

如真阴失守，虚火炎上者，宜用纯阴至静之剂，于本方去枸杞、鹿胶，加女贞子三两，麦冬三两；如火烁肺金，干枯多嗽者，加百合三两；如夜热骨蒸，加地骨皮三两；如小水不利不清，加茯苓三两；如大便燥结，去菟丝，加肉苁蓉三两；如气虚者，加人参三四两；如血虚微滞，加当归四两；如腰膝酸痛，加杜仲三两，盐水炒用；如脏平无火而肾气不充者，加破故纸三两，去心莲肉、胡桃肉各四两，龟胶不必用。上凡五液皆主于肾，故凡属阴分之药，无不皆能走肾，有谓必须导引者，皆见之不明耳。

【临床应用】

作为中医名方之一的左归丸，医籍中记载其临床应用颇多。如《医学实在易》以此方治疗肾水大虚之头痛；《顾松园医镜》以此方治疗遗滑；《虚损启微》以此方治疗虚损之咳嗽；《医学集成》以此方治疗内伤劳损所致头目眩晕、困惫垂危等症；《医方简义》用此方治疗肝肾两虚之胃痛；《眼科秘诀》用此方治疗阴虚之白内障；近代名医姜春华以此方治疗肾阴虚之哮喘，为哮喘预防期扶正固本之法。现代临床上左归丸常辨证应用于治疗女性更年期综合征、内分泌科疾病、生殖机能异常性疾病、多种骨科劳损性疾病、常见老年性疾病和慢性血液科疾病等多种中医辨证属肝肾亏虚、精血不足的疾病。

1. 糖尿病

高书荣治疗肾阴虚 2 型糖尿病肾病 51 例，常规服用降血糖药，血压高的患者常规用降血压药，同时服用左归丸 6g，每日 2 次。1 个月为 1 个疗程，连续 2 个疗程后，观察血糖、尿蛋白的变化。结果：显效 14 例，有效 26 例，无效 11 例，总有效率为 78.4%。〔高书荣．左归丸治疗 2 型糖尿病肾病临床观察 [J]. 中成药，2004，26（1）：10〕

庞健丽等用左归丸加减联合培哚普利叔丁胺片治疗气阴两虚夹瘀证的早期糖尿病肾病患者 77 例，将患者随机分为观察组（39 例）和对照组（38 例）。所有患者均接受基础治疗，对照组在此基础上加用培哚普利叔丁胺片治疗，观察组在对照组的基础上加用左归丸加减治疗，疗程为 3 个月。结果：治疗后，对照组总有效率为 84.2%，观察组总有效率为 94.9%，观察组疗效优于对照组（$Z=6.03$，$P < 0.05$）。实验表明，左归丸加减联合培哚普利叔丁胺片可降低早期糖尿病肾病气阴两虚夹瘀证患者的血糖波动和尿白蛋白排泄率，临床疗效优于西药基础治疗。〔庞健丽，钟润芬．左归丸加减联合培哚普利叔丁胺片治疗气阴两虚夹瘀证早期糖尿病肾病临床观察 [J]. 中国实验方剂学杂志，2023，29（1）：105-112〕

2. 冠心病心绞痛

汪建国以左归丸加黄芪、红花、桃仁、地龙、檀香、瓜蒌皮等治疗冠心病心绞痛。并与速效救心丸作对照，治疗 60 例（辨证为心肾阴虚、心肾阴虚兼血瘀、气阴两虚、气阴两虚兼血瘀四型）。结果：显效 25 例，改善 30 例，无效 5 例，总有效率为 91.67%。〔汪建国．加味左归丸治疗冠心病心绞痛 60 例疗效观察 [J]. 中成药，2006，28（7）：1087〕

3. 阳痿

谢家训等以温热电针联合左归丸治疗勃起功能障碍阴虚火旺证 90 例，随机分为对照组和观察组，每组 45 例。对照组采用口服左归丸治疗，观察组在对照组的基础上联合温热电针治疗。结果：观察组的总有效率为 86.67%，高于对照组的 68.89%，差异具有统计学意义（$P < 0.01$）。治疗后两组患者勃起功能评分表 -5（IIEF-5）总分均高于治疗前，且观察组高于对照组，差异均有统计学意义（$P < 0.01$）。表明温热电针与中药左归丸联合应用，可明显提高性功能障碍患者的疗效，缩短治疗时间。〔谢家训，蒋平，郭静．温热电针联合左归丸治疗勃起功能障碍阴虚火旺证的临床观察 [J]. 中国民间疗法，2023，31（7）：59-61〕

张涛等用左归丸合健阳片治疗肾阴亏虚型阳痿患者 46 例，采用自身前后对照设计，对临床疗效进行分析。结果临床治愈患者总数 16 例（占 34.8%），显效患者总数 15 例（占 32.6%），有效患者总数 7 例（占 15.2%），无效患者总数 8 例（占 17.4%），总有效率 82.6%。治疗后患者国际勃起功能指数（IIEF-5）评分较治疗前有显著提升，差异具有统计学意义（$P < 0.01$）。〔张涛，胡瑞．左归丸合健阳片治疗肾阴亏虚型阳痿的疗效观察 [J]. 新疆中医药，2024，42（1）：16〕

4. 帕金森病

苏文理等用左归丸加减治疗肝肾阴虚型帕金森病 82 例，随机分为试验组 39 例，对照组 43 例。对照组按患者原来剂量口服美多芭，观察期间不加用其他治疗帕金森病的药物。试验组患者在服用原剂量美多芭的基础上，加服左归丸加减处方：熟地黄 12g，钩藤 15g，山药 12g，肉苁蓉 9g，山萸肉 9g，炒白芍 15g，丹参 12g，枸杞子 12g，怀牛膝 12g，菟丝子 12g，龟甲胶 12g，何首乌 12g（编者注：何首乌有一定毒性，剂量宜轻）。治疗 2 周后，试验组运动症状评分、非运动症状评分、帕金森主要症状中医评分均较治疗前下降（$P < 0.05$），与对照组比较也有显著性差异（$P < 0.05$）。说明左归丸加减能够有效改善肝肾阴虚型帕金森病患者的非运动症状。〔苏文理，张丽梅，纪家镛，等．左归丸加减治疗肝肾阴虚型帕金森病临床观察[J]. 光明中医，2021，36（13）：2204−2205〕

郑建彪等用左归丸联合丁苯酞佐治帕金森病轻度认知障碍 80 例，按随机数字表法分为观察组和对照组各 40 例，两组患者均予常规抗帕金森病西药治疗，并予丁苯酞软胶囊口服，观察组患者加服左归丸。两组均连续治疗 8 周。结果：观察组总有效率为 90.00%，显著高于对照组的 70.00%（$P < 0.05$）。治疗后，观察组患者的腰膝酸软、胁肋疼痛、头晕头痛等中医证候积分均显著低于对照组（$P < 0.05$）；观察组患者的沉默信息调节因子（SIRT1）蛋白表达水平显著高于对照组，核因子 κB（NF-κB）蛋白表达水平显著低于对照组（$P < 0.05$）；观察组患者的蒙特利尔认知评估量表（MOCA）、简易精神状态量表（MMSE）及日常生活活动能力（ADL）量表评分均显著高于对照组（$P < 0.05$）；观察组患者的统一帕金森病评定量表（UPDRS）评分显著低于对照组（$P < 0.05$）。〔郑建彪，李万涛，贾志卫，等．左归丸联合丁苯酞佐治帕金森病轻度认知障碍疗效评价[J]. 中国药业，2024，33（4）：111−114〕

5. 老年胸腰椎骨折

李松峰等用六味地黄汤加味合左归丸治疗肾阴亏虚型老年胸腰椎骨折 98 例，以入院时间先后顺序分为对照组与观察组各 49 例，两组患者均进行椎体成形术治疗，并予以鲑降钙素注射、口服碳酸钙常规治疗，对照组在常规治疗基础上联合左归丸治疗，观察组在对照组基础上增加六味地黄汤加味内服治疗。结果：治疗 2 个月后，观察组的临床疗效优于对照组，且有效率高于对照组，差异有统计学意义（$P < 0.05$）；治疗后两组骨密度均升高、脊柱侧凸角（Cobb 角）均减小、功能障碍指数（ODI 指数）评分降低，

差异有统计学意义（$P < 0.05$），且观察组骨密度高于对照组、Cobb 角小于对照组、ODI 指数评分低于对照组，差异有统计学意义（$P < 0.05$）；治疗后观察组各项临床症状积分均较对照组低，差异有统计学意义（$P < 0.05$）；治疗后两组生活质量（SF-36）量表各维度得分均显著升高，差异有统计学意义（$P < 0.05$）；观察组得分均高于对照组，差异有统计学意义（$P < 0.05$）。〔李松峰，吴振清．六味地黄汤加味合左归丸治疗肾阴亏虚型老年胸腰椎骨折的临床价值 [J]. 临床研究，2023，31（8）：115-118〕

6. 中年男女痤疮

黄慧琳等用左归丸加减（熟地黄、山茱萸、山药、枸杞子、龟甲胶、牛膝、黄柏、知母、鱼腥草、浙贝母等）治疗男女痤疮取得一定疗效。其认为中年男女痤疮的病机与青春期痤疮不同，主要是病及肾阴，阴失潜藏，虚火上炎，灼伤肺金，炼液为痰，发于头面，故见痤疮。故治疗以滋补肾阴为主。共治疗 20 例，结果为治愈 12 例，显效 6 例，好转 2 例。〔黄慧琳，丛敏．左归丸加减治疗中年男女痤疮 20 例疗效 [J]. 皮肤病与性病，2006，28（1）：33〕

7. 考试综合征

缪锋用左归丸治疗考试综合征。考试综合征是指在考试期间或其他应激状态时出现的失眠、多梦、头晕、头痛、恶心、纳差，甚至胸闷、气急等自主神经功能失调症状。中医辨证为郁证。83 例患者随机分为两组，治疗组 57 例，予左归丸 9g 早晚各一次口服；对照组 26 例，予安定 5mg 每晚口服，15 天 1 个疗程。结果提示，治疗组有效率 94.7%，高于对照组的 76.9%。〔缪锋．左归丸治疗考试综合征 83 例 [J]. 浙江中西医结合杂志，2004，14（2）：90〕

8. 慢性疲劳综合征

杨德龙用左归丸治疗肾虚型慢性疲劳综合征 40 例，随机分为两组，各 20 例。治疗组患者给予左归丸，对照组给予常规西药治疗（对症、抗病毒、提高免疫力、抗抑郁、心理治疗）。经过 4 个月的治疗，治疗组有效 18 例，无效 2 例，治疗总有效率为 90.00%；而对照组有效 12 例，无效 8

例，治疗总有效率为 60.00%，两组总有效率比较，差异具有统计学意义（$P < 0.05$）。〔杨德龙．左归丸治疗肾虚型慢性疲劳综合征的临床疗效 [J]. 人人健康，2019，22：94-95〕

张惟郁等用左归丸治疗肾虚型慢性疲劳综合征 35 例，口服左归丸 4 周。结果显示，左归丸可以明显改善慢性疲劳综合征患者的肾阴虚症状及体征，治疗前后比较，差异有显著性（$P < 0.01$），有统计学意义；显效率为 42.9%，总有效率为 88.6%。对缓解腰膝酸软、五心烦热、眩晕、口燥咽干、潮热、盗汗、耳鸣、遗精、月经不调、牙齿松动等症状有效。〔张惟郁，许建中，沈小珩．左归丸治疗肾虚型慢性疲劳综合征的临床观察 [J]. 中成药，2009，31（12）：1815-1817〕

9. 缺血性脑卒中肢体运动障碍

李文磊等用左归丸治疗 60 例缺血性脑卒中患者肢体运动障碍，将其随机分为对照组和治疗组各 30 例。对照组给予常规治疗，治疗组患者在常规治疗的基础上给予左归丸汤剂治疗 8 周。治疗后，2 组患者的运动功能评分量表（Fugl-Meyer）、脑卒中评估量表（NIHSS）评分、日常生活活动能力评定量表（Barthel 指数）评分及中医病类诊断评分均优于治疗前（$P < 0.05$），且左归丸治疗组上述各项评分均优于对照组（$P < 0.05$）。这表明左归丸治疗肝肾阴虚型缺血性脑卒中的疗效明显，有助于瘫痪肢体运动功能的恢复。〔李文磊，厉励，吴明华．左归丸对缺血性脑卒中患者肢体运动障碍的影响 [J]. 长春中医药大学学报，2019，35（5）：872-875〕

10. 心肌缺血

唐万和用左归丸治疗心阴不足型心肌缺血 60 例，其中治疗组 35 例，对照组 25 例。治疗组口服左归丸，对照组服用丹参片，持续服用 3 ～ 4 个疗程。结果治疗组痊愈 10 例，有效 23 例，总有效率为 94.3%。对照组痊愈 6 例，有效 16 例，总有效率为 88.0%。〔唐万和．左归丸治疗心阴不足型心肌缺血 30 例临床观察 [J]. 中医杂志，2010，51（1）：161-162〕

11. 干燥综合征

赵达安用左归丸治疗干燥综合征 30 例，每次 9g，每日 3 次，连续服用12周为1个疗程。结果显效（口眼及其他黏膜干燥好转，部分实验室指标明显改善）23例，好转（口眼及其他黏膜干燥缓解，部分实验室指标有不同程度的改善）6例，无效（治疗前后临床症状及实验室指标无明显改善）1例。〔赵达安．左归丸治疗干燥综合征30例疗效观察[J]. 内蒙古中医药，2011（5）：57〕

12. 高血压伴颈动脉粥样硬化斑块

王丽艳等用左归丸联合阿托伐他汀钙治疗高血压伴颈动脉粥样硬化斑块患者92例，并按照随机原则，将患者平均分为实验组与对照组各46例。对照组患者行阿托伐他汀钙片治疗，实验组患者行左归丸联合阿托伐他汀钙片治疗。结果：实验组患者的总胆固醇（TC）、甘油三酯（TG）、低密度脂蛋白胆固醇（LDL－C）、高密度脂蛋白胆固醇（HDL－C）水平与对照组相比无明显差异，但实验组患者颈动脉内膜中层厚度（IMT）及斑块Crouse积分低于对照组患者（$P < 0.05$），差异具有统计学意义。这表明左归丸联合阿托伐他汀钙片治疗高血压患者颈动脉粥样硬化斑块疗效显著。〔王丽艳，王海娟，谷晓英．探讨左归丸联合阿托伐他汀钙对高血压伴颈动脉粥样硬化斑块患者的影响[J]. 世界最新医学信息文摘，2017，17（67）：134－135〕

13. 骨质疏松症

李明超等用左归丸治疗老年性骨质疏松症，将60例患者随机分为2组，两组均给予碳酸钙D_3片。对照组30例加用左归丸模拟剂治疗，治疗组30例加用左归丸治疗，两组均治疗6个月。结果，治疗组治疗后血清Ⅰ型胶原交联羧基末端肽（CTX－1）、血清Ⅰ型前胶原氨基端前肽（PINP）均较本组治疗前降低（$P < 0.05$），β－连环蛋白（β－catenin）升高（$P < 0.05$），且治疗组CTX－1、PINP均低于对照组（$P < 0.05$），β－catenin高于对照组（$P < 0.05$），治疗组在生理功能、生理职能、躯体疼痛、总体健康、精力、社会职能、情感职能及心理健康8个方面的评分均高于对照组（$P < 0.05$）。〔李明超，张前德．左归丸治疗老年性骨质疏松症临床观察[J]. 河北中医，2018，40（5）：673－676〕

孙岩等用左归丸合四君子汤化裁汤剂治疗乳腺癌患者内分泌治疗期间的骨质疏松症，将60例患者按照随机数字表法分为A组（30例）和B组（30例）。A组给予常规治疗，B组在A组基础上给予左归丸合四君子汤化裁汤剂治疗，两组均治疗6个月。治疗6个月后，B组的总有效率高于A组（$P<0.05$）。两组治疗3～6个月后的模拟视觉评分法（VAS）评分均逐渐降低，B组分值更低（$P<0.05$）。治疗6个月后，两组骨密度及血清碱性磷酸酶水平均比治疗前高，且B组更高（$P<0.05$）。治疗6个月后，B组血钙水平比治疗前高，血磷水平比治疗前低（$P<0.05$）。这表明左归丸合四君子汤化裁汤剂应用于乳腺癌内分泌治疗期间出现骨质疏松症的患者，可减轻疼痛、提升骨密度、促进骨形成、抑制骨吸收，并减轻药物治疗对患者生活质量的影响。〔孙岩，白艳华，郑慧敏，等．左归丸合四君子汤化裁汤剂对乳腺癌患者内分泌治疗期间骨质疏松症的疗效观察[J].中国临床医生杂志，2023，51（10）：1253-1256〕

杨旭等用左归丸联合密固达治疗胸腰椎骨质疏松性压缩骨折术后患者，将116例患者依照随机双盲法分为实验组和对照组，实验组56例，对照组60例。对照组给予密固达治疗，实验组给予左归丸联合密固达治疗。结果：经治疗后，实验组的总有效率为87.5%，明显高于对照组的75%（$P<0.05$）。术后6个月、12个月，实验组的X线片（DX）中病椎前缘、中央及后缘高度均高于对照组（$P<0.05$）；检测患者骨密度（BMD）、血清钙（Ca）、骨钙素（OC）、血清碱性磷酸酶（ALP）、甲状旁腺素（PTH），均发现实验组高于对照组（$P<0.05$）；总Ⅰ型胶原氨基延长肽（T-P1NP）实验组均低于对照组（$P<0.05$）；而β-胶原特殊序列（β-CTX）、总25-羟基维生素D_3两组间无明显差异（$P>0.05$）。术后12个月，实验组病椎中央高度明显增加。术后6个月，实验组的视觉模拟（VAS）、下腰功能（JOA）评分均优于对照组（$P<0.05$）；术后12个月，实验组的下腰功能（JOA）、功能障碍（ODI）评分优于对照组（$P<0.05$）。表明左归丸联合密固达可有效缓解胸腰椎骨质疏松性压缩骨折术后患者的疼痛，改善骨代谢各项指标，提高生活质量，并且未增加不良反应的发生率，临床疗效

明显。〔杨旭，张倩，王花欣，等．左归丸联合密固达对胸腰椎骨质疏松性压缩骨折术后康复疗效研究[J]. 时珍国医国药，2023，34（2）：364-367〕

韩凤娇采用左归丸联合针刺治疗绝经期骨质疏松症，将100例患者随机分为两组，各50例。对照组采用左归丸治疗，观察组在左归丸的基础上加用针刺华佗夹脊穴，并对两组治疗效果进行比较。结果：观察组治疗总有效率（98.00%）高于对照组（86.00%）；两组治疗后骨密度（BMD）、视觉模拟疼痛评分（VAS）较治疗前差异均有统计学意义（$P < 0.05$）。〔韩凤娇．绝经期骨质疏松症应用左归丸联合针刺治疗的效果观察[J]. 内蒙古中医药，2023，42（7）：84-85〕

李姗姗等基于“乙癸同源”理论运用左归丸治疗绝经后骨质疏松症患者，将90例患者随机编号分成2组，对照组45例采用碳酸钙 D_3 联合阿仑膦酸钠治疗；观察组45例采用左归丸治疗，持续治疗4周。结果：两组治疗后血清β-骨胶原交联（β-CTX）、Ⅰ型胶原羧基末端肽（PINP）水平降低，血清C1q/TNF相关蛋白9（CTRP9）水平升高；观察组治疗后β-骨胶原交联（β-CTX）、Ⅰ型胶原羧基末端肽（PINP）水平低于对照组，血清C1q/TNF相关蛋白9（CTRP9）水平高于对照组，比较有统计学意义（$P < 0.05$）。与治疗前比较，两组治疗后腰椎、股骨颈、股骨粗隆的骨密度升高；观察组治疗后腰椎、股骨颈、股骨粗隆的骨密度高于对照组，差异有统计学意义（$P < 0.05$）。对照组的有效率为75.56%，低于观察组的91.11%，差异有统计学意义（$P < 0.05$）。〔李姗姗，宫云昭，杨永菊．基于乙癸同源理论探讨左归丸对绝经后骨质疏松症患者骨代谢指标β-CTX、PINP、CTRP9与骨密度的影响[J]. 辽宁中医杂志．2024，51（1）：87-90〕

14. 狼疮性肾炎

吴火燕用左归丸加减辅治狼疮性肾炎肝肾阴虚证，将86例患者通过随机数字表法分为观察组和对照组，两组各43例。对照组采用环磷酰胺、甲泼尼龙治疗，观察组在此基础上辅以左归丸加减治疗，连续用药1个月。结果：观察组系统性红斑狼疮活动度评分较治疗前明显降低（$P < 0.01$），与对照组比较也有显著性差异（$P < 0.05$）；观察组24小时尿蛋白定量、肌

酐（SCr）、红细胞沉降率（ESR）较治疗前明显降低（$P < 0.01$），和对照组比较也有显著性差异（$P < 0.05$）。表明狼疮性肾炎加入左归丸加减治疗后，能进一步提升常规西药治疗狼疮性肾炎的疗效。〔吴火燕．左归丸加减辅治狼疮性肾炎肝肾阴虚证的临床观察 [J]. 中国中医药科技，2022，29（1）：117–118〕

15. 膝骨关节炎

刘凤娥用左归丸加减治疗膝骨关节炎，将 80 例患者按照随机数字表法分成两组。对照组 40 例给予塞来昔布治疗，观察组基于此，采用左归丸加减治疗。结果：观察组治疗总有效率（100.00%）较对照组（80.00%）高（$P < 0.05$）。观察组治疗后 Lysholm（膝关节评分量表）评分及肿瘤坏死因子 –α（TNF–α）、白细胞介素 –1β（IL–1β）水平均较对照组低（$P < 0.05$）。表明用左归丸加减治疗膝骨性关节炎的效果好，能显著改善膝关节功能，降低炎症细胞因子水平。〔刘凤娥．左归丸加减治疗膝骨性关节炎的疗效观察 [J]. 医学食疗与健康，2021，19（22）：39–40〕

16. 强直性脊柱炎

陈光强采用左归丸加减联合柳氮磺吡啶片治疗强直性脊柱炎，将 96 例患者随机分为观察组和对照组各 48 例。对照组患者给予柳氮磺吡啶肠溶片治疗，观察组在对照组治疗方案的基础上加用中药左归丸加减进行治疗。结果：观察组患者痊愈率（25.00%）与总有效率（91.67%）均明显高于对照组（14.58%、75.00%），且差异具有统计学意义（$P < 0.05$）。治疗前两组患者 AS 活动指数（BASDAI）、AS 功能指数（BASFI）、VAS 评分均无统计学差异，治疗后均较治疗前有所降低，但观察组降低得更加明显，且与对照组比较具有统计学意义（$P < 0.05$）。〔陈光强．左归丸加减联合柳氮磺吡啶片治疗强直性脊柱炎 48 例的效果评价 [J]. 海峡药学，2016，28（8）：178–179〕

17. 早发性卵巢功能不全

黄俐华等采用左归丸加减结合温针灸治疗早发性卵巢功能不全，将 81 例患者随机分为观察组（41 例）与对照组（40 例）。对照组患者采用雌孕激素序贯疗法治疗，观察组患者在雌孕激素序贯疗法的基础上加用左归丸加减结合温针灸治疗。结果：对照组患者治疗总有效率（80.00%）低于观察组患者（95.12%），差异具有统计学意义（$P < 0.05$）；观察组患者治疗后中医证候（五心烦热、腰膝酸软、闭经、头晕及潮热盗汗等）积分、促卵泡生成素（FSH）、黄体生成素（LH）、雌二醇（E_2）水平、窦卵泡数及卵巢面积、卵巢平均直径、血清免疫球蛋白（IgA、IgG、IgM）等指标均明显改善，且均显著优于对照组（$P < 0.05$）；对照组出现1例腹泻，1例恶心，1例呕吐，不良反应率为7.50%；而观察组仅2例患者出现恶心，不良反应发生率较低。〔黄俐华，钟海英，张桃花，等．左归丸加减结合温针灸治疗早发性卵巢功能不全临床研究[J]. 中华中医药学刊，2024，42（2）：217–220〕

陈文英等用加味左归丸联合雌孕激素序贯治疗早发性卵巢功能不全（POI），将100例患者按照随机数字表法分为对照组和研究组，各50例。对照组采用雌孕激素序贯疗法治疗，研究组则采用加味左归丸联合雌孕激素序贯疗法治疗。结果：两组治疗后，月经周期、月经量、腰膝酸软、潮热盗汗、头晕耳鸣、阴道干涩、失眠多梦、五心烦热、性欲降低评分均下降，且研究组的评分低于对照组（$P < 0.05$）。两组治疗后，子宫动脉收缩期峰值流速（Vmax）升高，搏动指数（PI）、阻力指数（RI）下降，且研究组的变化程度大于对照组（$P < 0.05$）。两组治疗后，血清丙二醛（MDA）水平下降，谷胱甘肽过氧化物酶（GSH–Px）、超氧化物歧化酶（SOD）水平升高，且研究组的变化程度大于对照组（$P < 0.05$）。两组治疗后，雌二醇（E_2）升高，促黄体生成素（LH）、促卵泡生成激素（FSH）下降，且研究组的变化程度大于对照组（$P < 0.05$）。两组治疗后，NK细胞、CD^{8+}下降，CD^{3+}、CD^{4+}、CD^{4+}/CD^{8+}升高，且研究组的变化程度大于对照组（$P < 0.05$）。表明加味左归丸联合雌孕激素序贯治疗POI患者，可有效改善子宫动脉血流动力学、性激素水平、氧化应激和免疫功能，促进患者恢复。〔陈文英，邹晴燕，张凤英，等．加味左归丸联合雌孕激素序贯治疗对早发性卵巢功能不全患者子宫动脉血流动力学、氧化应激和免疫因子的影响[J]. 现代生物医

学进展. 2023，23（16）：3097–3101〕

刘芹用左归丸加味联合芬吗通治疗早发性卵巢功能不全，将86例患者随机分为两组，各43例。治疗组予左归丸加味联合芬吗通治疗，对照组予芬吗通治疗。两组均治疗3个月后，观察疗效。结果：治疗组总有效率为95.35%，对照组总有效率为79.07%，两组比较，差异有统计学意义（$P<0.05$）。〔刘芹. 左归丸加味联合芬吗通治疗早发性卵巢功能不全临床观察[J]. 山西中医. 2023，39（11）：24–25〕

林雪娥等用葛根黑苏汤联合左归丸治疗肾虚血瘀型卵巢早衰，将240例患者按照随机数表法分为观察组、对照组和联合组，每组80例。观察组采用葛根黑苏汤治疗，对照组采用左归丸治疗，联合组则采用葛根黑苏汤联合左归丸方案治疗。结果：联合组患者血清雌二醇（233.87±47.23）pg/mL、孕酮（14.21±2.98）nmol/mL的水平明显高于观察组的（179.23±35.78）pg/mL、（9.51±3.25）nmol/mL和对照组的（184.01±42.11）pg/mL、（11.29±2.17）nmol/mL，差异有统计学意义（F=41.590，55.950；$P<0.05$）。观察组、对照组患者子宫内膜增生晚期子宫内膜厚度、子宫内膜下螺旋动脉PI、RI值均显著低于联合组，差异有统计学意义（$P<0.05$）。〔林雪娥，邹萍萍，陈国仁，等. 葛根黑苏汤联合左归丸治疗肾虚血瘀型卵巢早衰的疗效及对卵巢储备功能的影响[J]. 中外医疗，2023（4）：186–189〕

胡菊等用左归丸联合激素替代疗法（HRT）治疗肾阴虚卵巢早衰，将92例患者根据其治疗方法不同分为HRT组（n=41）和联合治疗组（n=51）。HRT组患者予HRT治疗，联合治疗组患者实施HRT联合左归丸加减治疗，21天为1个疗程，两组患者均治疗3个疗程。结果：联合治疗组患者的治疗总有效率为88.24%，明显高于HRT组的68.29%，差异有统计学意义（$P<0.05$）。两组患者治疗后腰膝酸软、心悸失眠、潮热乏力等中医证候积分及搏动指数（PI）、卵泡刺激素（FSH）、黄体生成素（LH）水平均较治疗前降低，且联合治疗组患者的腰膝酸软、心悸失眠、潮热乏力中医证候积分及PI、FSH、LH水平分别为（0.98±0.35）分、（0.94±0.37）分、（0.89±0.33）分及（1.40±0.21）U/L、（30.23±2.88）U/L、（20.89±2.54）U/L，

明显低于 HRT 组的（1.19 ± 0.38）分、（1.17 ± 0.40）分、（1.12 ± 0.36）分及（1.52 ± 0.23）U/L、（31.76 ± 3.01）U/L、（22.34 ± 2.71）U/L，差异均有统计学意义（$P < 0.05$）。两组患者的窦卵泡数、窦卵泡直径、优势卵泡排出率、收缩期峰值流速（PSV）、雌二醇（E_2）水平较治疗前显著升高，且联合治疗组患者的窦卵泡数、窦卵泡直径、优势卵泡排出率、PSV、E_2 水平分别为（6.47 ± 1.53）个、（7.38 ± 1.22）mm、64.71%、（20.63 ± 1.60）cm/s、（55.62 ± 5.51）pmol/L，明显高于 HRT 组的（5.52 ± 1.39）个、（6.69 ± 1.15）mm、41.46%、（19.42 ± 1.53）cm/s、（53.03 ± 5.37）pmol/L，差异均有统计学意义（$P < 0.05$）。表明 HRT 联合左归丸加减治疗肾阴虚卵巢早衰可提高临床疗效，缓解临床症状，改善卵巢功能，促进性激素水平恢复稳定。〔胡菊，任涛涛，何文艳．激素替代疗法联合左归丸加减治疗肾阴虚卵巢早衰的临床效果研究 [J]. 海南医学，2023，34（21）：3069-3073〕

18. 围绝经期综合征

王莉莉用左归丸联合逍遥丸治疗肝肾阴虚型围绝经期综合征，将 130 例患者按照随机数字表法分为对照组和研究组，各 65 例。对照组予芬吗通片治疗，研究组予左归丸联合逍遥丸治疗，两组均持续治疗 84 天。结果：治疗后，研究组临床疗效总有效率（95.38%）高于对照组（83.08%），差异有统计学意义（$P < 0.05$）。两组血清促卵泡生成素（FSH）、黄体生成素（LH）及睾酮（T）含量均较治疗前下降，雌二醇（E_2）及孕酮（P）含量均较治疗前升高，差异均有统计学意义（$P < 0.05$）。研究组血清 FSH、LH 及 T 含量均低于对照组，E_2 及 P 含量均高于对照组，差异均有统计学意义（$P < 0.05$）。此外，研究组药物不良反应发生率低于对照组，差异有统计学意义（$P < 0.05$）。〔王莉莉．左归丸联合逍遥丸治疗肝肾阴虚型围绝经期综合征临床研究 [J]. 新中医，2023，55（10）：11-14〕

19. 月经过少

王志等用左归丸加减联合穴位埋线治疗肾阴虚型月经过少，将 180 例患者随机分为研究组和对照组，各 90 例。对照组予左归丸加减治疗，研究组在对照组的基础上加用穴位埋线治疗。结果：治疗后，两组中医证候积分均低于治疗前，月经量评分均高于治疗前；研究组中医证候积分（1.28±0.83）分低于对照组（4.35±0.92）分，月经量评分（8.15±1.48）分高于对照组（6.23±1.16）分，差异均有统计学意义（$P<0.05$）。两组卵泡刺激素及黄体生成素水平均低于治疗前，雌二醇水平均高于治疗前；研究组卵泡刺激素水平（6.46±1.58）U/L及黄体生成素水平（6.17±1.18）U/L均低于对照组的（10.36±1.85）U/L、（9.45±1.27）U/L，雌二醇水平（92.25±18.58）pmol/L高于对照组的（80.36±12.54）pmol/L，差异有统计学意义（$P<0.05$）。研究组的治疗总有效率为92.22%，显著高于对照组的72.22%，差异有统计学意义（$P<0.05$）。〔王志，韦芳玲．左归丸加减联合穴位埋线治疗肾阴虚型月经过少的效果分析[J]．中国现代药物应用，2023，17（8）：121-124〕

20. 卵巢储备功能减退

焦瑞芹等用左归丸加减联合艾灸治疗肾阴虚型卵巢储备功能减退，将100例患者采用随机数表法分为对照组和观察组，各50例。对照组予以常规西药治疗，观察组予以左归丸加减联合艾灸治疗。结果：观察组患者治疗总有效率为96.00%（高于对照组的82.00%），治疗后血清促卵泡激素（FSH）、促黄体激素（LH）水平及中医证候评分均低于对照组，血清雌二醇（E_2）水平高于对照组（均$P<0.05$）。观察组患者治疗后CD^{3+}、CD^{4+} T淋巴细胞计数高于对照组，CD^{8+} T淋巴细胞计数低于对照组（均$P<0.05$）。表明左归丸加减联合艾灸可有效改善肾阴虚型卵巢储备功能减退的临床症状及性激素水平，改善其细胞免疫功能，促进卵巢功能恢复。〔焦瑞芹，博玉婷．左归丸加减联合艾灸对肾阴虚型卵巢储备功能减退的疗效及其对细胞免疫的影响[J]．临床与病理杂志，2023，43（2）：331-336〕

21. 多囊卵巢综合征不孕症

陈燕等用左归丸合苍附导痰汤治疗痰湿阻滞证多囊卵巢综合征不孕症，将96例患者按照随机数字表法分为对照组和联合组，每组48例。对照组予以常规治疗，联合组在对照组基础上加用左归丸合苍附导痰汤加减治疗。结果：治疗后，两组主症、次症及中医症状总评分均下降（$P<0.05$），且

联合组评分低于对照组（$P<0.05$）；联合组治疗总有效率为95.83%，高于对照组的79.17%（$P<0.05$）。联合组的自然妊娠率为45.83%，高于对照组的25.00%（$P<0.05$）；治疗后，两组雌二醇（E_2）、促卵泡生成激素（FSH）、孕酮（P）水平均升高（$P<0.05$），促黄体生成激素（LH）水平降低（$P<0.05$），且联合组E_2、FSH、P水平均高于对照组（$P<0.05$），LH水平低于对照组（$P<0.05$）。表明左归丸合苍附导痰汤治疗痰湿阻滞证多囊卵巢综合征不孕症患者，可有效改善临床症状，调节性激素水平，提高自然妊娠率。〔陈燕，陈宇飞，胡晓华．左归丸合苍附导痰汤治疗痰湿阻滞证多囊卵巢综合征不孕症临床研究[J]. 新中医．2023，55（23）：25-29〕

22. 卵泡发育障碍

黎翠仪用左归丸合二至丸联合枸橼酸氯米芬治疗肾阴虚型卵泡发育障碍，将90例患者按随机数字表法分为3组，每组30例。中药组予左归丸合二至丸治疗，西药组予枸橼酸氯米芬治疗，中西药组予左归丸合二至丸联合枸橼酸氯米芬治疗。结果：中西药组、中药组的中医证候积分均低于西药组，蛋清样分泌物发生率均高于西药组，子宫内膜厚度也高于西药组（$P<0.05$）；中西药组、中药组的排卵优质率分别为90.00%、83.33%，均高于西药组的60.00%（$P<0.05$）；中西药组、中药组的优质卵泡直径大于西药组，孕酮、促黄体生成素及雌二醇水平也均高于西药组（$P<0.05$）。〔黎翠仪．左归丸合二至丸联合枸橼酸氯米芬治疗肾阴虚型卵泡发育障碍的临床研究[J]. 实用妇科内分泌电子杂志．2023，10（25）：56-58〕

23. 黄体功能不健不孕症

韦艳萍等用左归丸治疗黄体功能不健不孕症，将60例患者随机分为治疗组30例和对照组30例。治疗组予左归丸，对照组予六味地黄颗粒。结果：治疗组妊娠12例（40%），对照组妊娠5例（17%），治疗组妊娠率高于对照组（$P<0.05$）；治疗组中医证候改善程度优于对照组（$P<0.05$）；治疗组血清孕酮水平明显高于对照组（$P<0.05$）；两组血清雌二醇（E_2）水平虽较治疗前有所降低，但差异无统计学意义。表明左归丸通过疏肝补肾法能升高血清孕酮水平，健全黄体功能，提高子宫内膜表达，从而影响

子宫内膜容受性，治疗不孕症。〔韦艳萍，李远珺，潘晓菊，等．左归丸治疗黄体功能不健不孕症的临床研究 [J]. 现代中西医结合杂志,2010,19（32）：4106-4110〕

24. 青春期功血

安少华用左归丸加减治疗青春期功血 30 例，以口服左归丸为主，辅以辨证论治。所有患者均用药 6 个月，治疗后总有效率为 86.67%。其中，疗程 1 个月的有 3 例，2 个月的有 5 例，3 个月的有 11 例，4 个月的有 7 例。控制出血时间为 26 小时到 3 天，完全止血时间为 2 ～ 5 天。治疗期间，2 例患者出现轻度腹泻，未经处理自行好转。〔安少华．左归丸加减治疗青春期功血 30 例 [J]. 中外女性健康研究，2017（1）：23-24〕

25. 精液异常男性不育症

韩亮等用左归丸治疗精液异常男性不育症 200 例，口服左归丸，每次 9g，每日 3 次。4 周为 1 个疗程，连续治疗 3 个疗程。结果：临床总有效率为 87.8%；治疗前后精液量、精子密度、精子活力、精子活率比较，差异均有统计学意义（$P < 0.05$）；治疗前后血浆睾酮和促黄体生成激素水平比较，差异有统计学意义（$P < 0.01$, $P < 0.05$）。〔韩亮，李海松，王彬，等．左归丸治疗精液异常男性不育症 200 例临床报道 [J]. 北京中医药，2012，31（3）：192-194〕

孙松等用左归丸治疗男性不育少弱精子症（肾阴亏虚型）220 例，均口服左归丸，连续治疗 90 天。结果：临床总有效率为 86.1%；治疗后患者的精液量、精子密度、精子数量、前向运动精子率及活动率较治疗前明显提高，差异有统计学意义（$P < 0.05$）；治疗后患者的睾酮（T）和促黄体生成激素（LH）水平较治疗前升高，差异有统计学意义（$P < 0.05$）。〔孙松，李海松，祝雨田，等．左归丸治疗男性不育少弱精子症（肾阴亏虚型）临床观察 [J]. 中国性科学，2018，27（4）：117-119〕

26. 灼口综合征

彭于治等将 60 例灼口综合征患者作为研究对象，采用随机平行对照试验方法将其分为治疗组 35 例与对照组 25 例。治疗组予中药制剂左归丸加减；对照组常规使用B族维生素加5%利多卡因进行“舌神经阻滞”治疗。结果：治疗第4周后复诊，治疗组取得显著疗效，总有效率为82.86%；对照组也取得一定疗效，总有效率为64%；组间比较，差异有统计学意义（$P < 0.05$）。治疗第12周后复诊，两组患者均有一定数量复发，治疗组总有效率为74.29%，对照组总有效率为44%，其中对照组复发率较高，治疗组较低。〔彭于治，刘宝珍，赵升柯．左归丸加减治疗灼口综合征疗效观察[J]. 全科口腔医学电子杂志，2019，6（24）：66-67〕

27. 老年原发性高血压合并失眠

高思妍等用左归丸合交泰丸加减辨治老年原发性高血压病合并失眠（肝肾阴虚证）患者，将患者按照随机数字表分为对照组和观察组，每组各44例。对照组患者给予常规西药治疗，观察组患者在对照组的基础上加用左归丸合交泰丸加减方口服，连续治疗4周。结果：观察组治疗失眠的临床效果更好，有效率高达93.18%，与对照组77.27%的有效率相比，差异有统计学意义（$P < 0.05$）；治疗后，与对照组相比，观察组的24小时平均收缩压（24hSBP）、24小时平均舒张压（24hDBP）、匹兹堡睡眠质量指数量表（PSQI）评分下降更明显，睡眠时间显著延长，入睡时间显著缩短（$P < 0.05$）；观察组血清中25（OH）D、血清中脑源性神经营养因子（BDNF）含量升高更明显，血清中去甲肾上腺素（NE）含量降低更明显（$P < 0.05$）。表明左归丸合交泰丸加减方更利于控制老年原发性高血压合并失眠（肝肾阴虚证）患者的血压，改善其睡眠质量。〔高思妍，王丽彦，黄慧芹，等．左归丸合交泰丸加减辨治老年原发性高血压病合并失眠肝肾阴虚证的效果及机制[J]. 辽宁中医杂志，2021，48（5）：109-112〕

28. 老年性痴呆

王恩龙用加味左归丸治疗老年性痴呆20例，并与多奈哌齐治疗的20例进行对照。结果：治疗组显效3例，有效8例，无效9例，总有效率为55.00%；对照组显效2例，有效9例，无效9例，总有效率为55.00%。治疗组简易智能状态量表（MMSE）评分由治疗前的（15.36 ± 1.52）提高到治疗后的（18.25 ± 1.65），差异有统计学意义（$P < 0.05$）；治疗组治疗前后的

Barthel 指数比较，差异有统计学意义（$P < 0.05$）。〔王恩龙．加味左归丸治疗老年性痴呆 20 例临床观察 [J]. 江苏中医药，2013，45（5）：38–39〕

【验案举例】

案 1

脉左数搏，是先天真阴难充，则生内热，疟热再伤其阴，予滋养甘药填阴。左归丸去杞子、牛膝，加天冬、女贞。〔伊广谦，李占永．明清十八家名医医案·扫叶庄一瓢老人医案 [M]. 北京：中国中医药出版社，1996：318〕

案 2

水亏于下，火升于上，水不制火，阴不胜阳。缘少年嗜欲太多，水失所养，木燥生火……此为内障……济阴地黄丸去巴戟、菊花，加牛膝、菟丝子、东洋参、元武板、丹皮、茯苓、白术、天麦冬、福泽泻、橘皮、甘草，用长流水、桑柴火熬膏。服膏以来，脾肾尚未充足，睛光颇有聚敛之机，视黑睛外一道蓝圈，如月晕之状。夫月之有晕，乃太阴之精不振，而阴霾之气蔽之。阴霾蔽月为之晕，为阴精尚在，无月则无晕矣。神光黑水蕴于中，射于四维，围于外，虽失明无视为根本，尚未颓残，犹可治也。舌者心之官也，服补阴潜阳之品，舌反干燥者，乃肾水枯涸之征，不能上济心火。心为君火，肾为相火。君火以明，相火以位，君火上摇，相火下应。肾欲静而心不妄，心欲静而火不熄，肾水何由而升，心火何由而降，殊为可虑。是宜澄心静养，恬淡无为，假以岁月，助以药饵，方能有济。

左归丸去鹿角胶，加天麦冬、苁蓉、归身、五味、冬术、西洋参、鲜石斛、覆盆子、野黄精，熬膏。〔王九峰．王九峰医案 [M]. 北京：中国中医药出版社，2007：118〕

案 3

李某，女，24 岁，2021 年 2 月 3 日初诊。患者近半年月经紊乱，无期而至，末次月经为 1 月 20 日，之后未自行停止，出血淋漓不尽，色鲜红，质稠，伴有头晕耳鸣、心烦易怒、腰膝酸软，舌质偏红，苔少，脉细数。诊断为崩漏，证属肾阴虚，治宜滋肾益阴、止血调经。予以左归丸口服，每次 9g，每日 2 次。服药 1 周后复诊，患者自诉服药后月经逐渐停止，头晕耳鸣症状改善。嘱患者继续服用左归丸 2 周，并配合中药调理月经周期，建议患者每天记录基础体温。〔钱麟，杨文丽．壮水之主第一要方——左归丸 [N]. 上海中医药报．2021-05-14（4）〕

案 4

患者王某，男，33 岁，银行职员。初诊日期：2018 年 10 月 31 日。婚后 5 年未避孕，女方未孕。女方月经规律，排卵正常，双侧输卵管通畅。男方精液常规检查：60 分钟不液化，精液量 3mL，灰白色，精子活力 b 级，活动率 60%，精子计数 50×10^9/L，异常精子 25%，白细胞（+）。现腰酸不适，口干，舌质红有裂纹，苔薄黄，脉左正常，右尺弱。诊断：男性不育症（精液不液化症）。辨证：肾阴不足，肾精亏虚。治法：益肾滋阴，填精补髓。予左归丸加减：枸杞 15g，菟丝子 15g，黄柏 10g，山茱萸 15g，鹿角霜 10g，杜仲 15g，山药 30g，茯苓 12g，肉苁蓉 15g，巴戟天 15g，黄精 30g，怀牛膝 15g。7 剂，每日 1 剂，水煎，早、中、晚 3 次分服。嘱患者若无不适，守方再服 7 剂。

二诊（2018 年 12 月 28 日）：服前方后无不适，守方再服 7 剂，症状明显改善，舌淡，苔薄白，脉滑有力，肾脉充。继服前方 7 剂，水煎服。2019 年 3 月，患者告知其配偶已怀孕。〔周杨晶，陈国强．左归丸与右归丸辨治男性不育症经验 [J]. 中国民族民间医药．2020，29（18）：103-104〕

案 5

李某，女，48 岁，2009 年 10 月 9 日初诊。左耳耳鸣反复 3 个月，加重 1 周。耳鸣如蝉鸣，夜间尤为明显，大便偏干，夜寐欠安，月经已不规则。无高血压史。曾到外院诊治，双耳听力测试结果为左耳高频听力损失 25 分贝，双耳声阻抗未见异常，诊断为神经性耳鸣，并给予弥可保及维生素 B_{12} 口服，但效果不佳。诊见面色如常，舌质红，少津，脉细数。辨证属肾阴虚。治以滋阴补肾，填精安神。药用生地黄 15g，熟地黄 15g，枸杞子 10g，菟丝子 10g，炙龟甲 10g，煅磁石 25g，怀牛膝 12g，制北五味子 6g，麦冬 10g，生黄芪 20g，炒白蒺藜 10g，山药 10g，首乌藤 30g，酸枣仁 15g，大枣 15g。每日 1 剂，水煎，早晚温服。服 15 剂后耳鸣减轻，继续加减服用 2 个月后痊愈。〔奚秀珠．左归丸治案三则 [J]. 实用中医药杂志，2011，27（7）：474〕

案 6

何某，女，17 岁。2018 年 1 月 12 日初诊。患者半个月前无故出现双膝关节、双踝关节疼痛。平素月经先期 7 ～ 10 天，月经量多夹血块，大便稍偏干。末次月经为 2017 年 12 月 23 日。舌红、苔根腻，双侧脉细尺弱。中医诊断：痹证，证型为真阴亏虚、阴损及阳。治拟峻补真阴、阴阳同调。处方：熟地黄、山药各 15g，山茱萸、怀牛膝、川牛膝、炙甘草各 9g，枸杞子、菟丝子（包煎）各 10g，鹿角片（先煎）4g，醋龟甲（先煎）12g。7 剂。

1 月 20 日二诊：患者反馈服药后双膝关节、双踝关节疼痛减轻，月经当日已至，本次月经仅提前 3 天，但月经量仍较多，并夹有血块。复查舌脉，舌红、苔薄，双侧脉细、尺偏弱。因月经量多夹血块，予前方加花蕊石 15g，以化瘀止血，余药同前，续进 7 剂。1 月 28 日三诊：患者药后双膝关节、双踝关节疼痛已基本消失，舌色转淡红，苔薄白，双侧脉细，尺部较前变强。续用上方加减巩固 10 剂。3 个月后回访，双膝关节、双踝关节疼痛未复发，月经已基本正常。〔寿越敏，沈钦荣．沈钦荣运用张景

岳“真阴为本”思想治疗筋骨病经验 [J]. 浙江中医杂志，2019，54（6）：396-397〕

案 7

患者朱某，女，39岁。2017年8月10日初诊。末次月经：2017年8月1日，月经色淡质稀，有少量血块，舌淡暗，脉沉弦。就诊时因屡次促排失败而感到胸闷不舒，情志抑郁，疲倦乏力，食欲不振，睡眠差。病史：患者因男方弱精症于某医院行体外受精－胚胎移植术。2016年9月长方案促排取卵11枚，未形成优质胚胎，移植后未着床。2017年1月微刺激方案促排共取卵20枚，配成1枚囊胚。2017年5月移植囊胚1枚，未着床。2017年8月3日查性激素，FSH为18mU/mL，LH为8mU/mL。诊断为卵巢早衰（POR），予左归丸加减治疗：熟地黄30g，山萸肉20g，麸炒山药20g，牛膝12g，龟甲10g，阿胶12g，菟丝子20g，枸杞20g，女贞子20g，墨旱莲20g，柴胡12g，黄芩12g，钩藤20g，甘草6g。20剂，水煎服，每日1剂。

2017年9月3日月经来潮复诊，患者诉情绪好转，疲倦乏力改善，但自觉夜间躁热、多梦。守上方加制首乌20g，黄芩加至20g。2017年10月10日月经来潮复诊，患者诉诸症好转，守上方继服。2018年3月1日随访，患者诉于2017年11月月经第3天查FSH为10mU/mL，LH为8mU/mL。当月微刺激方案促排取卵12枚，配成3枚冻胚、1枚囊胚。于2018年2月8日移植1枚囊胚，2018年2月23日测血HCG（人绒毛膜促性腺激素）为204mU/mL。〔安迪，胡小芳.胡小芳教授运用左归丸加减预治疗卵巢低反应临证经验 [J]. 中国民族民间医药，2018，27（15）：68-69〕

案 8

李某，女，28岁，以“月经推后2～3个月一行2年，闭经半年余”为主诉，于2015年9月8日初诊。患者于2013年初开始减肥，减肥前体重60kg，身高1.62m，BMI指数≈22.86。节食期间，每日早餐和午餐进食少量主食、牛肉及蔬菜水果，并间断口服减肥药，随后即出现月经 2 ～ 3 个月一行，量少，色淡，甚至点滴出血。既往月经规律，14 岁初潮，周期 28 ～ 30 天，经期 4 ～ 6 天，量中等，色暗红，无血块，无痛经史。半年前开始月经停闭至今。现症：月经停闭，体重 44.5kg，BMI 指数≈ 16.95，面色少华，少气心悸，失眠多梦，四肢乏力，腰膝酸软无力，运动量加大后明显加重，不欲饮食，小便正常，大便不调。舌淡苔薄白，脉细。B 超提示子宫及双侧附件未见明显异常。西医诊断：继发性闭经。中医诊断：闭经，脾肾亏损证。方选左归丸加减：熟地黄 15g，怀山药 15g，山茱萸 15g，菟丝子 15g，枸杞子 15g，川牛膝 20g，鹿角胶（烊化）10g，龟甲胶（烊化）10g，焦杜仲 15g，桑寄生 15g，续断 15g，女贞子 15g，黄芪 30g，白术 15g，山楂 10g，神曲 10g，炒麦芽 10g，茯神 15g，首乌藤 15g，炙甘草 6g。此方连续服用 15 剂，并嘱患者高营养饮食，如肉类、蛋类、奶类等。

2015 年 10 月 16 日复诊：诉月经来潮，量少，色深红，面色稍许红润，夜眠及饮食皆较前有所好转，腰部仍感稍许酸软无力。上方稍作加减：熟地黄 15g，怀山药 15g，山茱萸 15g，菟丝子 15g，枸杞子 15g，川牛膝 20g，鹿角胶（烊化）10g，龟甲胶（烊化）10g，阿胶（烊化）6g，桑寄生 15g，续断 15g，淫羊藿 15g，巴戟天 15g，补骨脂 12g，黄芪 30g，当归 10g，白芍 10g，丹参 15g，龙眼肉 15g，酸枣仁 15g，炙甘草 6g。再服 15 剂，月经按月来潮，但经量仍偏少。于门诊调整用药，继续服用 6 个疗程。随访半年，患者月经一直保持正常。〔赵润泽，李昕芹，王嘉琪．崔晓萍教授补肾益精法治疗继发性闭经 [J]. 陕西中医药大学学报，2017，40（3）：22-23〕

案 9

汤某，男，17 岁，学生，2014 年 3 月 4 日初诊。患者以双下肢乏力 1 年余为主诉。病史：患者于 2013 年 1 月上呼吸道感染 1 周后，双下肢突发乏力，站立不稳，不能行走，双下肢软瘫，在某医院住院。经临床症状、生化检查及脑脊液检查，结果为蛋白细胞分离，确诊为吉兰 - 巴雷综合征，患者好转后出院。出院后一年，双下肢始终酸软无力，步履艰难。使用激素、丙种球蛋白及神经营养药物（辅酶A、ATP、细胞色素C等），以及按摩、针灸等中西医方法处理，均未见明显好转，症状反复或停药即复发。曾住过两家不同医院，医生一致认为是吉兰－巴雷综合征后遗症。诊见：形体消瘦，面色苍白，双下肢乏力，站立不稳，筋脉弛缓，肌肉萎缩，腰酸膝软，肢体麻木，目眩耳鸣，舌淡红苔薄，脉细弱。此乃精血不足、脉络不通、筋骨失养所致之痿证。治宜补精血、通血络。方用龟甲20g，熟地黄、山药、山萸肉、枸杞、杜仲、骨碎补、女贞子、牛膝各12g，当归、蕲蛇各9g，丹参15g，甘草6g。每天1剂，水煎，分早、晚服。15剂后，症状减轻，双下肢渐有力，精神健朗。再进15剂，症状大减，肢体活动自如，唯饮食不多，肢体麻木。风寒湿邪已去，脾胃不壮，原方去蕲蛇，加谷芽25g和山楂15g调治，每2天1剂。2个月后痊愈，停药后随访至今，患者一切正常。〔欧阳迪，谢玮铭．左归丸治疗神经系统疾病举隅[J]. 内蒙古中医药，2015（5）：57〕

案10

易某，女，69岁，农民，2014年3月30日初诊。患者反复头晕、头痛2年，加重3天。患者两年来表现为整个头部昏沉感，偶有晃动感，行走不稳，额部及顶部持续性胀痛，夜间尤为明显，伴纳差，睡眠差，四肢乏力，无恶寒、发热，无恶心、呕吐，无耳鸣，无意识障碍。曾行头颅CT检查，示颅内未见明显异常。经颅彩色多普勒示双侧大脑中动脉及椎动脉血流速度减慢。血常规、血糖、肝肾功能、血脂均正常。颈部血管彩超未见明显异常。患者无高血压病史，无颈椎病病史。考虑诊断：后循环缺血。经口服甲磺酸倍他司汀片6mg，3次/日；都梁软胶囊3粒，3次/日；脑心清片3粒，3次/日。治疗后，患者症状改善不明显。3天前，患者上述症状加重，伴双上肢不自主细微震颤，右手明显，拿杯子、拿筷子等上肢活动时震颤明显，安静时稍减轻。偶伴视物模糊，纳差，乏力。患者到我科就诊，入院症见头晕、头痛，有晃动感，行走不稳，纳差，乏力，双上肢不自主细微震颤，偶伴吐词不清，视物模糊，夜间休息差而多梦，记忆力较前减退，口干，大便干，数日一行，小便正常。舌质红，光剥苔，伸舌可见轻微舌体震颤，脉细。考虑诊断为眩晕，辨证为肝肾阴虚。治疗以滋养肝肾、养阴填精兼平肝潜阳为主。方用左归丸加减：熟地黄 20g，山萸肉 15g，山药 15g，枸杞子 18g，菟丝子 15g，龟甲胶 15g（烊化），鹿角胶 15g（烊化），川牛膝 15g，石决明 15g，建曲 30g，麦芽 20g，合欢皮 15g，香附 15g，川芎 15g，白芷 15g，首乌藤 20g，麦冬 15g，甘草 6g。5 剂，每日 1 剂，水煎 300mL，每次 100mL，分 3 次口服。

2014 年 4 月 5 日二诊：服上方后，患者头晕、头痛较前缓解，无晃动感，微有口干，进食较前增多，夜间休息较前好转，仍双上肢震颤。舌质红，光剥苔，脉细。仍以上方为主，加地骨皮 15g，鳖甲 15g，丹参 15g。5 剂，每日 1 剂，水煎 300mL，每次 100mL，分 3 次口服。2014 年 4 月 11 日三诊：患者诉头晕头痛明显减轻，双上肢震颤较前有所减轻，进食较前增多，活动后仍感乏力，无口干，二便正常。舌质红，可见少量薄白苔，脉细。仍以上方为主，去石决明，加黄芪 30g，北沙参 20g。10 剂，每日 1 剂，水煎 300mL，每次 100mL，分 3 次口服。3 个月后电话随访患者，患者家属告知患者症状明显好转，未再口服药物。〔游俊梅．左归丸加减治疗眩晕验案 1 则 [J]. 科学咨询（科技·管理），2015（5）：54〕

案 11

李某，女，49 岁，2017 年 11 月 10 日初诊。主诉：潮热汗出、心烦失眠半年。病史：患者诉近半年时感潮热，以面颊部明显，胸前及面颊部位出虚汗，心烦易怒，眠差难入睡，眠浅易醒，未系统治疗。近两年月经：6 天 /23 ～ 27 天，量中等，色红，无血块，经行腰酸痛。末次月经：2017 年 10 月 26 日，量中如前，色红，有血块，经前乳房胀痛，经行腰痛，畏寒乏力，7 日净。患者形体消瘦，孕 4 产 1，带下量少，否认其他疾病史，饮食尚可，小便后有灼热感，大便调。舌暗苔薄，脉细滑数。中医诊断为：绝经前后诸证，证属肾阴虚。治以滋肾养阴，宁心安神，方选左归丸加减。处方：山药 30g，鹿角胶 12g（烊化），菟丝子 30g，牛膝 12g，山萸肉 15g，枸杞子 15g，熟地黄 30g，丹皮 12g，黄芪 30g，太子参 30g，麦冬 15g，五味子 9g，浮小麦 30g，淡竹叶 9g，生甘草 9g，百合 30g，炒酸枣仁 30g，首乌藤 15g，远志 9g。7 剂，水煎服，每日 1 剂，早晚分服。

12 月 1 日二诊：服药后觉腹胀，胸前汗出缓解，睡眠明显改善，小便后灼热感消失。末次月经：11 月 22 日（周期 27 天），量色可，少块，经前乳房胀痛，经行畏寒乏力，6 日净。纳可，二便调。舌尖红苔薄黄，脉滑。检查：2017 年 12 月 1 日 B 超示内膜 0.68cm，子宫肌瘤 1.7cm × 1.7cm。上方加鳖甲 30g，莪术 12g，黄柏 9g，郁金 12g。7 剂，水煎服，每日 1 剂，早晚分服。12 月 15 日三诊：服药无不适，已无潮热，胸前汗出明显减轻，数日发作一次，纳眠可，二便调。舌尖红，苔薄白，脉滑。予 11 月 10 日方加巴戟天 15g，当归 15g，黄芪 30g，牛膝 9g，坤草 30g。7 剂，水煎服，每日 1 剂。12 月 30 日四诊：诸症好转，给予补肾固本巩固治疗。后期随访效果良好，未再复发。〔赵萍，刘卉．左归丸治疗绝经前后诸证验案 1 则 [J]. 世界最新医学信息文摘，2019（19）：52〕

案 12

马某，女，14 岁，中学生。因月经周期紊乱 4 个月就诊。非时而下，平素月经规律，13 岁月经初潮，周期 25 ～ 37 天，经期 5 ～ 7 天，量中，色红，无痛经。末次月经时间为 2008 年 7 月 5 日，量少，10 天后转多，暴下不止。就诊时，经色鲜红，夹有血块，小腹微痛，头晕耳鸣，腰腿酸软，手足心热，烦热口渴，舌红少苔，脉细数。诊断：崩漏（肾阴虚证），肾阴虚损，虚热动血。治法：滋肾益阴，固冲止血。予左归丸加减。拟方如下：熟地黄、山药、枸杞子、山茱萸、菟丝子、鹿角霜、龟甲胶、旱莲草、炒地榆、蒲黄、五灵脂。服用 5 剂。随访半年，月经较规律，量、色、质恢复正常，周期为 28 ～ 31 天，经期为 5 ～ 7 天。〔孟昱琼．肾阴虚型崩漏的诊治分析 [J]. 中医学报，2010，25（2）：303〕

案 13

患者，男，22 岁，2008 年 6 月 11 日初诊。患者无明显诱因出现面部痤疮，以前额部为甚，色红，微痒，个别有白色脓头，伴目干、目胀、目痛，平素易疲劳，纳少，寐可。既往无痔疮及肛周炎病史。平素大便多先干后溏，偶有里急后重，小便调。舌质红，舌尖赤，苔薄白，脉沉细。初诊时，以为此病辨证属脾虚清阳不升、郁而化火，治以助脾升阳、疏散郁火之法，予李东垣升阳散火汤加减，酌加杞菊地黄丸以滋补肝肾、清肝明目。但服此方 14 剂后复诊，面部痤疮未见改善，且其后背部出现大量红色风疹，痒甚。又详询其病史，知患者平素遗精，数月来症状加重，伴耳鸣、腰膝酸软。细诊其舌脉，舌质红，舌尖点赤，有裂纹，苔薄黄，脉细数。其证当属真阴不足，精髓亏虚。随即予左归丸为主方加减。药用熟地黄 20g，山药 10g，山茱萸 10g，牛膝 20g，鹿角胶 5g，龟甲胶 10g，枸杞子 30g，菟丝子 30g，槐角 20g，生地榆 20g，当归 20g，黄芩 10g，防风 10g，桂枝 10g，白芍 10g，甘草 10g，生姜 3 片，大枣 5 枚。服药 7 剂后，面部痤疮及风疹均明显好转，恶风症状缓解。服上药期间未再次出现遗精、耳鸣等，腰膝酸软及乏力感亦较前好转，目干、肛周红肿亦有所减轻。大便日一行，基本成形，伴少量黏液，纳寐佳。舌质红，舌尖赤，有裂纹，苔前薄白后薄黄，脉细数。上方加密蒙花 20g，续服 14 剂，诸症痊愈。随访至今未复发。〔宋宁，潘森，史业骞．从肾论治面部痤疮验案 [J]. 山东中医杂志，2009，28（12）：879〕

【精要说解】

左归丸出自《景岳全书·新方八阵·补阵》，系从《小儿药证直诀》地黄丸加减衍化而成。清代名医陈修园认为此方“治肾水大虚，能治六味丸所不能治之症”。张景岳自谓：“补阴不利水，利水不补阴，而补阴之法不宜渗。”故去“三泻”（泽泻、茯苓、牡丹皮），加入枸杞、龟甲胶、牛膝以加强滋补肾阴之力；又加入鹿角胶、菟丝子等温润之品补阳益阴，阳中求阴，即张介宾所谓“善补阴者，必于阳中求阴，则阴得阳升而泉源不竭”。本方纯补无泻、阳中求阴是其配伍特点，药物阴阳俱用，寓“阳中求阴”之意，被誉为“壮水之主第一方”。

方中熟地黄味甘性温，为景岳滋养肾阴之首选药物，重用为君。山药补脾益阴，滋肾固精，用于此处，意在补后天以养先天，助脾运以滋肾水。山茱萸养肝滋肾，涩精敛汗；枸杞子补肾益精，养肝明目。二者相合，滋养肝血之力甚强，且兼具涵育肾水之功。肝与肾为精血互生、乙癸同源，通过补养肝血可以达到滋养肾阴的作用，二者配合相得益彰。龟鹿二胶同为血肉有情之品，性味甘咸。其中龟甲胶偏寒，在补养肝肾的同时能够潜阳归肾；鹿角胶偏温，在填精补血的同时又能温补肾阳。二药与大队滋补肾阴药相配后，体现了景岳“阳中求阴”的治法理念。以上诸药协同熟地黄，共同发挥填精益肾、滋阴养血之功，共为臣药。菟丝子有平补肾阴肾阳、固肾涩精之力；川牛膝有益肝肾、强腰膝、壮筋骨之功。二药相合，能够辅佐上述诸药滋养肾阴，同为佐药。诸药相配，使得本方滋养肾阴、填精益髓的功效显著，构成了景岳峻补真阴、纯甘壮水的基本组方结构。

张景岳作为明代“温补学派”的代表性人物，用药多以温补为主，更认识到了命门所藏元阴元阳之间的互根互用关系，提出“人徒知滋阴可以降火，而不知补阳可以生水”的观点。因此在具体治疗中重视培补元阳、涵养真阴，创立了体现“阴中求阳”“阳中求阴”治则的方剂——左归丸（饮）和右归丸（饮）。

肾为先天之本，肾中所藏精气是人体生命活动之本，在机体各脏腑的生理功能中均发挥着非常重要的作用，如“心肾相交”“肝肾同源”等。若肾阴亏虚、肾中精气不足，则或因肾水不能上济心而心肾不交，心火独亢；或因肾精不化肝血而肝阴亦虚，从而形成心肾不交证和肝肾阴虚证。出现心悸怔忡、失眠、腰膝酸软、心烦易怒、潮热汗出、头晕耳鸣、妇女月经不调等症状，表现为更年期综合征、冠心病心绞痛、心脏神经症、功能失调性子宫出血等西医疾病，可辨证使用左归丸加减治疗。肾主生殖，肾阴虚损、精气亏虚则生殖功能异常。女性可能表现出不孕症、闭经等疾病；

男性可能会出现精液异常、不育、早泄、阳痿和前列腺增生导致的尿频等泌尿生殖系统疾病。肾又主骨，肾阴虚损、精气亏虚则筋骨失养，可表现出疲乏无力、筋骨酸软，甚至出现骨质脆弱易折或骨折后不易愈合或足跟疼痛等症状，即骨质疏松症、骨折延迟愈合或颈椎病等。肾能生髓，肾阴虚损、精气亏虚则髓海失充，脑不能正常发挥其“精明之府”的生理功能，出现痴呆健忘、头目眩晕，伴见肢麻震颤等症状，即老年性痴呆、帕金森病及脑动脉硬化症等老年性疾病。此外，肾阴虚损、精气亏虚，则阳无所制，阴虚火旺，燥热内生。若上蒸肺胃，则会出现消渴之多饮、多尿、多食、消瘦等症状，即糖尿病。肾藏精，肝藏血，肝肾同源，精亏易致血之化生不足，故一些血液系统疾病亦可使用左归丸补肾填精。

张景岳十分推崇补养精血的治疗方法，主张不论阴精不足还是阳气虚耗，都应以治疗形体为主。他指出：“凡欲治病者，必以形体为主，欲治形者，必以精血为先。”因此左归丸中使用大剂量滋肾填精、血肉有情之品。同时他还善用熟地黄，而有“张熟地”的美称。他认为“熟地味甘微苦，味厚气薄，沉也，大补血衰，滋培肾水，填骨髓，益真阴，专补肾中元气，兼疗藏血之经”，故在方中以熟地黄益肾填精而为第一要药。

我们对左归丸十分推崇，特别是“冬令进补”开膏方时，对肝肾阴亏的虚弱体质，常以本方为基本方，随证加减，确能增强体质，提高机体的免疫功能。

三 右归丸 阴中求阳之补肾要方

【原文摘录】

治元阳不足，或先天禀衰，或劳伤过度，以致命门火衰，不能生土，而为脾胃虚寒，饮食少进，或呕恶膨胀，或翻胃噎膈，或怯寒畏冷，或脐腹多痛，或大便不实，泻痢频作，或小水自遗，虚淋寒疝，或寒侵溪谷而肢节痹痛，或寒在下焦而水邪浮肿。总之，真阳不足者，必神疲气怯，或心跳不宁，或四体不收，或眼见邪祟，或阳衰无子等证，俱速宜益火之源，以培右肾之元阳，而神气自强矣，此方主之。

大怀熟八两　山药炒，四两　山茱萸微炒，三两　枸杞微炒，四两　鹿角胶炒珠，四两　菟丝子制，四两　杜仲姜汤炒，四两　当归三两，便溏勿用　肉桂二两，渐可加至四两　制附子自二两渐可加至五六两

上丸法如前，或丸如弹子大。每嚼服二三丸。以滚白汤送下，其效尤速。

如阳衰气虚，必加人参以为之主，或二三两，或五六两，随人虚实，以为增减。盖人参之功，随阳药则入阳分，随阴药则入阴分，欲补命门之阳，非加人参不能捷效。如阳虚精滑，或带浊便溏，加补骨脂酒炒三两。如飧泄肾泄不止，加北五味子三两，肉豆蔻三两，面炒去油用。如饮食减少，或不易化，或呕恶吞酸，皆脾胃虚寒之证，加干姜三四两，炒黄用。如腹痛不止，加吴茱萸二两，汤泡半日，炒用。如腰膝酸痛，加胡桃肉连

皮四两。如阴虚阳痿，加巴戟肉四两，肉苁蓉三两，或加黄狗外肾一二付，以酒煮烂捣入之。

【临床应用】

右归丸证属肾阳不足，命门火衰，或火不生土。清代徐大椿《医略六书》论此方为补肾回阳之剂、阳虚火发之专方。《医学举要》提到仲景肾气丸，意在水中补火，而景岳右归峻补真阳，可培脾胃之生气。《成方切用》认为真阳不足所致的神疲气怯，心跳不宁，四肢不收，眼见邪祟及阳衰无子等证，可用右归丸以培右肾元阳，则神气自强。

1. 妇科疾病

徐氏用右归丸联合柴胡疏肝散治疗肾虚肝郁型多囊卵巢综合征。经观察发现，该方法能够提升临床疗效，减轻患者临床症状，减少卵泡个数，降低卵泡体积，促进卵巢功能恢复。〔徐方方．右归丸联合柴胡疏肝散治疗肾虚肝郁型多囊卵巢综合征患者的疗效及机制分析 [J]. 医学理论与实践，2024，37（2）：261-264〕

郑氏用温针灸联合右归丸汤剂治疗女性肾阳虚型不孕症。结果显示，其临床疗效显著，能够有效改善患者基础激素水平、增加优势卵泡直径、提高成熟卵泡个数和子宫内膜厚度。〔郑彦平．温针灸联合右归丸汤剂治疗女性肾阳虚型不孕症 [J]. 中医学报，2020，35（8）：1794-1797+1808〕

刘氏用右归丸治疗肾阳虚型月经过少合并薄型子宫内膜。经治疗得出，右归丸能够有效改善肾阳虚型月经过少合并薄型子宫内膜患者的经量、经色、经质、经行时间，以及子宫内膜厚度和腰膝酸软、畏寒怕冷、小腹冷痛、白带清稀量多、夜尿多等肾阳虚临床症状。〔刘虹伶．右归丸治疗肾阳虚型月经过少合并薄型子宫内膜的临床疗效 [D]. 广州：广州中医药大学，2021〕

肖氏用右归丸联合中药足浴疗法治疗肾阳虚型绝经前后诸证。治疗结果显示，该疗法可有效改善中医证候积分，提高患者的生活质量，且安全性好。〔肖招华，邱晶，杨玲玲．加味右归丸联合中药足浴疗法治疗肾阳

虚型绝经前后诸证的临床研究 [J]. 临床医药实践，2023，32（2）：101-103+124〕

2. 男科疾病

翟氏用右归丸治疗肾阴阳两虚型糖尿病性勃起功能障碍。研究结果显示，治疗组总有效率达 78.8%，临床疗效满意，且安全性好。〔翟新宇，葛旻垚，赵建华．右归丸治疗肾阴阳两虚型糖尿病性勃起功能障碍的临床研究 [J]. 上海中医药杂志，2020，54（S1）：61-63〕

林氏用左卡尼汀联合右归胶囊治疗男性少精、弱精，经治疗，总有效率为 87.5%，有效提高性激素水平、改善精子质量，增强生育功能，不良反应少，疗效安全可靠。〔林炜，王丹瑾，宣晓明．左卡尼汀联合右归胶囊对男性少精、弱精患者的疗效观察 [J]. 实用临床医药杂志，2019，23（8）：35-38〕

3. 骨科疾病

江氏观察右归丸汤剂对肾阳虚型骨质疏松椎体压缩骨折术后邻椎再骨折的影响，治疗结果表明：右归丸能调节骨代谢，促进骨形成，抑制骨吸收，同时能改善临床症状，缓解疼痛，并降低邻椎再骨折的发生率。〔江文俊．右归丸对肾阳虚型骨质疏松性椎体压缩骨折术后邻椎再骨折的影响 [D]. 福建：福建中医药大学，2024〕

李氏用右归丸治疗肾阳虚型膝关节骨性关节炎，从“诸寒收引，皆属于肾”的角度出发，采用温补肾阳的方法。右归丸具有补肾益精、温肾助阳之功效，切中病机，对肾阳虚型膝关节骨性关节炎的疗效确切。〔李万云，颜春鲁，安方玉．基于“诸寒收引，皆属于肾”探讨右归丸在肾阳虚型膝关节骨性关节炎中的应用 [J]. 基层中医药，2023，2（3）：66-70〕

4. 内分泌疾病

赵氏用右归丸联合常规基础治疗脾肾阳虚型糖尿病肾病。治疗结果表明，右归丸可以改善糖尿病肾病患者的血糖控制水平，降低尿蛋白，使临床症状明显改善，有利于提高患者的生活质量。〔赵康，丘余良，许敏敏，等．右归丸联合常规基础治疗脾肾阳虚型糖尿病肾脏病 G3bA 期 35 例 [J].

福建中医药，2023，54（9）：1-4〕

暴氏用右归丸加减治疗 2 型糖尿病视网膜病变。研究结果显示，治疗后患者眼底出血点、微血管瘤、棉絮状软性渗出、硬性渗出及血管内皮生长因子（VEGF）水平均有改善，疗效显著。〔暴鹏，李雪，何晓丽．右归丸加减治疗 2 型糖尿病视网膜病变临床观察 [J]. 光明中医，2019，34（21）：3282-3284〕

5. 消化系统疾病

汤氏用温针灸结合右归丸治疗腹泻型肠易激综合征，其治疗效果较好，可改善胃肠功能，缓解腹痛、腹泻、排便频繁、粪质稀烂、黏液便等症状。〔汤永龙，阙彬福，曾源．温针灸结合右归丸治疗腹泻型肠易激综合征疗效观察 [J]. 实用中医药杂志，2020，36（6）：723-724〕

唐氏观察右归丸加减治疗脾肾阳虚型功能性便秘。结果显示，治疗组的临床总有效率为 98.33%，能显著改善患者的临床症状，提高临床治疗效果。其作用机制可能与升高血清 SOD 水平和降低 MDA 水平有关。〔唐洪波，陈宝国，付倩雨，等．右归丸治疗脾肾阳虚型老年功能性便秘的临床观察 [J]. 中国实验方剂学杂志，2015，21（23）：168-171〕

6. 心血管疾病

付氏用紫河车合右归丸治疗心肾阳虚型慢性阻塞性肺疾病（COPD）合并肺心病缓解期患者。经治疗，可以明显改善心肾阳虚型 COPD 合并肺心病缓解期患者的临床症状及体征，还可以降低急性发作频率，临床价值较高。〔付东升．紫河车合右归丸治疗心肾阳虚型慢性阻塞性肺疾病合并肺心病缓解期疗效观察 [J]. 现代中西医结合杂志，2017，26（10）：1093-1095〕

张氏用右归丸化裁合并穴位贴敷治疗病态窦房结综合征。其临床治疗优势明显，可提高病态窦房结综合征患者的心率，改善临床症状。〔张秋，林楠，曲燕．右归丸化裁合并穴位贴敷治疗病态窦房结综合征临床观察 [J]. 光明中医，2016，31（17）：2509-2511〕

7. 肾脏疾病

熊氏等认为，慢性肾功能衰竭属于中医学“关格”“肾痨”“癃闭”等病证范畴，病位在肾，因肾气劳伤、日久不愈所致。右归丸为温补脾肾的经典方剂，主治元阳不足，或先天禀衰，或劳伤过度，以致命门火衰，不能生土之证。其研究结果显示，右归丸能够改善患者的肾功能、细胞免疫功能及机体微炎症状态。〔熊霞．右归丸对慢性肾衰竭患者免疫功能、微炎症状态的影响[J]. 现代中西医结合杂志，2016，25（26）：2922-2924〕

卫氏等认为难治性肾病综合征的病机为脾肾阳虚、水湿内停，宜用"益火之源，以消阴翳"之法，代表方剂为右归丸。在来氟米特联合强的松治疗的基础上给予右归丸，治疗结果显示，各项症状和相关观察指标均显著改善，提高了患者的生活质量。〔卫建辉，戴恩来，贾宝岗．右归丸治疗难治性肾病综合征20例疗效观察[J]. 新中医，2015，47（5）：113-115〕

【验案举例】

案 1

葛某，女，71岁，2015年12月10日初诊。脾肾阳虚，脾阳虚则运化不健，中焦气滞，症见脘腹胀痛，喜按喜温；肾阳虚则骨不坚实，是以颈椎、腰椎、膝关节酸痛，牵引臀部及两下肢痛楚。平素畏寒怯冷，显系阳气不足使然。脉象濡细，舌苔薄白。治以温补脾肾为主，兼以祛风通络。方用理中汤、右归饮合化，复参独活寄生汤之意。拟膏方缓图可也。别直参80g，炒白术250g，淡干姜200g，茯苓250g，陈皮250g，蒸黄精250g，灵芝100g，桑寄生200g，杜仲250g，山萸肉250g，鹿角霜200g，怀牛膝200g，当归250g，炒白芍250g，怀山药250g，枸杞子250g，菟丝子250g，补骨脂250g，肉苁蓉200g，巴戟天200g，仙灵脾150g，独活60g，秦艽100g，炙甘草200g，龙眼肉200g，红枣250g，砂仁100g，天门冬250g，川续断250g。兑入：阿胶200g，冰糖200g，黄酒200g，如法制膏。每晨服一羹匙，温开水冲服。〔庄爱文，王文绒．盛增秀验案说解[M]. 北京：中医古籍出版社，2017：148〕

案 2

叶某，女，28 岁，2023 年 4 月 28 日初诊。停经半年余。患者 14 岁初潮，平素月经规律，30 日一行，5 日净，量中，色红，无痛经史。半年前因工作压力增大，夜间进食较多，2 周内体重增长近 5kg，之后月经停闭至今，末次月经为 2022 年 10 月 22 日，量色同前。G0P0（孕 0 次，产 0 次），无生育要求。刻下症见：形体丰腴，腰酸腿软，手足畏寒，下颌痤疮，晨起眼睑浮肿，咽中有痰，纳寐尚可，大便稀溏，舌体胖大伴齿痕，苔薄腻，脉细滑。身体质量指数（BMI）25.24kg/m^2。辅助检查示卵泡刺激素（FSH）7.53U/L，黄体生成素（LH）15.47U/L，雌二醇（E_2）81.98pg/mL，孕酮（P）2.42nmol/L，睾酮（T）1.25ng/mL，抗缪勒激素（AMH）6.69ng/mL；B 超显示内膜双层厚约 0.8cm，双侧卵巢呈多囊样改变。西医诊断：继发性闭经，多囊卵巢综合征。中医诊断：闭经（脾肾阳虚，痰湿内蕴证）。治以温肾健脾、化湿调经，方选右归丸加减。药用：熟地黄 20g，杜仲、枸杞子各 15g，山茱萸、山药、菟丝子、炒白术各 9g，附子（先煎）、肉桂、茯苓、炙甘草各 6g。14 剂，每日 1 剂，水煎，早晚分服。

5 月 13 日二诊：服药后月经来潮，末次月经 2023 年 5 月 7 日，量少，色淡红，无痛经。眼睑浮肿、手足畏寒较前好转，面部无明显痤疮，大便质软成形。予初诊方中附子、肉桂减量至 3g，加陈皮、半夏各 6g。14 剂。5 月 27 日三诊：咽中白痰较前减少，带下色白、量多。卵泡监测可见左侧卵巢优势卵泡形成。治以温肾健脾、祛湿通络。予二诊方去半夏、茯苓，加香附、炒枳壳、鹿角胶各 6g。14 剂。6 月 11 日四诊：末次月经 2023 年 6 月 10 日，量较前增多，色淡红，无痛经，诸症好转，心情喜悦。继续以先天后天同调为原则巩固治疗。后期随访，患者连续半年月经按时来潮。〔曹玲珑，王素霞．右归丸治疗多囊卵巢综合征验案 3 则 [J]. 山西中医，2024，40（6）：39-40〕

案 3

牛某，女，24 岁，2023 年 10 月 16 日初诊。未避孕，未孕 1 年余。孕 0 产 0，婚后备孕 1 年余，曾行促排卵治疗 2 次，均未妊娠，卵泡监测可见大卵泡排出。患者有多囊卵巢综合征、胰岛素抵抗病史，平素月经后期，40 ～ 60 日一行，7 日净，量中，有轻度痛经，有血块，伴有下腹坠胀感，末次月经 2023 年 10 月 6 日。刻下症见：手足冰冷，腰腿酸痛，疲劳乏力，皮肤干燥，口干口渴，舌淡、苔薄白，舌尖有瘀点，脉细涩。BMI 22.33kg/m^2。辅助检查示，经期生殖激素：FSH 5.4U/L，LH 12.91U/L，E_2 23.12pg/mL，P 0.93nmol/L，T 0.72ng/mL，AMH 7.54ng/mL；B 超示子宫内膜双层厚约 0.7cm，未见明显发育卵泡。西医诊断：女性不孕症，多囊卵巢综合征。中医诊断：不孕（肾阳亏虚，瘀血内停证）。治以和血化瘀、温肾调经，方选右归丸加减。药用：熟地黄、杜仲、枸杞、牛膝、当归各 15g，山药、山茱萸、赤芍、川芎、龙眼肉、王不留行各 10g，附子（先煎）、肉桂、阿胶（烊化）、鹿角胶各 3g。14 剂，每日 1 剂，水煎，早晚分服。

10 月 26 日二诊：口干口渴、皮肤干燥较前好转，大便质干，仍感腰酸乏力、手足不温。予初诊方加肉苁蓉 10g。14 剂。11 月 9 日三诊：末次月经时间为 2023 年 11 月 8 日，量中，小腹隐痛，血块不多，腰酸，无明显下坠感，大便质软。予二诊方去肉苁蓉，加桃仁、泽兰、茺蔚子各 10g，元胡、炒白芍各 6g。14 剂。11 月 27 日四诊：同房后小腹隐痛，白带量多，腰酸、手足不温较前好转，舌尖瘀点减少，脉细。予三诊方去桃仁、泽兰、茺蔚子，加炒枳壳、砂仁各 6g。14 剂。12 月 18 日五诊：停经 40 天，小腹坠胀，无恶心呕吐，无阴道出血。辅助检查：HCG 6658.7U/L，E_2 298.78pg/mL，P 40.41nmol/L；B 超显示宫内早孕，确认妊娠。〔曹玲珑，王素霞 . 右归丸治疗多囊卵巢综合征验案 3 则 [J]. 山西中医，2024，40（6）：39-40〕

案 4

陈某，女，30 岁，2022 年 11 月 11 日初诊。月经后期伴经量减少 3 年，备孕3个月。患者3年前出现月经后期伴经量减少，甚则半年一行，于当地医院就诊，考虑为多囊卵巢综合征，多次口服雌二醇片/雌二醇地屈孕酮片治疗，治疗期间月经尚规律，停药后月经不能自主来潮，末次月经为2022年9月13日。G0P0，备孕3个月余，于当地医院行人工周期调经后，予来曲唑、人绝经期促性腺激素针联合治疗，多次卵泡监测示双侧卵巢优势卵泡均未破裂黄素化。患者平素情绪急躁，经前乳房胀痛，经期大便稀溏。刻下症见：腰酸，足寒，白带清稀、量多，黄褐斑，偶有两侧头痛及下腹胀痛，舌淡红、苔薄白、少津，脉弦细，BMI 20.43 kg/m^2。辅助检查示，经期生殖激素：FSH 6.41U/L，LH 14.94U/L，E_2 47.47pg/mL，P 1.47ng/mL，T 1.88ng/mL，AMH 3.62ng/mL。西医诊断：未破裂卵泡黄素化；多囊卵巢综合征。中医诊断：月经后期（肾阳亏虚，冲任阻滞证）。治以温阳通络、补肾助孕，方选右归丸加减。药用：熟地黄、枸杞子、杜仲、菟丝子、当归、炒白芍、炒白术各15g，山茱萸、山药、丹参、红花各10g，柴胡、茯苓、香附各6g，肉桂3g。14剂，每日1剂，水煎服。

12月7日二诊：末次月经2022年11月25日，月经量少，经前乳房胀痛、经期便溏、雀斑好转，情绪较前平稳，仍有腰酸膝软，手足欠温。舌淡红，苔薄白，脉弦细。卵泡监测见左侧卵巢大卵泡1.8cm×1.6cm×1.6cm。予初诊方去丹参、红花，加附子、炮姜各3g。14剂。2月13日三诊：末次月经2月1日，经量增多，诸症好转。卵泡监测：右侧卵巢大卵泡1.9cm×1.8cm×1.7cm。予二诊方加续断片、覆盆子各15g。14剂。3月15日四诊：停经43天，患者自测尿妊娠试验阳性。予中药补肾疏肝、理气安胎治疗。之后随访，行B超检查提示宫内早孕，可闻及胎心。〔曹玲珑，王素霞.右归丸治疗多囊卵巢综合征验案3则[J].山西中医，2024，40（6）：39-40〕

案5

患者，女，42岁，主诉“全身肌肉跳动10个月余，加重伴口齿不清8个月余”，于2019年8月12日就诊。病史：患者就诊前10个月左右出现全身肌肉跳动，8个月左右出现口齿不清，伴有右手乏力，于外院就诊。肌电图示双侧上肢肌及舌肌神经源性损害（双侧第一骨间肌、左侧伸指总肌可见明显正锐波及纤颤电位，左侧伸指总肌可见束颤电位；双侧腓肠肌可见插入电位延长），诊断为“肌无力待查，运动神经元病首先考虑”。患者现全身肌肉跳动，饮水呛咳，四肢乏力，诉右手麻木感，言语乏力，口齿不清，大便不实，舌质淡红，舌体震颤，苔薄白，脉沉细。查体：血压120/70mmHg，神清，口齿不清，舌肌可疑震颤，双霍夫曼征（+），上肢近端肌力Ⅳ级，右手握力Ⅲ级，双下肢肌力Ⅳ级，上肢腱反射（++），下肢腱反射（+++），巴宾斯基征（-）。西医诊断：运动神经元病。中医诊断：痿证，辨证为脾肾阳虚。治拟温肾健脾，养血荣肌，予以补中益气汤合右归丸加减。处方：地龙6g，乌梢蛇12g，肉桂5g，制附子6g，怀山药15g，鸡内金9g，制黄精30g，仙灵脾15g，僵蚕9g，全蝎6g，党参30g，炒白术15g，炒当归12g，黄芪50g。7剂，水煎，早晚分服。

复诊：患者诉用药后肌肉跳动明显改善，左上肢肌跳仍多，手部力量增加，爬楼较前有力，吞咽饮水呛咳减少，咽部有异物堵塞感，夜寐易憋醒，胸口有憋闷感，大便每日1次。后守方续服。至2019年11月11日复诊：患者诉左右手仍无力，但全身肌肉跳动、说话困难、神疲乏力等症状明显好转，且无饮水反呛、双手发麻等伴随症状。〔吴闻硕，张丽萍．裘昌林辨治运动神经元病验案举隅[J]. 中国乡村医药，2022，29（24）：39-40〕

案6

李某，女，56岁，已婚，2018年6月13日初诊。主诉“大便排出困难2年余，加重半个月”。患者2年前无明显诱因出现大便排出困难，症见大便色黑成形，虽有便意却排出困难，精神倦怠，四肢不温，腰膝酸软，纳眠可，小便频而清长。于当地医院行肠镜检查，未见明显异常，诊断为便秘型肠易激综合征。服用莫沙必利、车前番泻颗粒等药物后，症状未见明显缓解。半月前症状加重，大便干结难解，偶有腹中冷痛，得温痛缓，喜按。舌淡苔白，脉沉迟。就诊时，患者大便干结色黑，有便意却排出困难，精神倦怠，四肢不温，腰膝酸软，睡眠及饮食尚可，小便频而清长，偶有腹中冷痛，得温痛缓，喜按。舌淡苔白，脉沉迟。初诊：中医诊断为便秘（肾阳虚衰证）；西医诊断为便秘型肠易激综合征。治以温阳补虚、润肠通便为法，方以右归丸加减。处方：熟地黄 20g，附子（炮附片）10g，肉桂 6g，吴茱萸 3g，山药 12g，山茱萸（酒炙）12g，枸杞子 10g，菟丝子 10g，鹿角胶 15g，杜仲（盐炒）15g，补骨脂 20g，肉苁蓉 20g。水煎服，共 7 剂，1 剂 / 天，早晚餐前各温服一次。

2018 年 6 月 20 日二诊：服药后大便色黑干结，可 3 日一行，未诉腹中冷痛，小便频清减轻。效不更方，继续守方 7 剂，水煎服，1 剂 / 天，早晚餐前各温服一次。并嘱患者加强运动锻炼，禁食寒凉生冷油腻之品，注意休息。服药后大便正常，可 1 ～ 2 日一行。1 个月后随访，患者未再诉大便排出困难，其他症状亦未复发。〔赵洋，安祯祥．右归丸加减治疗便秘型肠易激综合征验案 [J]. 中西医结合心血管病电子杂志，2018，6（28）：176+178〕

案 7

患者唐某，女，45 岁，因高胆固醇血症曾在多家医院治疗，先后服用多种包括他汀类在内的降血脂药，但效果不明显。接诊中发现患者身形较胖，面色㿠白，形寒怕冷，动作语言迟缓，舌胖有齿痕，脉缓。辨为肾阳亏虚，予右归丸改汤剂服用。处方：熟地黄 30g，怀山药 15g，山茱萸 10g，枸杞子 10g，菟丝子 15g，鹿角胶 15g，杜仲 15g，肉桂 6g，当归 10g，制附子 6g。1 剂 / 天，常规煎服。同时服用降脂药。服药 1 周后，自觉症状减轻。连续服 4 周后，症状基本缓解。复查血脂，有所下降。查了甲状腺功能，发现甲状腺功能明显减退。考虑高血脂是因甲状腺功能减退继发，配合服用甲状腺素片 2 个月后，停用西药。后一直服用中药 1 年，诸症消失，血脂、甲状腺功能均正常。〔王紫逸．温肾法在心内科临床运用举隅 [J]. 中医药导报，2011，17（8）：95-96〕

案 8

患者夏某，女，67岁，有皮肌炎病史10余年，长期服用泼尼松。患者多年前开始双下肢不能行走，一直卧床。近2年来，患者时有胸痛，服用麝香保心丸、酒石酸美托洛尔片有效。后因胃部不适，自行停用泼尼松、酒石酸美托洛尔片。后患者渐感恶心、纳少、消瘦、大便次数多，心慌、胸闷。虽予补液、补充白蛋白、抗感染治疗，但病情仍然恶化。来诊时发现患者极度消瘦，营养不良，怕冷蜷卧。听诊心率115次/分钟，心律不齐。心电图示心房颤动。先予酒石酸美托洛尔片，无效；再予胺碘酮静推加口服，有效，但仍有反复，且全身症状不能改善。予黄芪建中汤合右归饮以温补脾肾。处方：黄芪10g，肉桂5g，甘草6g，白芍20g，大枣12枚，干姜10g，干地黄30g，怀山药10g，枸杞子10g，山茱萸5g，杜仲10g，制附子5g。1剂/天，常规煎服。1周后患者胃纳渐开，胃脘不适消失。改用右归丸温肾填精，维持窦性心律。随访1年，病情一直稳定。停用胺碘酮，房颤也未复发。〔王紫逸．温肾法在心内科临床运用举隅[J]. 中医药导报，2011，17（8）：95-96〕

案 9

龚某，女，24岁。2008年4月初诊，自诉结婚两年，自然流产3次，每当受孕50天左右即无故流产，屡治无效。就诊时面色暗淡无泽，精神疲惫，言语低微，头晕健忘，月经量少色淡质稀，白带多而清稀，尿频，夜间尤甚，腰酸腿软，四肢不温，脉象沉缓而弱。辨证属肾阳不足，命火虚衰。投以右归丸加减：熟地黄20g，山药15g，菟丝子15g，巴戟天15g，杜仲20g，川续断15g，桑寄生30g，枸杞子15g，山茱萸12g，当归12g，芡实15g。水煎服，8剂，1剂/天。半月后复诊，病情较前好转，诊其脉象缓而有力，患者自述偶感乏力，遂在原方基础上加党参、白术、大枣。2个月后复诊，自诉月经已停闭50余天，常感厌食、呃逆。尿HCG（+）。给予党参15g，菟丝子10g，川续断10g，桑寄生15g，阿胶（烊化）10g，4剂，煎服，2日1剂。次年4月顺产1女婴。〔弋杰，周姣慧，伍玥．右归丸妇科临床应用举隅 [J]. 甘肃中医，2010，23（11）：36-37〕

案 10

王某，女，48岁。2009年5月初诊。患者自述近半年来情绪焦躁，心烦，四肢发凉，怕冷，小便频多，入夜尤甚。末次月经时间为2009年4月25日，平素月经量多，色淡红，有血块，经行小腹冷痛，腰背酸痛。就诊时见患者精神萎靡，面色暗淡，纳差，失眠，舌质淡，苔薄白，脉沉细。诊断为围绝经期综合征，辨证为肾阳虚衰、命门火衰。投以右归丸加减：熟地黄20g，山药15g，山茱萸15g，制附子（先煎）9g，肉桂10g，枸杞子15g。8剂，2日1剂，水煎服，服药同时配以心理治疗。5剂后诸症减轻，后续服7剂，配以天王补心丹巩固疗效。〔弋杰，周姣慧，伍玥．右归丸妇科临床应用举隅 [J]. 甘肃中医，2010，23（11）：36-37〕

案 11

方某，女，25岁。2008年11月初诊。患者诉近2年来月经50～90天来1次，四处求医未果。患者2年前行剖宫产一男婴，产后4个月月经来潮，50～90天一行，量少，色淡黯，夹少许小血块。平素白带多，质清稀，夜尿多，间断性天明时溏泄一次。冬天畏寒较明显，手足不温，舌淡白，齿痕明显，脉沉弱。方用右归丸加减：熟地黄15g，怀山药20g，山茱萸15g，枸杞子15g，鹿角胶12g，菟丝子20g，制附子（先煎）6g，杜仲12g，当归12g，肉桂9g。8剂，2日1剂，每日3次，水煎服。次月二诊：仍感四肢发冷，白带减少，偶尔有一次夜尿，大便正常。原方继服4剂。半月后复诊：白带基本消失，天明腹泻已止，齿痕已消。原方加白术15g，五味子15g，炒艾叶12g。继服4剂。服药后月经按月而至，随访3个月未复发。〔弋杰，周姣慧，伍玥．右归丸妇科临床应用举隅 [J]. 甘肃中医，2010，23（11）：36-37〕

案 12

吴某，女，31 岁。2008 年 6 月初诊。结婚后未避孕 4 年未孕，月经周期延长，量少，色淡。患者曾多方求医无果，情绪低落。平素腰酸膝软，小腹时有冷感，性欲亦随之减弱。舌淡苔薄，脉沉缓。就诊时正值月经周期第 15 天，按排卵期治疗。方用右归丸加减：熟地黄 15g，怀山药 30g，山茱萸 15g，杜仲 12g，枸杞子 20g，鹿角胶 15g，菟丝子 15g，制附子（先煎）9g，当归 12g，肉桂 9g，巴戟天 12g，淫羊藿 12g。7 剂，2 日 1 剂，每日 3 次，水煎服。经期以滋血汤加减，服 3 剂。经净后 1 周，服用温阳种玉汤，服 7 剂。循环服药 3 个周期后，性欲增强，精神振作。继续服用 2 个周期后，于 2009 年 5 月怀孕。〔弋杰，周姣慧，伍玥．右归丸妇科临床应用举隅 [J]. 西部中医药，2010，23（11）：36−37〕

【精要说解】

本方由《金匮》肾气丸减去“三泻”（茯苓、泽泻、丹皮）之妨补之力，加鹿角胶、菟丝子、杜仲、枸杞、当归，以强调其补益肾中阴阳之效。《难经·三十六难》曰：“其左者为肾，右者为命门。”左肾属水主阴，右肾属火主阳。左归丸意在“阳中求阴”，即张介宾所谓“善补阴者，必于阳中求阴，则阴得阳升而泉源不竭”；而右归丸则意在“阴中求阳”，乃“善补阳者，必于阴中求阳，则阳得阴助而生化无穷”之意。

本方中，附子、肉桂、鹿角胶辛热入肾，三药相辅相成，以培补肾之元阳；熟地黄、山萸肉、山药、枸杞子滋阴益肾，填精益髓，与肉桂、附子、鹿角胶配伍，取“阴中求阳”之义，佐以菟丝子、杜仲补肝肾，强腰膝；当归助补养精血之效，并使补而不滞。诸药合用，可达温阳补肾之功，使元阳得归其原，是为“右归”。阳得阴助，可生化无穷，即景岳所谓：“益火之源，以培右肾之元阳。”徐大椿在《医略六书·杂病论治》中称右归丸为“补肾回阳之剂”“为阳虚火发之专方”。

诚如上篇左归丸中所论，肾乃先天之本，肾中所藏精气是人体生命活动之本原，肾之阴阳互根互用。若肾阳虚衰、命门火衰，则胞宫失于温煦，临床上可见女性宫寒不孕、性欲减退、月经稀发、量少、闭经、胎萎不长，或堕胎、小产等；而男性则见于阳痿遗精、少精、弱精等症。

右归丸现代临床用于治疗肾阳不足所致的性功能减退、不孕不育症、骨质疏松症、慢性腹泻、肾病综合征等疾病。

右归丸的立方之旨在于益火之源以培肾之元阳，正如景岳先生所说“补方之制，补其虚”。肾阳虚者也不单是温阳，而是在培阴的基础上补阳，也就是说，虽是补肾阳，但非单纯温阳而补阳，以防止单用温燥之品而劫伤真阴。而是根据“阴为阳之基”的原理，欲扶人体之阳气，必须从人体的阴精入手，以填精补髓、滋补阴精之物为先导，配合温阳化气之品，达到阴阳相偶、化生阳气的目的。张景岳用药的特色便是温中兼补，他曾云：“虚实之治，大抵实能受寒，虚能受热，所以补必兼温。”温补之法长于治疗内伤疾患，如阳气虚弱、虚寒内侵、气虚下陷等。右归丸则专于温补肾阳，用于治疗肾阳不足、命门火衰之证。此方配伍精细，制方缜密，作用范围广而药性温和，采用丸剂，丸者缓也，药物用量相对固定，宜用于长时间服用以调治慢性疾病。适用于冬令进补膏方，配合其他方剂，遵张景岳“阴中求阳”“阳中求阴”之旨，阴阳相须，动静结合，以达“通补”之效。

四 五福饮
治五脏气血亏损之要方

【原文摘录】

五福饮　凡五脏气血亏损者，此能兼治之，足称王道之最。

人参随宜（心）　熟地随宜（肾）　当归二三钱（肝）　白术炒，一钱半（肺）　炙甘草一钱（脾）

水二盅，煎七分，食远温服。或加生姜三五片。凡治气血俱虚等证，以此为主。或宜温者，加姜、附；宜散者，加升麻、柴、葛，左右逢源，无不可也。

【临床应用】

五福饮的临床应用，医籍多有记载。如明代张介宾的《景岳全书》以此方治疗劳力感寒、偏枯拘急痿弱、非风眩晕属气虚于上者、痉证因汗因泻者、痉有表邪未解邪微者等症。清代爱虚老人的《古方汇精》以此方治疗五脏气血亏损、日晡潮热、阴虚盗汗、脾胃不香（即食欲不振）、疟疾反复、怔忡心悸、遗精滑脱等症。清代林珮琴的《类证治裁》以此方治疗中风眩晕属上虚者、咳嗽属肺虚脏平无火者等症。清代吴澄的《不居集》以此方治疗忧郁属忧思伤脾者、精滑不禁属命门元气虚弱者、初产蓐劳困倦气血俱虚者等症。清代洪缉庵的《虚损启微》提及本方可用于心、脾、肾三阴受伤而动血者、三阴亏弱所致血枯经闭等症。清代沈金鳌的《妇科玉尺》以五福饮作为滑胎要药，治疗血亏所致的胎涩难产、气血俱虚所致的胎动不安。另《妇人规》以此方治疗杀血心痛（即失血过多所致心痛甚）、气血俱虚所致的胎动不安、胎漏、产后蓐劳困倦（即产后劳倦）等症。现代五福饮在临床的应用更为广泛。

1. 腰痛

李氏等用加减五福饮辅助治疗腰椎间盘突出症术后残留的腰腿痛。在对照组常规康复训练基础上联合五福饮加减，以补益肝肾为主，佐以化瘀强腰。药物组成为熟地黄、炒党参、怀山药、生白芍各 30g，炒白术、牛膝各 20g，续断、当归各 15g，炙甘草 5g，治疗 4 周。结果：治疗后治疗组超敏 C 反应蛋白（hs-CRP）、5- 羟色胺（5-HT）水平低于对照组，日本骨科协会（JOA）评分显著高于对照组，视觉模拟评分（VAS）显著低于对照组。这提示联合应用五福饮有助于改善疼痛等临床症状，其机制可能与降低炎症反应有关。治疗组总优良率高于对照组，且随访 1 年发现治疗组直腿抬高试验阳性、残余腿痛、残余腰痛例数少于对照组。提示五福饮联合应用对提高近远期疗效有积极意义。〔李慧辉，鲁光钱．加减五福饮辅治腰椎间盘突出症术后残留腰腿痛临床疗效 [J]. 浙江中西医结合杂志，2022，32（8）：730-732〕

许氏等用五福饮加减与西药组对比治疗腰椎间盘突出症（LDH）术后残留疼痛的临床疗效。中医组予五福饮加减，组方为：党参 10g，黄芪 15g，熟地黄 10g，骨碎补 20g，续断 10g，白术 10g，当归 10g，川芎 6g，炙甘草 3g。西药组给予甲钴胺片 0.5mg，口服，3 次 / 日；塞来昔布胶囊口服，1 片 / 次，1 次 / 日。两组均连续治疗 8 周。结果显示，治疗后两组 LDH 患者 VAS 及 ODI 评分均较治疗前显著降低，且五福饮组显著低于西药组。提示五福饮加减治疗 LDH 术后患者能够减轻疼痛，改善功能障碍。〔许杨，凌义龙，韦金忠，等．五福饮加减治疗腰椎间盘突出症术后残留疼痛的临床观察 [J]. 中国中医药科技，2019，26（5）：739-741〕

沈氏等观察五福饮加减治疗盘源性腰痛（DBP）的临床疗效和安全性，并探讨其可能的作用机制。组成为人参 12g，熟地黄 18g，当归 12g，白术 9g，炙甘草 6g。兼夹湿热者，加黄柏 10g，苍术 10g；兼夹寒湿者，加制附子 6g，白术加至 10g；兼夹瘀血者，加桃仁 9g，红花 6g；兼夹痰浊者，加制半夏 9g，茯苓 12g。连续治疗 4 个疗程。与口服塞来昔布胶囊治疗组对比，结果提示五福饮加减可有效改善 DBP 患者的腰部疼痛症状，改善其腰椎活动功能，效果优于口服塞来昔布胶囊，而且具有较高的安全性。其作用机制可能是通过调控经典 Wnt 信号通路（Wnt/β-catenin 通路），延缓腰椎间盘退变。〔沈兴潮，夏炳江，凌义龙，等. 五福饮加减治疗盘源性腰痛的临床研究 [J]. 中医正骨，2020，32（2）：23-29〕

程氏等采用五福饮加减联合塞来昔布治疗老年盘源性腰痛患者，观察其对疗效及腰椎功能的影响。组成为人参 6g，巴戟天 10g，红花 10g，丹参 10g，当归 15g，熟地黄 15g，炒白术 15g，炙甘草 10g，持续治疗 1 个月。结果提示，五福饮加减联合塞来昔布能够显著降低盘源性腰痛患者的炎症因子水平，缓解腰痛症状，改善腰椎功能。〔程卫东，崔宏勋. 中西医结合治疗老年盘源性腰痛的效果及对腰椎功能的影响 [J]. 菏泽医学专科学校学报，2021，33（1）：56-58〕

2. 膝骨性关节炎

周氏用五福饮内服联合舒膝外熏方熏蒸治疗膝骨性关节炎，观察其临床疗效。五福饮内服组方为：炒党参、熟地黄各 30g，炒白术、当归各 20g，炙甘草 10g。外熏方为舒膝外熏方，组成为：海桐皮、络石藤、鸡血藤、伸筋草、忍冬藤各 30g，桂枝、川牛膝、白芥子各 15g，艾叶、黄柏各 20g，三七 5g，制乳香、制没药、木瓜各 10g，连续治疗 4 周。对照组予以口服双氯芬酸钠缓释片治疗。结果提示，五福饮内服联合舒膝外熏方熏蒸治疗膝骨性关节炎疗效显著，能减轻膝关节功能障碍的严重程度。〔周幼文. 五福饮内服联合舒膝外熏方熏蒸治疗膝骨性关节炎疗效观察 [J]. 浙江中医杂志，2019，54（4）：269〕

叶氏等用五福饮治疗膝骨性关节炎，处方为：炒党参 30g，熟地黄 30g，炒白术 20g，当归 20g，炙甘草 10g，治疗 6 周。观察膝关节损伤和骨关节炎严重程度指数（Lequesne 总指数）、症状积分及不良反应。结果提示，五福饮能降低膝关节 Lequesne 评分，提高临床疗效。〔叶正从，沈钦荣，王敏龙．五福饮治疗膝骨性关节炎的疗效观察 [J]. 中国中医药科技,2016,23（5）: 608–609〕

除上述疾病外，有报道表明五福饮在运动员抗疲劳、晚期肺癌、咳嗽变异性哮喘等多种病证的治疗中，均能获得良好疗效。值得一提的是，近年来五福饮在治疗膝骨关节病、椎间盘退变，以及增强化疗药的抗肿瘤作用中受到重视。学者们对其延缓软骨细胞凋亡及保护骨髓造血功能的机制开展了诸多研究与探讨。

【验案举例】

王某，女，74 岁，2018 年 8 月 24 日初诊。主诉：右膝肿痛、活动不利加重 3 个月。现病史：患者双膝疼痛已有 5 年，时重时轻。现右膝肿痛、活动不利加重 3 个月，无外伤史。上下楼梯、下蹲、膝关节屈伸时疼痛明显，有晨僵、关节弹响，伴腰酸软，无明显寒热，夜尿 1 次。既往史：无特殊。舌象：舌瘀黯，苔白腻。脉象：脉细缓。辅助检查：自带 X 线摄片报告，示右膝退行性改变，内侧膝关节间隙变窄。西医诊断：膝骨关节炎。中医诊断：膝痹病，证属五脏不足兼气血痹阻。治则：拟五脏同补、强筋壮膝为大法，佐以祛风通络。方以五福健膝方合鲍氏四神煎加减。处方：党参 10g，麸炒白术 10g，当归 10g，熟地黄 10g，甘草 3g，木瓜 15g，牛膝 15g，石斛 10g，制远志 6g，黄芪 15g，金银花 10g，盐杜仲 10g，乌梢蛇 10g。中药配方颗粒，共 7 剂，每日 1 剂，分上、下午冲服。2018 年 8 月 31 日二诊：右膝肿痛大减，后以五福健膝方续服 2 周，恢复日常活动。〔沈钦荣．张景岳五脏同补学说探析 [J]. 浙江中医药大学学报，2020，44（11）：1086–1089〕

【精要说解】

张景岳基于《黄帝内经》的五行五脏理论，将五行与阴阳结合提出：“五行即阴阳之质，阴阳即五行之气，气非质不立，质非气不行。”再与五脏结合，形成五脏互藏的理论。《景岳全书·卷四·脉神》曰："所谓凡阳有五者，即五脏之阳也。凡五脏之气，必互相灌濡，故五脏之中，必各兼五气，此所谓二十五阳也。""有一脏之偏强，常致欺凌他脏者；有一脏之偏弱，每因受制多虞者。"为此，景岳提倡五脏同补，并创制了五脏同补的代表方——五福饮。

五福饮由人参（补心）、熟地黄（补肾）、当归（补肝）、白术（补肺）、炙甘草（补脾）组成。人参补气补阳，熟地黄补精补阴（如大补元煎），白术补气，当归补血，甘草和中，调和诸药。本方五脏气血并补，阴阳互引，五脏同补，五福齐全。景岳自谓："凡五脏气血亏损者，此能兼治之，足称王道之最。"若气血俱虚，而心脾为甚者，前方加酸枣仁、远志，名曰七福饮。

现代医学文献报道，七福饮在治疗阿尔茨海默病、血管性痴呆、糖尿病认知障碍、神经衰弱、心力衰竭、冠心病等方面疗效甚佳。学者们对其作用机制开展了诸多研究与探讨。

我们体会到，本方与《正体类要》中的八珍汤同属补养气血之方，而本方则立足于五脏，药物配伍针对性更强，堪称药简效宏，不可低估。很值得我们传承，并进一步深入挖掘和推广应用。

大营煎
补养营阴温补肾阳之方

五

【原文摘录】

治真阴精血亏损，及妇人经迟血少，腰膝筋骨疼痛，或气血虚寒，心腹疼痛等证。

当归二三钱，或五钱　熟地三五七钱　枸杞二钱　炙甘草一二钱　杜仲二钱　牛膝一钱半　肉桂一二钱

水二盅，煎七分。食远，温服。如寒滞在经，气血不能流通，筋骨疼痛之甚者，必加制附子一二钱方效。如滞浊腹痛者，加故纸一钱炒用。如气虚者，加人参、白术。中气虚寒呕恶者，加炒焦干姜一二钱。

【临床应用】

1. 妇科疾病

冯氏用穴位埋线配合大营煎内服治疗虚寒型原发性痛经，其治疗优势明显，能够降低患者疼痛程度，缩短治疗疗程，减少复发。〔冯荣华．分期穴位埋线配合大营煎内服治疗虚寒型原发性痛经的临床疗效观察 [J]. 中国现代药物应用，2022，16（5）：187-190〕

赵氏提出，肾虚血瘀为排卵障碍性不孕症的基本病机。采用加减大营煎治疗后，患者的排卵率、妊娠率均有提高，对改善肾虚血瘀症状有较明显的效果，且未发现明显不良反应。〔赵月星．加减大营煎治疗排卵障碍性

不孕的临床观察 [D]. 济南：山东中医药大学，2007〕

2. 男性不育

刘氏用大营煎加味治疗因精子活动率低、活动差所致的不育症，治疗效果明显，总有效率达 82.5%。〔刘恒太，王淑贞，刘庆春 . 大营煎加味治疗男性不育症 40 例 [J]. 黑龙江中医药，1997（1）：13〕

【验案举例】

案 1

徐某，女，20 岁，未婚。初诊日期：2018 年 5 月 10 日。患者 12 岁时月经初潮，周期规律，经期 5 日，量中等，有轻微痛经。半年前因节食运动体重渐减约 10kg 后，出现月经量减少，3 日即净，日用卫生巾一片尚不能浸满。近 2 个月月经未来潮，LMP（末次月经）：2018 年 3 月 2 日。患者初诊时身高 166cm，体重仅 41kg，诉自减重以来常有头晕乏力，眠差多梦，食欲欠佳，小腹时有凉感。舌淡红，苔薄白，脉沉细。辅检：超声提示子宫稍小，子宫内膜厚度为 0.5cm；性激素 6 项（FSH、LH、E_2）水平均明显下降，P（孕酮）低下，T（睾酮）、PRL（泌乳素）正常；甲状腺功能全套正常。中医诊断：月经过少，证属肾气虚衰，冲任失养，血海空虚。西医诊断：低促性腺激素性月经不调。治疗：采用中西医结合的治疗方法。中医治宜补肾养血，温阳冲任。处方：杜仲 15g，枸杞子 15g，当归 15g，熟地黄 20g，牛膝 15g，肉桂 6g，川芎 6g，党参 15g，黄芪 30g，淫羊藿 12g，鹿角胶 12g（烊化），菟丝子 15g，酸枣仁 15g，炒麦芽 15g，焦神曲 15g。西医应用雌孕激素序贯疗法，即戊酸雌二醇片联合黄体酮胶囊，人工调整周期。同时嘱患者调整饮食和作息习惯，均衡营养，不过量运动，不熬夜。中西药治疗一个周期后月经来潮，头晕乏力消失，体重回升，舌淡红、苔薄白，脉细略滑。经后仍按上方继服，且在上方基础上酌加白术、陈皮、山楂或合用逍遥散等以健脾行气疏肝。连续服 2 个周期后停药。随访 3 个月，患者月经基本正常，量中等，精力充沛。〔黄晓桃，王璐，杨雅琴，等 .

妇科经方临证应用 [M]. 武汉：华中科技大学出版社，2022:29〕

案 2

郝某，女，26 岁，职工。患者婚后 3 年，于 2 年前怀孕 3 个月时自然流产。产后休息欠佳而致身体虚弱。平素感觉小腹部发凉，双下肢亦有冷感，腰膝酸软，畏寒怕冷。近期情绪不佳，食欲尚可，二便正常。患者 16 岁月经初潮，月经规律，周期 4 天，每 28 ～ 32 天一行，量很少，色淡红，无腹痛。自然流产后 2 年，至今未孕。舌淡红、苔薄白，脉沉。妇科常规检查无异常。证属肾气虚弱，冲任失养，寒凝胞中，而致宫寒不孕。治宜补肾暖宫，调养冲任。处方：熟地黄 10g，牛膝 10g，肉桂 10g，当归 10g，枸杞子 15g，杜仲 15g，仙灵脾 30g，首乌 15g，鸡血藤 30g，川续断 15g，川椒 6g，甘草 6g。6 剂，水煎服，并嘱患者测基础体温。患者服药后感到小腹部凉感减轻，双下肢已无冷感，腰膝酸软较前减轻，舌脉同前。基础体温呈低温相。〔刘洪英 . 大营煎在妇科临床的应用 [J]. 中医杂志，1994（3）：166〕

案 3

吴某，女，21 岁，工人。患者月经 16 岁初潮，每 30 天一至，量不多，色紫红，无血块，经期无腹痛，小腹有冷感。后因经期受凉，月经逐渐延至 3 ～ 4 个月一次，有时需服用药物方能行经。19 岁开始，已 2 年月经未潮。无腰腹痛，有时头晕乏力，饮食、二便正常。舌淡红、苔薄白，脉沉细。肛诊：子宫后位，约为正常 1/2 大小。阴道脱落细胞涂片：激素水平轻度影响。证属肾气虚衰，冲任失养，血海空虚。治宜补肾养血，温养冲任。处方：杜仲 10g，枸杞子 15g，当归 12g，熟地黄 15g，牛膝 15g，肉桂 6g，川芎 10g，香附 10g，红花 12g，党参 10g，黄芪 18g，卷柏 12g，仙灵脾 18g，生酸枣仁 5g，鹿角胶 12g（烊化）。患者服上方 6 剂后，无不适，继服上方 20 余剂，头晕乏力消失，小腹微胀痛，舌淡红、苔薄白，脉细略滑。阴道涂片：激素水平呈中度影响。上方加楮实子 15g，泽兰 10g，服药 6 剂后，月经来潮。经后仍按上方继服，连服 2 个周期，月经如期而至。病告

痊愈。〔刘洪英．大营煎在妇科临床的应用 [J]. 中医杂志，1994（3）：166〕

【精要说解】

大营煎重在补养营阴，为养营之第一方。主治真阴亏损、精血不足之证。景岳善用温补，处方用药以温补脾肾为特点。此方重用熟地黄、当归以滋阴补血，枸杞、杜仲益精补肾，牛膝入肾，引药下行；用肉桂以“阴中求阳”之意，阴得阳升，则泉源不竭；甘草调和诸药。诸药合用，阴血得养，肾阴阳得复。现代临床应用本方治疗肾虚血寒之月经不调、闭经、不孕不育等症。

小营煎，张景岳称其为“血少阴虚性味平和之方”。方中熟地黄补阴填精益髓生血，当归甘温质润，长于补血，与白芍相配，补通相宜，补血而不滞血；山药、枸杞子补益肝肾，益气生血，佐以甘草健脾和中。全方温而不燥，滋而不腻，共奏滋肾阴、养气血、益精髓之效。用于血少阴虚、肝肾不足所致的头晕心悸、面色萎黄、月经后期、量少色淡等症。现代临床多用于治疗月经后期、月经过少、多囊卵巢综合征等疾病。大营煎与小营煎虽同为补阴养血之剂，但大营煎配伍肉桂温阳活血以祛寒，小营煎则多为甘纯养阴之药，用治阴虚血少之证。

我们的体会是，营者，血也。景岳制大营煎、小营煎两方，功在补养其阴精血液，重点在于补益肾精。盖肾藏精，精生髓，髓生血，较之补气生血，更深一层。试观大营煎、小营煎两方，作用有强弱，前者较后者功力更大，以其病位有深浅、病情有轻重故也。与常用养血方四物汤比较，其补精血之力更胜一筹，临床当选择应用。

小营煎
血少阴虚性味平和之方 六

【原文摘录】

治血少阴虚，此性味平和之方也。

当归二钱　熟地二三钱　芍药酒炒，二钱　山药炒，二钱　枸杞二钱　炙甘草一钱

水二盅，煎七分，食远温服。如营虚于上，而为惊恐怔忡、不眠多汗者，加枣仁、茯神各二钱。如营虚兼寒者，去芍药，加生姜。如气滞有痛者，加香附一二钱，引而行之。

【临床应用】

小营煎主要用于治疗妇科疾病。

梁氏用穴位埋线联合小营煎治疗阴血虚证薄型子宫内膜月经过少，治疗效果明显，有助于改善患者月经的量、色、质，以及临床症状。〔梁银，熊丹．穴位埋线联合小营煎治疗阴血虚证薄型子宫内膜月经过少的临床观察[J]. 实用妇科内分泌电子杂志，2023，10（25）：72–74〕

蒋氏认为阴道干涩的病因为血虚瘀阻，应以补血益精、活血化瘀为主要治法，采用加味小营煎治疗，临床疗效显著。〔蒋娟．加味小营煎治疗围绝经期妇女阴道干涩症 35 例 [J]. 浙江中医杂志，2020，55（3）：196–197〕

孙氏以调理人体阴阳、气血为切入点，采用加味小营煎治疗多囊卵巢

综合征（阴虚血少型），临床治疗效果显著，安全性高。〔孙静，曹亚丽．赵继福教授加味小营煎治疗多囊卵巢综合征的疗效观察 [J]. 中西医结合心血管病电子杂志，2020，8（12）：170-171〕

【验案举例】

案 1

吉齐之妻，妊娠已有五六月，忽病左胁痛甚，紧按略减，面色惨淡，脉六至且大。其色淡是阳虚，喜按亦属气虚。予六气煎三剂，无效。细思病属阳虚无疑，补阳何故无功？复思脉数固属阳虚，然阳虚不致脉大，脉大者阴亦虚也。火甚者脉亦洪大，若是火证，必口渴躁烦，痛而拒按。此证口不渴，又喜按，非火证也。喜按者本属阳虚，脉大必是阴虚，此乃阴阳俱虚之证，治宜阴阳并补。予六气煎合小营煎，外加附片，服一剂病略见减，三剂而大安。〔任贤斗．瞻山医案 [M]. 北京：中国中医药出版社，2016：158〕

案 2

石某，女，38 岁，工人。2002 年 9 月 12 日初诊：月经后期 3 年。患者 13 岁月经初潮，周期及量、色均正常，曾育一子，现 5 岁。但近三年来，月经经常后错 10 ～ 15 天，有时竟两月一行，经量少，色暗黑，末次月经 8 月 1 日。乏力头昏，胸闷气短，心烦眠差，大便偏干，口干不喜饮，有痛经史。抑郁貌，手心热，舌质红，舌苔少，脉弦滑。患者口干不喜饮，手心热，心烦眠差，大便偏干，舌质红苔少，均提示肝肾不足；面带抑郁，经期后延，痛经，胸闷气短，脉弦，提示肝郁气滞、冲任不畅。诊断为月经后期，肝郁气滞，冲任不畅。治宜疏肝养血、补肾调经。方用逍遥散加味：当归 10g，白芍 20g，生熟地黄各 10g，柴胡 10g，薄荷 10g（后下），白术 10g，茯苓 10g，炙甘草 6g，片姜黄 6g，元胡 10g，益母草 30g，红花 10g，川续断 15g，女贞子 10g。14 剂，水煎服，每日 1 剂。

2002年9月28日二诊：服药两周，月经未至。自觉烦热减轻，睡眠较佳，大便较前通畅。舌淡红，脉沉细。此为肝肾阴虚，冲任不充。改用滋补肝肾、养血调经之法。处方：枸杞子10g，菊花10g，生熟地黄各10g，山萸肉10g，山药10g，当归10g，白芍10g，益母草30g，炒酸枣仁15g，首乌藤15g。14剂，水煎服，每日1剂。（编者注：本处方以小营煎为主方加减）

2002年10月14日三诊：服上药后，10月5日行经，后错1个月，量少色暗，7天净。现仍感乏力纳差，腰膝酸软，舌淡红，脉沉细。患者服药1个月有余，觉汤药乏味，要求调换剂型。嘱早服八珍益母丸2丸，晚服杞菊地黄丸2丸。共服21天。

2002年11月4日四诊：昨天月经按时而至，经量增多，伴有血块、腹痛。查：舌淡，脉沉弦。证属肝肾两虚，胞脉不畅。拟用艾附四物汤加味以养血补肾、行气活血。处方：艾叶10g，香附10g，当归10g，生熟地黄各10g，白芍10g，川芎10g，川续断15g，女贞子10g，乌药10g，桑寄生15g，益母草30g。7剂，水煎服，每日1剂。嘱月经干净后早服八珍益母丸1丸，晚服妇女痛经丸6g，连服三周。半年后随诊，月经已恢复正常。〔刘正江．刘正江老中医医案医话[M]. 太原：山西科学技术出版社，2018：403〕

【精要说解】

详见上文“大营煎”。

七 举元煎 专功升举之剂

【原文摘录】

治气虚下陷、血崩血脱、亡阳垂危等证，有不利于归、熟等剂，而但宜补气者，以此主之。

人参　黄芪炙，各三五钱　炙甘草一二钱　升麻五七分，炒用　白术炒，一二钱

水一钟半，煎七八分，温服。如兼阳气虚寒者，桂、附、干姜随宜佐用。如兼滑脱者，加乌梅二个，或文蛤七八分。

【临床应用】

举元煎的功能是摄气补血，升阳举陷。后世医家取其方义，用治妇科血证、内脏脱垂、二便失常等病证，皆收到良好效果。清代李荫圻的《医学指要》以此方治疗月经数月不行、经年不至者，受孕数月不适、血来者及带浊下者。清代程文囿的《医述》以此方治疗气陷不举而便血不止者，以及脾虚下陷脱肛者。清代林珮琴的《类证治裁》以本方治疗举重伤力气虚所致的疝气。清代洪缉庵的《虚损启微》以本方治疗气虚不摄所致的遗精。举元煎在现代被应用于更多疾病的临床治疗。

1. 功能性子宫出血

李氏采用举元煎加减（组成：党参 15g，生黄芪 30g，升麻 5g，生甘草

6g，枳壳 15g，益母草 30g，侧柏炭 15g，乌贼骨 15g，阿胶珠 15g，川续断 20g，黄柏炭 15g，炒白术 15g，三七粉 3g）治疗功能性子宫出血患者 60 例，效果良好。并指出，本方补气固本药与活血行气调冲任药合用，使补气中有行气调经，活血行气而不伤正，从而使血随气行，气统血有力，血循于经脉之内不外溢，达收敛止血之目的。〔李爱君，纪再生．举元煎加减治疗功能性子宫出血 [J]. 现代中西医结合杂志，2012，21（20）：2202-2203〕

黄氏采用举元煎加减（组成：党参、黄芪、山茱萸各 30g，白术、续断、乌贼骨、仙鹤草、荆芥炭各 10g，补骨脂、芍药各 15g，升麻、炙甘草各 6g）治疗青春期功血 63 例，收到了较好的效果。并强调，对于青春期功血，止血只是治其标，更重要的是建立规律的正常月经周期。所以在临床治疗时，还应根据月经周期阴阳气血的消长转化，因势利导调整用药，方可取得满意疗效。〔黄明慧．举元煎加减治疗青春期功血 63 例 [J]. 湖南中医杂志，2011，27（2）：83-84〕

张氏使用举元煎加味（组成：西潞党 30g，炙黄芪 50g，升麻 6g，白术 15g，甘草 10g，加味苎麻根 20g，蒲黄炭 15g 包煎，参三七 6g 吞服）治疗更年期功能失调性子宫出血，较单纯使用西药有明显优势。并指出，举元煎中的西潞党能增强造血功能，使血红蛋白显著增加，能显著降低血小板聚集率，提高纤维蛋白溶解活性；白术能抑制子宫自发性收缩，降低子宫兴奋性；黄芪含黄芪皂碱、黄酮、多种氨基酸和微量元素，能显著增强心肌收缩力，扩张冠状动脉，改善心脏功能，清除氧自由基，抑制血小板凝聚，降低血液黏稠度，改善微循环，增强肾上腺皮质功能，改善肾脏功能；参三七其止血成分主要为三七素，既能化瘀止痛，又能止血消肿，“化不伤正，止不留瘀”，能促使血小板聚集、变形，释放二磷酸腺苷（ADP）、血小板因子Ⅲ和钙离子等物质而达到止血作用，其还能促进各类血细胞分裂生长，促进骨髓细胞增殖和释放过程，增加骨髓红细胞的数量和活性，达到促进造血的功能。在崩漏的治疗中，是一味集“塞流、澄源、复旧”功效于一体的良药。〔张金花．举元煎加味治疗更年期功能失调性子宫出血 60 例疗效观察 [J]. 基层医学论坛，2017，21（4）：475-476〕

黄氏采用举元煎加减（组成：党参 25g，白术 15g，炙甘草 5g，当归炭 10g，白芍 15g，地榆炭 25g，黄芪 15g，艾草 10g，益母草 15g，升麻 10g）配合艾灸治疗气虚型崩漏患者，临床效果良好。并认为，尽管崩漏的发病机制变化多样，但都应遵循补脾胃、益肾固本的基本原则。举元煎方中党参、黄芪、白术、炙甘草、白芍，具有健脾益肾、止血固本的功效，对于患者来说能够有效调理脾胃。〔黄碧欣．举元煎加减配合艾灸对气虚型崩漏患者的临床疗效分析 [J]. 中国社区医师，2020，36（4）：113+115〕

何氏采取举元煎联合归肾丸加减（组成：党参 20g，黄芪 20g，白术 15g，茯苓 15g，升麻 10g，熟地黄 15g，山药 15g，山茱萸 15g，枸杞 20g，杜仲 20g，菟丝子 20g，炙甘草 6g）治疗气虚型月经过多，能够显著改善症状，使育龄期女性经期经量恢复正常。〔何嫦敏，方的蓝．举元煎合归肾丸加减治疗月经过多（气虚型）的临床观察 [J]. 内蒙古中医药，2019，38（9）：16-17〕

2. 流产

潘氏采用寿胎丸合举元煎加减（组成：菟丝子 15g，续断 10g，桑寄生 10g，山药 10g，阿胶 5g，党参 15g，黄芪 10g，白术 10g，甘草 3g）联合黄体酮胶囊治疗肾气亏虚型先兆流产 30 例，取得了较好疗效。研究结果显示，本疗法能抑制子宫收缩，调节卵巢功能，平衡内分泌系统，从而达到保胎效果。〔潘婷，林洁．寿胎丸合举元煎加减治疗肾气亏虚型先兆流产 30 例疗效观察 [J]. 湖南中医杂志，2020，36（10）：44-46〕

黄氏使用举元煎加减（党参、阿胶各 20g，黄芪、菟丝子各 30g，白术、杜仲各 15g）治疗先兆流产，取得了较好疗效。指出，方中健脾药物能够激发和促进细胞免疫，可能通过改善内分泌和免疫调节机制，起到综合治疗作用而达到安胎的效果。〔黄性灵．举元煎治疗先兆流产 87 例 [J]. 新中医，2007（4）：65〕

周氏基于“胞络系肾”“胎茎系脾”的理论，研究举元煎逆转蜕膜自然流产病理环节的安胎差异网络机制。指出细胞黏附、炎症反应、细胞死亡、血管生成的调控失常是自然流产的核心病理环节。预测调控网络提示举元煎的潜在活性成分均能调控血管内皮生长因子（VEGF）、白细胞介素（IL）-

2、雌激素受体（ESR）-1、基质金属蛋白酶（MMP）-9等靶点，从而调控自然流产的病理环节。实验研究提示，举元煎可显著提高自然流产大鼠妊娠率、蜕膜细胞完整率及血供，有效控制细胞凋亡形态及雌激素（E_2）、孕激素（P）及其受体表达，下调SA大鼠蜕膜组织MMP-2、E-钙黏蛋白（E-Cad）、MMP-9、IL-2、IL-6表达水平，同时上调抗凋亡蛋白B细胞淋巴瘤-2（Bcl-2）及IL-4表达水平。〔周航，郑小艳，王欢，等.基于“胞络系肾”“胎茎系脾”研究寿胎丸、举元煎逆转蜕膜自然流产病理环节的安胎差异网络机制[J].中国实验方剂学杂志，2022，28（20）：186-200〕

3.盆底障碍性疾病

胡氏选择对孕产妇采用“产前盆底锻炼+产后服用举元煎颗粒剂”联合防治产后盆底障碍性疾病，认为以脾肾同补、补涩兼施为主，协同产前盆底肌康复训练，能够帮助孕产妇更好地恢复盆底功能，并改善中医证候，为临床防治产后盆底障碍性疾病提供了新思路。〔胡婷，王璐璐.产前盆底锻炼联合产后服用举元煎颗粒剂对预防产后盆底障碍性疾病的临床效果[J].中华全科医学，2020，18（1）：85-87+149〕

王氏将举元煎联合生物反馈电刺激应用于产后盆底肌障碍性疾病患者，发现配合举元煎颗粒治疗的患者阴道收缩肌电值、阴道收缩持续时间及阴道动态压力均明显高于单纯生物反馈电刺激治疗的患者。在中医证候方面，联合治疗对改善患者神疲、自汗的症状更有优势。可见，举元煎颗粒可以从疾病本源出发，脾肾同补、补涩兼施，与生物反馈电刺激协同，起到了更好的治疗效果。〔王璐璐，蒋希菁，胡婷，等.举元煎颗粒剂联合生物反馈电刺激在产后盆底功能障碍性疾病中的应用价值[J].中华全科医学，2017，15（11）：1918-1921〕

【验案举例】

案1

麻某，35岁，于2010年4月6日因阴道流血44天未净而就诊。患者平素月经 7 ~ 8 天 /24 天，量色正常，经行偶有小腹坠胀，余无不适。LMP(末次月经)：2 月 12 日，经行第 3 ~ 10 天，经量中等，色黯，有血块，后量少淋漓，至 3 月 20 日左右经量增多，5 天后量减少，现阴道流血 44 天未净，日用卫生巾 2 片。曾口服过中药、抗宫炎片、云南白药等药物。现患者周身乏力，偶有头晕，纳眠一般，大便稀溏，每日 1 次。已婚，G1P1L1（孕 1 产 1 顺产 1），宫内节育器避孕 6 年。3 月 26 日行 B 超检查，示子宫及双附件未见明显异常。尿 HCG 显示阴性。妇检未见明显异常。舌红，苔薄黄，脉沉细数。诊断：崩漏，证属气虚血瘀兼有虚热。治以本方加茜草 15g，6 剂。服上方后阴道流血渐止，纳眠可，二便调。之后继以益气滋阴养血之品调理，半月而愈，随访 3 个月未见复发。〔刘伟伟 . 王东梅教授应用加味举元煎治疗崩漏经验介绍 [J]. 福建中医药，2012，43（1）：23-25〕

案 2

黄某，35 岁，于 2013 年 8 月 6 日就诊。经行第 3 ~ 10 天，经量多，日用卫生巾 4 片，经色黯、有血块、后量少，现阴道不规则流血 56 天未净。曾口服中药、抗宫炎片、云南白药等，效果不佳。神疲乏力，偶有头晕。平素月经 5 ~ 7 天 /26 天，量色可，经行偶有小腹坠胀，余无不适。已婚，G1P1L1，宫内节育器避孕。大便不成形，1 日 1 次，舌红苔薄黄，脉沉细数。7 月 26 日 B 超检查示子宫及双附件未见明显异常，子宫内膜厚 0.6cm。查尿 HCG 显示阴性。妇科检查：外阴已产式，阴道通畅，有褐色分泌物，宫颈光滑，子宫前位，正常大小，双侧附件未见明显异常。诊断为崩漏，证属气虚血瘀兼有虚热。药用党参 30g，炙黄芪 30g，升麻 9g，炒白术 15g，益母草 30g，马齿苋 30g，生地黄 12g，旱莲草 15g，炙甘草 9g，牡丹皮 9g，焦栀子 9g，生蒲黄 9g，生牡蛎 30g，仙鹤草 15g，茜草 15g。7 剂。服药后阴道流血渐止。继以益气滋阴养血之品（女贞子 15g，白芍 9g，玄参 9g）调理半月而愈，随访 3 个月未见复发。〔许洪兰，叶青 . 举元煎加减治疗气虚血瘀型崩漏体会 [J]. 实用中医药杂志，2014，30（7）：660〕

案 3

患者，女，41 岁，以眩晕、气短、胸闷、体倦乏力、腰膝酸困、颜面及双下肢水肿为主诉，于 2009 年 11 月 5 日就诊。望诊：患者贫血貌，颜面水肿，双下肢肿，按之凹陷。脉沉细，舌暗淡，苔薄白。追问病史，患者月经量大，有血块，每次持续 10 多天才干净，且伴腹痛，病程半年余。现为月经的第 2 天，量大，有血块，伴腹痛。诊断为功能失调性子宫出血。给予举元煎加减：升麻 5g，枳壳 15g，益母草 30g，生黄芪 30g，党参 15g，侧柏炭 15g，茯苓 30g，川续断 20g，乌贼骨 15g，阿胶珠 15g，黄柏炭 15g，三七粉 3g（另包）。4 剂，水煎服，每剂煎 2 次，每日 3 次。服药 4 剂后，月经基本干净，又给予补肾养血中药 5 剂，月经干净，临床症状缓解。妇科检查正常,B 超显示子宫、附件未见异常。患者又于 12 月 29 日下午就诊，诉于 12 月 28 日晚来月经，29 日上午开始量大，有血块，但较上个月有所减少。仍用举元煎加减，4 剂，水煎服，每日 2 次，月经第 6 天干净。经后服用补肾养气血的中药。2010 年 1 月 28 日就诊，已来月经 3 天，月经基本正常，仍守举元煎加减治疗，月经 6 天结束。第 3 个疗程结束后，患者面色红润，头晕、体倦乏力、气短、胸闷、水肿等症状消失。随访 1 年，未见复发。〔李爱君，纪再生．举元煎加减治疗功能性子宫出血 [J]. 现代中西医结合杂志，2012，21（20）：2202-2203〕

案 4

吕某，24 岁，2005 年 9 月 11 日初诊。主诉：停经 50 天，阴道少量出血 3 天，伴下腹坠胀。患者 3 天前因阴道出血，在市某医院诊治，给予维生素 E 口服，黄体酮针肌内注射治疗，效果不佳。患者 1 年前曾人工流产 1 次。诊见：面色㿠白，神疲懒言，舌淡、苔薄白，脉沉弱。妇科检查：阴道内有少量血性分泌物，色淡，宫口未开，子宫前位，如孕 7 周大小，与停经周数相符。B 超报告：宫内妊娠囊并见胚芽搏动。西医诊断为先兆流产。中医诊断为胎漏，证属中气不足、冲任不固。治宜益气固冲安胎，方用举元煎加减。处方：党参、阿胶（烊化）、杜仲各20g，黄芪、续断、菟丝子各30g，白术、艾叶炭各15g，炙甘草12g。每天1剂，水煎，早晚分服。连服5剂后，阴道出血停止，下腹坠胀感缓解。又服5剂以巩固疗效。后用参苓白术散调理至妊娠12周，并嘱注意饮食、休息，忌房事。于2006年4月25日顺产一女婴，新生儿发育正常，母女平安。〔黄性灵．举元煎治疗先兆流产87例[J]. 新中医，2007（4）：65〕

【精要说解】

益气升提法理论源自《素问·至真要大论》："下者举之。"张景岳注曰："下者举之，欲其升也。"金元时期，张元素将防风、升麻、柴胡、羌活等味薄气轻、发散上升的药归为"风升生"，其意为风药气温，其性上行，有如春气上升，临证可用于升阳举陷。李东垣秉张元素之学，创补中益气汤，方中黄芪"益元气而补中焦"，升麻"升胃中清气，又引甘温之药上升，以补卫气之散而实其表，故元气不足者，用此于阴中升阳"，相伍形成益气升提的基本药对。至明清时期，景岳于《类经》中提出："气虚者，无气之渐，无气则死矣，故当挽回其气而引之使复也。如上气虚者升而举之，下气虚者纳而归之，中气虚者温而补之，是皆掣引之义也。"进一步完善益气升提治法，创固元止脱之举元煎，并细分升举、纳归、温补等法应用于不同部位的气虚之证，临证用药更可有的放矢。近代张锡纯进一步丰富气陷证及益气升提法的理论，创立升陷汤，由黄芪、知母、升麻、柴胡、桔梗组成，升提下陷之总宗气。补中益气汤、举元煎、升陷汤为益气升提代表方剂，其主治各有偏重。

举元煎载于《景岳全书·新方八阵》之补阵，以甘救脾土，与补中益气汤立意相似而药简力专。方中重用参、芪以增补气固脱之效，佐以术、草益气摄血，升麻以升阳举陷。诸风药尚兼具补益之功，可助脾升清，且补而不滞，可谓"补中寓升"。景岳尝言："宜抑者则直从乎降，宜举者则直从乎升，所以见效速而绝无耽延之患，亦不过见之真而取之捷耳。"本方裁去补中益气汤中柴胡、当归、陈皮等药，意在专功升举，防止调气动血之弊。

我们认为，这里所指的“元气”，当属“中气”，即脾胃之气，与下焦肾气有别。后者当用景岳大补元煎化裁，这点必须予以区别。至于“亡阳垂危”，本方显然力所不及，宜合用参附汤或四逆汤等。读古人书，需活看，切忌死于句下。“尽信书则不如无书”，此之谓也。

八 两仪膏 调元神妙之剂

【原文摘录】

治精气大亏，诸药不应，或以克伐太过，耗损真阴。凡虚在阳分而气不化精者，宜参术膏；若虚在阴分而精不化气者，莫妙于此。其有未至大病而素觉阴虚者，用以调元，尤称神妙。

人参半斤或四两　大熟地一斤

上二味，用好甜水或长流水十五碗，浸一宿，以桑柴文武火煎取浓汁。若味有未尽，再用水数碗煎渣取汁，并熬稍浓，乃入瓷罐，重汤熬成膏，入真白蜜四两或半斤收之，每以白汤点服。若劳损咳嗽多痰，加贝母四两亦可。

【临床应用】

两仪膏仅含人参、熟地黄两味，一为益气之主，一为壮水之源，共奏益气生血填精之功，用治精气亏损所致的面色不华、头晕目眩、心悸失眠、体瘦气短等诸般虚证。清代林珮琴的《类证治裁》将本方用于暑证后扶虚养正；清代吴澄的《不居集》将本方列入喘急例方；清代魏之琇的《续名医类案》载本方对胁痛、吐血、消渴等症均有良效；清代汪喆的《产科心法》以本方治疗产后舌黑舌枯。两仪膏在现代临床主要发挥其补虚之效，作为气血双补的经典配伍，不仅广泛应用于各类滋补膏方，还成功应用于心脏、肾脏等疾病的治疗。

1. 疲劳综合征

刘氏认为，现代人经常熬夜，导致阴血暗耗，气虚血亏，症见白日疲乏倦怠，睡眠轻浅，眠后体倦不解。临床见革脉，填之以熟地黄；见芤脉，则除熟地黄外，补之以人参。景岳“两仪膏”实为最为对证之方。〔刘劲松 . 芤脉、革脉的临证与用药 [J]. 养生保健指南，2019（37）：213〕

2. 心脏疾病

郑氏使用两仪膏治疗风湿性心脏病、二尖瓣狭窄及闭锁不全，患者心悸、气喘等症状改善明显，用药后可恢复体力劳动；但对二尖瓣狭窄、闭锁不全本身无明显疗效。〔郑幼年 . 两仪膏治疗风湿性心脏病二尖瓣狭窄及闭锁不全 [J]. 福建中医药，1963（1）：45〕

3. 肾炎

上海市立儿童医院将两仪膏冲服配合陈葫芦煎汤代饮，应用于急性肾炎、慢性肾炎、肾病综合征的临床治疗。坚持服用 1 个月左右，无重复感染并保证休息的患者，症状改善效果理想。〔上海市卫生局 . 中医中药临床实验汇编第 1 辑 [M]. 上海：上海卫生出版社，1958：84〕

除上述疾病外，有报道表明，以两仪膏为基础研制的复方制剂，如复方阿胶浆、复方香地胶囊等，在治疗贫血、不孕、月经不调、脾虚泄泻、风湿性心脏病二尖瓣狭窄及闭锁不全，预防药物不良反应、流行性出血热、人粒细胞无形体病，以及改善围绝经期综合征、运动性疲劳、精神分裂症阴性症状等方面，均能获得良好疗效，进一步拓展了本方的临床应用范围。

【验案举例】

案 1

家君自少时即患肺病，咳嗽咯血，必服泻白散及贝母、山栀、麦冬等药，数剂始愈。嗣后遇劳碌及恼怒时，病即复作，然亦有隔数年不发者。丁未夏月，偶因冒暑发热，而旧病亦复发，较前益剧。先是某日夜间，觉喉内有物上溢，以为痰耳，遂咯吐数口，及张灯视之，则皆血也。由是咯血不已，或纯血，或与痰质混和。精神疲惫，不能起于床。服阿胶、地黄、麦冬、贝母、枇杷叶等药小效，饮食亦稍能进，面色如常，身不发热，亦无盗汗、口渴等症，脉息亦尚平静，遂仍以前方进。讵意次日晚间，血忽上涌，连吐数口，遂昏晕不能言，奄奄一息。急以潞党参五钱，西洋参五钱，煎汤进。及参汤服下数分钟，始能言语，谓心内慌慌，周身肉颤，语时声音极低，盖元气大虚欲脱也。遂仍以参汤和阿胶、熟地、枣仁、枸杞等药煎汤进，并以猪蹄煨汤服。如是调养至十数日，始渐入佳境，而胃纳亦甚佳，每日须六七餐，过时则饥。每餐皆猪蹄、海参、鸡子、粥、饭等物，且唯此等滋补品能受。若蔬菜、莱菔及豆腐浆等类，皆不堪食，偶或食之，则觉嘈烦易饥。盖亡血之后，胃液耗竭，非借动物之脂膏不能填补也。迨一月后，精神渐复，亦能为人诊病，但不能用心思索。每写药方，则手颤眼花，行路只能及半里，再远则不能行矣。此丁未年，焯由苏州返里，侍疾笔记之大略也。其后三年，病未大发，精力亦较前康健。

辛亥七月，天气酷热，偶因诊事劳碌，病又复发，咳嗽咯血，发热口干。服清养药数剂，虽小愈，而精神则殊疲弱。至九月间，武昌革命正在进行之时，吾扬居民，纷纷迁避，几于十室九空。家君日闻此耗，惊忧交并，于是病又大作，咳嗽咯血，能坐而不能卧，精神益疲。煎剂无大效，乃以两仪膏进。日服三次，甚觉合宜，接服至十日，血渐少，亦稍稍能睡矣。自是遂以两仪膏、集灵膏二方合并，仍制成膏剂，接服月余，咯血全止，精神亦大恢复，但微有咳嗽而已。计前后凡服党参斤许，西洋参数两，枸杞子斤许，熟地二斤，干地黄、麦冬、阿胶亦各数两。距今已将三年，病未复发，且精神矍铄，日夕奔走，为人治病。呜呼！药之功顾不大欤？今编此书，特志崖略于此，以俟高明教正焉。〔裘庆元.珍本医书集成 4 [M]. 北京：中国医药科技出版社，1986〕

案 2

倪，年近七旬，木火体质。秋嗽上气喘急，痰深而黄，甚则不得卧息，须防晕厥。治先平气定喘。蜜桑皮、苏子、杏仁、川贝母、茯神、瓜蒌、百合。二服后，加白芍、麦冬。述旧服两仪膏痰多食减，今订胶方，减用熟地（砂仁末拌，熬晒干，四两）、高丽参（一两）、茯苓（三两）、甜杏仁（炒研，五两）、莲子（八两）、枣仁（一两）、枇杷膏（四两）、燕窝（两半）、橘红（八钱）、贝母（一两）、山药（三两）、阿胶（一两）。各味熬汁，阿胶收，开水化服。〔林珮琴．类证治裁 [M]. 上海：上海第二军医大学出版社，2008：103〕

案 3

魏玉横曰：关太孺人，年七十七，久患胁痛，左半不能卧，食少不眠。十月间，忽吐血数口，进童便不应。或与之小剂生地黄、山栀、茅根、茜草之类，亦不应。或谓有瘀，用方与前相仿。诊之，右关弦略数，左右寸俱鼓指。曰：凡吐血属瘀者，多杂紫黑成块；今所去皆散漫不凝，盖由肝木失养，燥而生火，值亥月木生之时，不能藏蛰，反腾而上，冲击胃络，致阳明之火泛滥而出也。虽在寒月，必使加黄连于养荣之剂以抑之，使其下降潜伏，自无痛沸之患矣。用生熟地、沙参、麦冬、山药、杞子，入连三分（酒炒焦），数服血止食进，又十剂全愈。第此病属在年高病久，非大剂两仪膏，真元不易复元也。〔魏之琇．续名医类案 [M]. 北京：人民卫生出版社，1997：341〕

案 4

魏玉横曰：范康侯年弱冠，患胁痛，已六七年，更医既屡，转益羸瘠。食少而气馁，言懒而神疲，稍远行则心下怦怦然，遇劳则膈间如裂。就予诊，告以初时但腹胁痛，医与逍遥散，暂愈再发，再复不应矣。医又投四磨饮，亦暂愈再发，再投亦不应矣。又更医用五香散、越鞠丸，则愈而即发，自是腹中忽有块。再更医以为痞积，进青皮、厚朴、五灵脂、延胡索之类，块益多，时隐时现，上下左右，约六七枚，如拳如掌，往来牵痛。近有老医谓为虚也，用当归、白芍、香附、郁金之类，服之了无进退。予曰："似君之疾，遍宇内矣，误治而毙者，可胜道哉！"盖古来方书，于此症殊无肯綮，无怪乎世之梦梦也。原其误人之始，只"肝无补法"四字，遂使千万生灵含冤泉壤。或以疏散成劳，香燥成膈，或以攻伐成鼓，或以辛热成痈，其于变症，笔难尽述。幸子青年，禀赋厚而未婚，故仅若此，否则不可言矣。今据脉已细数弦涩，脏气已亏，幸不数，且无咳嗽夜热，犹可为也。第服余剂，只可希远效，而不可求近功耳。与生熟地、沙参、麦冬、杞子、枣仁等剂，服之略安。至数十剂，块渐减。遂以方为丸，服数年，益就痊可。今已娶，第能撙节，庶无后患也。盖此症唯两仪膏最妙，然有力者始能用之。〔魏之琇．续名医类案 [M]. 北京：人民卫生出版社，1997：565〕

案 5

王某，男，32 岁，职工。患者发病三年，症见夜不能眠，气喘咯血，头晕盗汗，纳差乏力，行动困难。查体：面色淡白，呼吸困难，咳嗽，皮肤瘙痒，夜尿频多，脉微弱。实验室检查：血红蛋白 100g/L，红细胞 3.4×10^{12}/L，白细胞 10.8×10^{9}/L（中性粒细胞 71%，淋巴细胞 29%）。诊断：风湿性心脏病，二尖瓣狭窄，充血性心力衰竭。中医辨证：心阳上亢，肾阴亏虚，心肾不交。治疗经过：予两仪膏口服后症状逐渐改善，2 个月后临床症状基本消失，已恢复体力劳动；超声心动图示二尖瓣狭窄仍存，目前继续药物治疗中。〔郑幼年．两仪膏治疗风湿性心脏病二尖瓣狭窄及闭锁不全 [J]. 福建中医药，1963（1）：45〕

案 6

王庆其治疗的患者陈某，女，39 岁。患者有乳腺小叶增生及胃下垂病史。近两年来，月经周期经常提前，每次 6 ～ 7 天方净，经行腹痛，经前乳房胀痛。饮食不慎则泛酸，畏寒肢冷，大便艰难，面色不华。苔薄腻，舌淡，脉细。中气不足，又有阳虚之象，故以补中益气汤调补脾胃，升阳益气；以两仪膏滋阴血，扶阳气。气血并补，重在健脾和胃、调经益肾。用药：黄芪 300g，牡蛎 300g，党参 200g，山药 200g，天麻 200g，莲肉 200g，熟地 120g，川芎 120g，制狗脊 120g，当归 120g，延胡索 120g，葛根 120g，炒白术 150g，肉苁蓉 150g，茯苓 150g，川续断 150g，桑寄生 150g，巴戟肉 150g，女贞子 150g，楮实子 150g，枸杞子 150g，红枣 100g，菟丝子 100g，制何首乌 100g，杜仲 100g，炒枳壳 40g，炒枳实 40g，甘草 40g，青皮 30g，炮山甲 60g，佛手 60g，苏梗 60g，夏枯草 90g，制香附 90g，焦山楂 50g，神曲 50g。诸药煎取浓汁。另用：生晒参 100g，红参 30g，鹿角胶 200g，龟甲胶 200g，冰糖 250g。〔施仁潮．施仁潮说中医膏方 200 首 [M]. 北京：中国医药科技出版社，2019：47〕

案 7

王先生，42 岁，企业主，经营服饰行业。应酬多，常熬夜，饮食失度，冷热不节，劳损症状明显。气血不足，常头晕神疲；肺脾虚怯，恶风多咳，大便时干时溏；肾精亏损，腰膝酸软，性事不济。苔薄质干，舌红，脉沉细。欲求膏方大补，以提高性功能。治疗不在温阳，重在补肺、健脾养血、补肾填精。方以景岳两仪膏合龟鹿二仙方用之，膏剂缓补，从长滋益，俾气血充盛，肺脾两健，阴精得充，自有欢愉之美。用药：山参 10g，熟地 250g，炙黄芪 250g，茯苓 250g，炒山药 250g，酒当归 150g，山萸肉 120g，巴戟天 150g，锁阳 150g，炒杜仲 150g，制狗脊 150g，枸杞子 150g，五味子 90g，炒益智仁 150g，核桃肉 250g，莲子 200g，肉豆蔻 90g，鹿角胶 200g，龟甲胶 200g，黄酒 200g，冰糖 200g。（施仁潮医案）

【精要说解】

景岳以擅温补著称，亦十分重视调和阴阳气血。尝谓：“善补阳者，必于阴中求阳，则阳得阴助而生化无穷；善补阴者，必于阳中求阴，则阴得阳升而泉源不竭。”又云：“故凡欲治病者，必以形体为主；欲治形者，必以精血为先。此实医家之大门路也。”两仪膏便是气血双补、阴阳兼顾之代表，仅参、地二味：人参有健运之功，熟地黄禀静顺之德，一阴一阳，一形一气，互根互生，喻如两仪，故此得名。景岳尤擅运用熟地黄，誉其为“精血形质中第一品纯厚之药”，不嫌其质腻，不畏其滑泽，配伍得当，左右逢源，故有“张熟地”之称。

本方之精简也值得称道。景岳曾言：“观仲景之方，精简不杂，至多不过数味，圣贤之心，自可概见。”又谓：“凡施治之要，必须精一不杂，斯为至善。”两仪膏组成精简，力专效宏，在明清时动辄二十余味，甚则上百味的膏方中可谓独树一帜。

值得一提的是，景岳有言：“凡虚在阳分而气不化精者，宜参术膏；若虚在阴分而精不化气者，莫妙于此。”两仪膏、参术膏最宜“冬令进补”时用，或合用，或与其他药物配伍应用，妙不可言。

贞元饮
治肾不纳气呼吸喘促方 九

【原文摘录】

治气短似喘，呼吸促急，提不能升，咽不能降，气道噎塞，势剧垂危者。常人但知为气急，其病在上，而不知元海无根，亏损肝肾。此子午不交、气脱证也，尤为妇人血海常亏者最多此证。宜急用此饮以济之、缓之，敢云神剂。凡诊此证，脉必微细无神；若微而兼紧，尤为可畏。倘庸众不知，妄云痰逆气滞，用牛黄、苏合及青、陈、枳壳破气等剂，则速其危矣。

熟地黄七八钱，甚者一二两　炙甘草一二三钱　当归二三钱

水二盅，煎八分，温服。

如兼呕恶或恶寒者，加煨姜三五片；如气虚脉微至极者，急加人参随宜；如肝肾阴虚，手足厥冷，加肉桂一钱。

【临床应用】

贞元饮在治疗疾病方面，古代医籍中多有记载。如明代张介宾的《景岳全书》又载其治虚喘者若大便不通，而或为多汗，或为腹膨，或见痰饮、狂躁，凡阴虚水亏、气短似喘，而脉气无神者，用此方加人参、煨姜。清代俞根初的《通俗伤寒论》以此方治疗温病愈后语謇、声颤无力、语不接续者；林珮琴的《类证治裁》以此方治疗产后血脱气喘；叶天士在《景岳全书发挥》中亦用此方治疗大泻或大汗而致喘者。

1. 过敏性鼻炎

张树梅等选取 36 例过敏性鼻炎患者，运用小柴胡汤合贞元饮加减治疗。经过对比观察后，得出结论：小柴胡汤合贞元饮加减可扶正祛邪、调畅气机，治疗过敏性鼻炎疗效可靠。〔张树梅，王福琴，张海燕．小柴胡汤合贞元饮加减治疗过敏性鼻炎 36 例疗效观察 [J]. 中医临床研究，2018，10（7）：109-110〕

崔广永等选取 2022 年 5 月至 2023 年 5 月接受治疗的 40 例过敏性鼻炎患者，随机分为盐酸氮䓬斯汀鼻喷剂组与小柴胡汤合贞元饮加减组进行对比。在比较患者治疗效果、症状变化和调节性 T 细胞相关因子的水平差异后，得出结论：在临床症状改善程度方面，小柴胡汤合贞元饮加减治疗更为显著；在生物标志物方面，中药治疗患者时其转化生长因子 -β（TGF-β）和白细胞介素 -10（IL-10）水平较高，而白细胞介素 -17（IL-17）水平则较低。结果提示，中医治疗方法在过敏性鼻炎的临床治疗中具有潜在的应用价值，小柴胡汤合贞元饮加减治疗方案疗效显著，有利于改善患者预后，值得推广应用。〔崔广永，王森．小柴胡汤合贞元饮加减治疗过敏性鼻炎的疗效观察 [J]. 中文科技期刊数据库（引文版）医药卫生，2024（2）：77-80〕

2. 虚喘

丁强等通过列举贞元饮在古书中的详细论述，如《景岳全书》中熟地黄滋阴养血、益精填髓，可治疗肝肾阴虚所致的短气、喘急；当归既滋阴血又可降逆止咳。《神农本草经疏》载当归："甘以缓之，辛以散之润之，温以通之畅之……为补血活血要药，故主咳逆上气也。"进而得出结论，贞元饮通过滋补精血，使阳气始生，可和血以治咳逆。〔丁强，壮健．金水六君煎治疗慢性支气管炎迁延期规律探析 [J]. 中国中医药现代远程教育，2024，22（13）：61-64〕

任培中等指出，气虚是虚喘的原发病因，而肾精亏虚是虚喘的关键病机。因此，特发性肺纤维化（即虚喘）的主要治法是以补气益肾为主。其中，贞元饮是张景岳治疗虚喘的重要方剂，其主要作用是补肾益精，加入人参、黄芪对于治疗特发性肺纤维化可取得一定疗效。通过研究并归纳总结，贞元饮加味方中诸药对于肺纤维化均有抑制作用，包括熟地黄能有效抑制体外培养的人肺泡上皮细胞的上皮－间质转化、抑制基质金属蛋白酶9降解细胞外基质；当归、黄芪能明显改善肺纤维化小鼠的生存质量；人参总皂苷能改善博来霉素所致的小鼠肺纤维化；甘草甜素可降低肺组织转化生长因子－β1（TGF-β1）表达和血清白细胞介素-4（IL-4）含量，上调干扰素－γ（IFN-γ）表达，提高血清IFN-γ含量，从而减轻肺纤维化程度。最后得出结论：特发性肺纤维化（IPF）与中医虚喘关系密切，从虚喘论治IPF能取得一定疗效，值得继续深入研究。〔任培中，高金柱，樊茂蓉，等.从虚喘论治特发性肺纤维化的思路与方法[J].中医杂志，2017，58（11）：929-932〕

秦欢等通过对金水六君煎的相关资料进行整理研究，发现金水六君煎由二陈汤、贞元饮加减而成。并指出，由于此方在贞元饮的基础上扶正祛邪、脾肾同治，不专治肺，而喘咳自除，常用于脾肾虚而兼咳嗽、产妇哮喘突发、年老痰咳、儿童夜咳等病证。〔秦欢，施庆武，曾妮，等.金水六君煎制方思想及证治特点探析[J].南京中医药大学学报，2022，38（2）：98-102〕

【验案举例】

案1

王某，男，73岁。2010年1月27日初诊。咳喘10余年，3日前因受寒而症状加重。咳微喘甚，胸闷如塞，日夜端坐倚息，不能平卧，呼吸若不相接，但欲引长一吸为快，言语断续而音低，口干不多饮，食欲减退，谷不沾唇，大便干结，小便频数且时有遗尿。舌质偏红，苔白，脉代，五动一止。证属肺肾同病。治法：补肺纳肾，务使肺肾两得其宜。方用贞元饮合参蛤散、生脉散加味。若兼有寒热有汗不解之表证，俟喘疾稍缓后再议，此亦仲景所谓“里急救里”之意也。处方：人参（另煎冲）9g，北沙参 9g，麦冬 9g，五味子 3g（杵碎），熟地黄 12g，当归 12g，甘草 3g，沉香 3g，茯苓 12g，核桃仁 1 枚，蛤蚧 1 对（尾取下，研末吞服）。每日 1 剂，水煎，分 2 次服，饭后 1 小时温服。二诊：服药 1 剂，喘势渐平，午夜后竟能稍入寐，寒热汗出亦减。前方加桂枝 4.5g。三诊：服药 1 剂，喘势又减，寒热悉退，遗溺亦愈，且能进糜粥半碗。经继续调治近旬，症状逐日缓解，生活亦能自理。〔王冠华，严志林，王少华，等．王少华治疗慢性阻塞性肺疾病验案 4 则 [J]. 江苏中医药，2011，43（7）：60-61〕

案 2

患者甲，男，51 岁，公务员，2015 年 10 月 10 日初诊。主诉：3 年来反复发作鼻塞、流涕、喷嚏，晨起时尤为明显，近 1 年加重，耳鼻喉科诊断为过敏性鼻炎。用西药抗过敏及中成药治疗，病情时轻时重，每逢春秋季节交替或气温骤变时即发或症状加重。近 1 个月来，上述症状又发，晨起为重，甚则喷嚏连续十余个，涕泪皆出。伴见形体略胖，运动较少，纳眠尚可，小便夜间稍频，大便多干，舌淡苔白，脉沉细。中医辨证：邪在半表，肺肾两虚。治宜和解表里，扶正祛邪。予贞元饮合小柴胡汤加减。药用：柴胡 20g，黄芩 10g，姜半夏 10g，党参 10g，熟地黄 30g，当归 10g，白芷 10g，生甘草 10g，生姜 10g。免煎颗粒，用葱白沸水冲服，每日 1 剂，分 2 次服用。连服 12 剂后，患者鼻塞、流涕、喷嚏症状减轻过半，自感精力较前增加，大便转畅。前方改柴胡为 15g，加活血通窍之川芎 10g，桃仁 10g。免煎颗粒，用白开水冲服，续服 12 剂，症状消失。上方去白芷、生姜，续服 6 剂，以巩固疗效。随访 3 个月，效果良好，病症基本未再发作。〔张树梅，王福琴，张海燕．小柴胡汤合贞元饮加减治疗过敏性鼻炎 36 例疗效观察 [J]. 中医临床研究，2018，10（7）：109-110〕

案 3

陈某，女，41 岁，1997 年 11 月 22 日初诊。10 年前产后因受寒引发前额痛，屡经中西药治疗，迁延不愈。其头痛特点为每遇寒、逢热、劳倦均疼痛，大热天或在太阳底下作业时头痛加剧。痛时饮热开水可减轻，饮食喜热忌寒，时困倦欲睡，平素经量多。舌淡无苔，脉沉细。据证分析，辨为太阳、少阴两感证。拟贞元饮合麻黄附子细辛汤加味治之。处方：麻黄、附子各6g，细辛3g，熟地黄20g，当归15g，炙甘草5g，桃仁、蔓荆子、续断各10g。水煎服，每天1剂，服3剂后，头痛大减。守方再服6剂，告愈。半年后随访未复发，并喜告一邻居患类似头痛，授以此方，邻居也获治愈。〔柳育泉，金素娟. 麻黄附子细辛汤治验1则 [J]. 新中医，2003（3）：66〕

【精要说解】

贞元饮仅由地、归、草三味组成，看似平淡无奇，而景岳创新此方，谓其“治气短似喘，呼吸促急，提不能升，咽不能降，气道噎塞，势剧垂危者”。我们在临床上多用于慢性阻塞性肺病肺功能减退，而见气短似喘、呼吸急促、唇紫绀等症，常与苏子降气汤、生脉饮、参归地黄饮配合使用，效果尚可。但不能不指出的是，景岳称本方对“元海无根，亏损肝肾，此子午不交，气脱证”敢云神剂，未免有夸张之嫌。

十 当归地黄饮 治肾虚腰膝疼痛和月经不调方

【原文摘录】

治肾虚腰膝疼痛等证。

当归二三钱　熟地三五钱　山药二钱　杜仲二钱　牛膝一钱　山茱萸一钱　炙甘草八分

水二盅，煎八分，食远服。如下部虚寒，加肉桂一二钱，甚者仍加附子；如多带浊，去牛膝，加金樱子二钱，或加故纸一钱；如气虚者，加人参一二钱，枸杞二三钱。

【临床应用】

当归地黄饮的临床应用，医籍多有记载。如明代张介宾在《景岳全书》中多次提到，此方可用于妇人胎气、经水损阴所致的腰膝酸痛。清代易凤翥的《外科备要》以此方治破伤时血出过多而不可再汗。当归地黄饮在现代也被广泛使用，多用于治疗腰膝酸痛、妇人月经病等。

1. 腰痛

余氏等选取92例老年腰椎间盘突出症（LDH）患者，分别采取常规康复措施和塞来昔布胶囊治疗，在此基础上增加当归地黄饮联合循坐骨神经穴位针刺治疗。通过比较临床疗效、治疗前后腰腿疼痛视觉模拟评分法（VAS）评分、日本骨科协会（JOA）评分、腰椎活动度及血清白细胞介

素 -23（IL-23）、前列腺素 E_2（PGE_2）、环氧合酶 -2（COX-2）水平，得出结论：当归地黄饮联合循坐骨神经穴位针刺治疗老年腰椎间盘突出症患者腰腿痛的临床疗效明显，能减轻疼痛程度，改善腰椎功能与活动度，抑制炎症反应。〔余世海，余佳，殷浩 . 当归地黄饮联合循坐骨神经穴位针刺治疗老年腰椎间盘突出症腰腿痛临床研究 [J]. 新中医，2024，56（13）：58-62〕

周鹏选取 2019 年 1 月至 2020 年 6 月的 60 例肾虚型慢性非特异性下腰痛（CNLBP）患者，采用塞来昔布胶囊口服联合腰椎斜扳手法治疗，并在此基础上口服当归地黄饮。他指出，当归地黄饮中的当归补血活血，熟地黄补肾填精，山茱萸滋补肝肾，山药补脾肺肾，杜仲补肝肾、强筋骨，牛膝活血止痛，甘草调和诸药。而腰椎斜扳手法可以有效纠正腰椎关节紊乱，促进局部无菌性炎症吸收，改善关节活动度。进而得出结论，腰椎斜扳法联合当归地黄饮可有效缓解腰部疼痛，改善腰椎功能及临床症状和体征。〔周鹏 . 中药联合腰椎斜扳手法治疗慢性非特异性下腰痛 30 例 [J]. 浙江中医杂志，2022，57（7）：499〕

2. 多囊卵巢综合征

邓氏在常规西药盐酸二甲双胍的基础上，应用当归地黄饮合桃仁四物汤加减，用于治疗肥胖型多囊卵巢综合征患者。结果显示，当归地黄饮合桃仁四物汤加减能有效降低肥胖型多囊卵巢综合征患者的血糖、血脂水平，改善胰岛素抵抗，且在改善性激素水平及症状方面均具有显著疗效。〔邓修绚 . 当归地黄饮合桃仁四物汤加减治疗肥胖型多囊卵巢综合征 [J]. 中医药临床杂志，2019，31（8）：1549-1552〕

李氏将 100 例肝肾亏虚型多囊卵巢综合征（PCOS）患者随机分为达英 -35 组和当归地黄饮联合达英 -35 组，每组各 50 例。通过对比发现，当归地黄饮联合达英 -35 可以通过降低 PCOS 患者血清中黄体生成素（LH）、LH/ 卵泡刺激素（FSH）比值、睾酮（T）、抗缪勒氏管激素（AMH）水平，升高孕酮（P）、雌二醇（E_2）水平，来改善患者的月经紊乱情况及症状，促进卵泡发育成熟，调节卵巢功能，恢复下丘脑 - 垂体 - 卵巢轴（HPO 轴）

功能。并对肝肾亏虚型 PCOS 患者外周血清免疫失衡状态具有调节作用。〔李春瑶．基于“精血同源”探讨当归地黄饮联合达英-35 对肝肾亏虚型多囊卵巢综合征的疗效观察 [D]. 兰州：甘肃中医药大学，2021〕

3. 月经过少

吴氏认为，当归地黄饮具有补肾养血调经之功效，因此使用该方与红外线穴位贴配合使用，进一步发挥调经理气、交通阴阳的功效，用于治疗月经过少的患者。通过比较患者治疗前后子宫内膜厚度及激素水平的变化情况，得出结论：该方法可以有效改善患者月经过少的情况，增加子宫内膜厚度，改善激素水平。〔吴佩佩．当归地黄饮联合红外线穴位贴治疗月经过少 76 例 [J]. 河南中医，2019，39（1）：98-101〕

黄爱清等选取 2012 年 9 月至 2013 年 9 月期间证属肾虚血瘀型的月经过少患者 60 例，将当归地黄饮化裁而成的滋肾活血汤与西药补佳乐进行对比观察，并得出结论：该方以补肾活血为主，可以有效治疗子宫内膜薄致月经过少之肾虚血瘀证，且能有效增加子宫内膜的厚度。〔黄爱清，张倩，张树怡．滋肾活血汤治疗子宫内膜薄致月经过少肾虚血瘀证的疗效观察 [J]. 湖南中医药大学学报，2014，34（8）：44-46+55〕

张丽蕊等进行中药周期疗法治疗，将月经周期分为 4 期，分别采用当归地黄饮、归肾丸、滋血汤、乌药汤合桃红四物汤进行加减治疗。结果显示，分时期进行治疗可以有效调节机体脏腑、经络的气血阴阳混乱状态，该方法治疗月经过少的疗效确切。〔张丽蕊，高晓凤．中药周期疗法治疗月经过少 98 例的临床疗效 [J]. 中华妇幼临床医学杂志（电子版），2013，9（1）：103-104〕

4. 月经后期 / 延迟

张氏认为经典方剂当归地黄饮可以用于治疗月经后期，并指出该方可能是通过调节雌激素水平、抵抗颗粒细胞凋亡、提高卵母细胞质量、促进卵泡发育等发挥作用。通过分子对接证明当归地黄饮的活性成分与该疾病的靶点分子结合稳定，从而表明当归地黄饮治疗月经后期具有多靶点、多途径、多通路的特点，为临床治疗月经后期提供新的方向和思路。〔张多加，袁温鲜，卢利歌，等．经典方剂当归地黄饮治疗月经后期的网络药理学作用机制研究 [J]. 现代中西医结合杂志，2024，33（5）：659-667〕

杨冬梅等选取 52 例月经后期之肾虚兼肝郁气滞证患者，通过使用当归地黄饮合乌药汤加减，并比较治疗前后血清性激素水平、窦卵泡数。结果显示，治疗后血清性激素水平及窦卵泡数有较明显改善，因此当归地黄饮合乌药汤加减能有效治疗卵巢储备功能减退所致的月经后期，可明显改善卵巢储备功能。〔杨冬梅，景致英，杨海侠，等．当归地黄饮合乌药汤加减对卵巢储备功能下降月经后期相关因素的影响 [J]. 四川中医，2014，32（3）：78–79〕

【验案举例】

案 1

王某，女，17 岁，2021 年 10 月 29 日初诊。主诉：闭经 4 个月余。现病史：4 个月前患者因学习压力大，熬夜，饮食不规律，贪凉喜冷，后月经至今未至，无恶心及呕吐，未予重视。近 1 周出现腰膝酸软，持续性小腹痛。目前患者恶寒重，手足冷，腰膝酸软，小腹阵发性刺痛，夜间加重，纳差，大小便正常，夜间睡眠欠安，难以入睡。舌质暗红，苔薄白，脉细涩。个人史：13 岁初潮，月经周期约 30 天，每次行经 3 ～ 4 天，量少色淡，无血块，无经期腹痛，否认性生活史。医嘱：嘱患者空腹查性激素六项、甲功三项、口服葡萄糖耐量试验、胰岛素释放试验及妇产科彩超。中医辨病：闭经。辨证：肾虚瘀阻证。处方：熟地黄 15g，山药 20g，山茱萸 20g，杜仲 15g，炒当归 12g，柴胡根 12g，菟丝子 15g，肉桂 9g，丹参 15g，川芎 10g，三棱 10g，莪术 10g，焦山楂 30g，甘草 6g。共 7 剂，水煎服，每日 1 剂，早晚温服。叮嘱患者日常作息规律，注意保暖。

二诊（2021 年 11 月 5 日），患者诉前药尽服后，月经未至，小腹疼痛症状明显缓解，手足温，恶寒减轻，腰背部酸楚症状缓解。但仍有纳呆，入睡困难，寐中易醒。舌质淡红，苔薄白，脉细。予原方去三棱、莪术、肉桂，加桃仁、红花各9g，地龙6g，葛根15g，茯苓12g，茯神12g，太子参15g，酸枣仁30g，黄芩15g。遵医嘱继服14剂。

三诊（2021年11月19日），病史同前，前药妥服，月经来潮，月经量较前减少，少许血块，色红，无小腹疼痛，无腰膝酸软，无恶寒，夜间睡眠较前改善，易入睡，饮食胃口好转。舌质红，苔薄白，脉细。以二诊方去山萸肉、地龙、茯神、酸枣仁，加赤芍12g，益母草15g。继服14剂，并嘱调饮食、畅情志、作息规律、勿食生冷，随访。后期随访：患者月经周期、经期规律，至今未再复发。〔吴婷婷，刘怀珍．基于“固本清源”理论治疗闭经经验探析[J]. 中国民族民间医药，2023，32（7）：74-77〕

案 2

牛某，女，18岁。主因“月经后期3年余”于2018年2月5日初诊。患者三年来月经60～80天一行，经期1～2天，量少色淡，伴面部痤疮。刻下见：月经后期，量少色淡，头晕耳鸣，疲乏，面色少华，腰膝酸软，食纳差，夜寐不安。舌质淡红，舌苔薄白，脉细弱。中医诊断：月经后期。证型：脾肾两虚，以肾阴虚证为主。治以健脾补肾、滋阴调经。方用：当归15g，熟地黄24g，炒山药15g，盐杜仲15g，川牛膝15g，山茱萸12g，黄芪30g，西洋参10g（另煎），丹参18g，地骨皮24g，麦冬30g，酸枣仁30g，合欢皮15g，陈皮9g，炒鸡内金15g。取7剂，每日1剂，水煎，早晚分服。

1周后二诊，月经未潮，给予活血化瘀药物加减。次日月经来临，量中等。继续下个周期治疗，同时予中药，原方去西洋参、丹参、麦冬、酸枣仁、合欢皮，加生地黄20g，盐菟丝子15g，烫狗脊20g，骨碎补30g，山楂20g，茯神12g，首乌藤30g，炙甘草9g。取10剂。

以上方案连用3个周期，每于下一周期开始时随证调整中药。患者月经可至，经期3～5天，经量较前增多，精神状态、面部痤疮明显好转。2018年6月停服达英-35，调整中药处方。日后门诊继续调整中药，经治疗后患者月经能自主来潮，经期3～4天，量色质可。2019年3月停服中药，随访至今，症状无复发。〔李春瑶，刘小莉，赵粉琴．当归地黄饮加减联合达英-35治疗肾虚型多囊卵巢综合征经验总结[J]. 中医药学报，2020，48（1）：34-37〕

案 3

陈某，女，25岁，未婚。因“月经推迟2个月余”就诊。该患者平素月经规律，周期30～35天，行经3～4天。末次月经期：2011年8月14日，行经2天，量少，色黯淡，伴有腰酸膝软，小腹不适，夜尿频多。舌质淡，苔薄白，脉沉迟。诊断为月经后期（肾虚证）。治以补肾益精、养血调经。予当归地黄饮加减：当归25g，熟地黄12g，山药12g，山茱萸10g，续断20g，菟丝子20g，杜仲20g，紫石英20g，川牛膝15g，香附12g，红花10g，金樱子15g，阿胶12g，炙甘草6g。6剂，水煎服，每日2次。同时口服河车大造胶囊。

二诊：自述小腹不适缓解，夜尿明显减少，偶有腰酸，现双乳微胀。舌苔正常，脉沉涩，月经未来潮。原方去山茱萸、紫石英、金樱子、阿胶，加郁金15g，丹参15g，泽兰15g，月季花20g，白芍6g。6剂。三诊：服上药4天后月经来潮，行经4天，量中等，色红，伴有轻微下腹不适。继用上方巩固治疗，并嘱其平衡饮食，规律作息。随访2个月，月经正常。〔邓阿黎，周忠明，姜惠中．姜惠中治疗月经病的临证医案举隅[J]. 湖北中医杂志，2014，36（1）：19-20〕

【精要说解】

当归地黄饮多用于肾虚所致的疾病。方中当归甘、辛、温，为养血补血要药；熟地黄入肝肾经，补肾养血，为君药。山药、杜仲补肾气以固命门；牛膝可强腰膝、通经活血；山茱萸可滋补肝肾、益气血，与山药协同发挥固肾益精等功效。炙甘草既调和诸药，又健脾益气和中。诸药合用，共奏补肾助阳、养血调经之功。

肾虚的主要表现为腰膝酸痛，喜按喜揉，膝腿乏力，劳累尤甚，卧则痛减。此方可以补肾壮腰、活血通络，有效缓解肾虚带来的腰膝疼痛等症状。除此之外，当归地黄饮多用于治疗肾虚型妇女月经病，并取得了良好疗效。月经的产生与肾、肝、冲任等密切相关。正如《傅青主女科》所云："经本于肾。"又云："夫经水者，乃天一之真水也，满则溢而虚则闭。"妇人以肝肾为本，肝肾同源，肾所藏之精能生血，肝所藏之血可化精，两者相互滋生，而精血为月经生成之本。肾气亏虚则可导致妇女月经过少或月经后期。当归地黄饮可配合针灸、穴位敷贴等辅助疗法，以获得更好的疗效。

十一 济川煎 便秘用通于补方

【原文摘录】

凡病涉虚损，而大便闭结不通，则硝、黄攻击等剂必不可用；若势有不得不通者，宜此主之。此用通于补之剂也，最妙最妙。

当归三五钱　牛膝二钱　肉苁蓉酒洗去咸，二三钱　泽泻一钱半　升麻五七分或一钱　枳壳一钱，虚甚者不必用

水一盅半，煎七八分，食前服。如气虚者，但加人参无碍；如有火，加黄芩；如肾虚，加熟地。

【临床应用】

济川煎自明清起便多有记载。如明代张介宾的《妇人规》用此方治疗产后大便秘涩。清代叶天士在《景岳全书发挥》用此方治疗水亏血虚而秘滞者；俞根初的《通俗伤寒论》则用此方去升麻，加雪羹治疗阴液已枯之证。近代曹炳章的《辨舌指南》用此方治疗阴结口渴而不喜饮冷、胸中痞满者。

济川煎目前主要应用于治疗便秘。

张双喜等选取118例老年慢性功能性便秘患者，在琥珀酸普芦卡必利片的基础上加用济川煎治疗。经过对比，得出结论：应用济川煎辅助治疗能有效缓解患者症状，增强胃肠功能，调控肠神经递质表达水平，维持肠

道菌群稳态，疗效明显，安全性高。并指出，方中肉苁蓉可以温肾益精、润肠通便；当归辛润通便、养血活血；牛膝能补肾强腰、引药下行；泽泻甘淡渗湿、利水；枳壳有宽肠下气、理气宽中之效；升麻可用于升清阳、降浊阴。全方可温补脾肾、润肠通便，正好符合老年慢性功能性便秘的中医病机特点。〔张双喜，张相安，安永康．济川煎对老年慢性功能性便秘患者胃肠功能、血清肠神经递质及肠道菌群的影响 [J]. 中国实验方剂学杂志，2018，24（22）：169-174〕

范氏在治疗肾阳虚型便秘患者时，分别使用济川煎加减方与常规西药酚酞片、甲氧氯普胺进行治疗。结果证明，济川煎加减方治疗肾阳虚型便秘具有较好的疗效。〔范钦平．济川煎加减治疗肾阳虚型便秘 40 例 [J]. 北京中医药，2008（6）：450-451〕

部繁等在治疗中老年慢性功能性便秘患者时，给予济川煎联合枳术丸加减和乳果糖口服溶液进行对比治疗。通过观察患者治疗前后生活质量自评量表评分及粪便性状、排便频率、每次排便时间、排便困难程度、下坠感、腹胀程度积分，得出结论：济川煎联合枳术丸能明显改善患者的症状和体征，提高患者的生活质量，临床疗效明显。〔部繁，李孟一，谷云飞．济川煎联合枳术丸治疗中老年慢性功能性便秘疗效观察 [J]. 现代中西医结合杂志，2019，28（1）：15-18〕

谭氏选取 2015 年 3 月至 2017 年 3 月老年功能性便秘患者 74 例，采用常规药物枸橼酸莫沙必利片，并在此基础上给予济川煎加减治疗。通过比较两组临床疗效及复发率，结果提示，采用加减济川煎治疗老年功能性便秘，可明显提高临床疗效，降低复发率，值得临床推广应用。〔谭红．加减济川煎治疗老年功能性便秘的临床疗效 [J]. 实用中西医结合临床，2017，17（10）：63-65〕

张喻然等选取 2016 年 5 月至 2017 年 3 月的慢传输型便秘（STC）患者 74 例，在要求每日定时排便、指导多食富含纤维素食物的前提下，给予西药莫沙必利与中药济川煎加味联合腹针治疗。通过检测血清相关胃肠激素水平变化，评估排便症状、中医主要证候评分及临床效果。结果提示，济川煎加味联合腹针治疗脾肾阳虚型STC效果理想，可能与上调物质P(SP)、下调一氧化氮（NO）的表达有关。〔张喻然，王波．济川煎加味联合腹针对慢传输型便秘（脾肾阳虚型）疗效及对血清SP和NO水平的干预影响[J].中国中西医结合消化杂志，2018，26（3）：238-242〕

高某等因济川煎具有调节胃肠神经递质、改善肠道菌群等作用，总结并归纳了该方及其组成药物的化学成分与药理作用，并在质量传递与溯源、成分特有性、成分有效性、复方配伍环境及成分可测性5个方面对济川煎的质量标志物进行预测分析。经过一系列研究，发现阿魏酸、藁本内酯、β-蜕皮甾酮、松果菊苷、毛蕊花糖苷、23-乙酰泽泻醇B、异阿魏酸、柚皮苷、新橙皮苷、川陈皮素、柚皮素、β-谷甾醇、豆甾醇、槲皮素可作为济川煎的质量标志物，并指出这些成分可通过抗炎、抗氧化应激、调节肠道菌群、调节肠道神经递质等作用改善胃肠动力，改善便秘情况。〔高祖，傅丽雯，王嘉昀，等．经典名方济川煎化学成分和药理作用研究进展及质量标志物（Q-Marker）预测分析[J].辽宁中医药大学学报，2024，26（11）：100-105〕

【验案举例】

案1

患者，女，35岁。2000年3月15日初诊。4年前始无明显诱因出现大便秘结，每5～7天解便1次，用果导片、便塞停等治疗可缓解，但停药后又复发。体倦乏力，时有头晕，夜寐差，脘腹胀满，腰膝酸软，舌质淡胖，边有齿痕，苔薄白，脉细弱。用济川煎加味及麻仁丸调治1个月，体倦乏力、头晕、寐差、脘腹胀满等症状好转，大便2天1次，随访半年未见复发。〔蔡行平．济川煎加味治疗功能性便秘29例[J].实用中医药杂志，2003（2）：71〕

案 2

赵某，女，48 岁。2016 年 11 月 3 日初诊。患者有习惯性便秘史，近 6 日未排大便。顷诊：面色不华，手足不温，喜热畏寒，腹中冷痛，小便清长，腰部冷重。舌淡苔白，脉沉迟。治以振奋脾阳、温润通便，方选济川煎化裁。处方：生白术 10g，怀牛膝 9g，全当归 12g，肉苁蓉 10g，枳壳 10g，升麻 9g，桂枝 9g，淡干姜 5g。3 剂，水煎，每日 1 剂，分 2 次服用。另服半硫丸 9g，分 3 次服用。

二诊（11 月 6 日）：服药 2 剂，未见效。恐温阳之力不足，更方为千金温脾饮。党参 10g，淡干姜 5g，熟大黄 9g，炙甘草 3g，炮附片 6g（先煎），全当归 12g，玄明粉 3g（冲服），肉桂 5g，生白术 30g。3 剂，水煎，每日 1 剂，分 2 次服用。三诊（11 月 9 日）：服二诊方 3 ～ 4 小时后即排便，此后每日排便 1 ～ 2 次。后予济川煎加减继续服用 1 个月，大便调畅，每 1 ～ 2 日排便 1 次。〔李晟玮，李振庆，张星，等 . 李耀谦治疗功能性便秘经验撷粹 [J]. 江苏中医药，2018，50（6）：17-19〕

案 3

李某，男，70 岁。患者腹胀伴大便干结 1 年余，时有排便不畅感，偶有左下腹痛。近 3 个月来，排便不畅加重，大便三四日一行，质干，伴有腹部胀满、肛门坠胀、口干、畏寒肢冷、腰膝酸软，胃纳一般。舌红浅裂，脉细。胃镜检查示慢性浅表性胃炎。辨证属阴阳两虚证，治当滋阴补阳、润肠通便。拟方济川煎、增液汤合五仁丸加减。处方：玄参 15g，生地黄 15g，麦冬 15g，白术 10g，白芍 15g，枳壳 10g，杏仁 10g，当归 10g，槟榔 10g，陈皮 10g，火麻仁 30g，郁李仁 15g，桃仁 10g，怀牛膝（编者注：剂量缺，原方未注明），肉苁蓉 15g，女贞子 15g，川续断 10g。14 剂，早晚水煎温服。

二诊：患者排便困难减轻，便质转润，隔日或每日一行，腹胀仍存，胃纳尚可。舌暗苔薄，脉细。便秘日久，症结难以速去，需缓缓图之。原方加决明子 15g，泽泻 15g，继服 14 剂。三诊：药后患者排便顺畅，大便不干，腹胀较前减轻，胃纳可。舌暗苔薄，脉细。原方继服 14 剂以巩固疗效。〔袁钰，叶柏．叶柏治疗老年人功能性便秘经验 [J]. 河南中医，2019，39（2）：195－198〕

案 4

张某，女，73 岁，2017 年 4 月 22 日来就诊。时值初春，天气回暖，患者仍着厚衣厚裤。自述顽固性便秘二三十年，深受其苦。大便秘结，艰涩难出，但便质不硬，有时感觉腹中冷痛。面色㿠白，纳呆，腹部胀满，眠可，腰部酸痛，乏力，偶有虚冷汗出，小便清长，舌质淡，苔白薄腻，舌体略胖边有齿痕，脉沉迟。患者无糖尿病病史。处方：当归 20g，肉苁蓉 20g，牛膝 15g，枳壳 15g，茯苓 20g，升麻 15g，盐泽泻 15g，杜仲 15g，炙甘草 10g，黄芪 20g，浮小麦 15g，丹参 15g，菟丝子 15g，覆盆子 15g，生白术 20g。5 剂，水煎取汁 300mL，每次 150mL，每日 2 次分服。嘱患者清淡饮食，适当运动，病情变化随诊。

二诊：患者自述排便仍不通畅，有便意但每次排便量少，腹部胀满稍减，纳食可，怕冷症状减轻，仍有乏力，偶有汗出，腰部酸痛不适，舌脉同前。在原方基础上将黄芪用量加至 30g，仍 5 剂，服法改为每次 100mL，1 日 3 次。三诊：患者自述每日可排便 1 次，排便量增多，便质不甚硬，但仍有不通畅之感。周身轻松不少，乏力症状减轻，无汗出，腰部疼痛减轻，舌质红润，苔略腻，边有齿痕，脉沉。在原方基础上去浮小麦，加柏子仁 15g，5 剂，服用方法同前。四诊：患者自述排便通畅许多，感觉身体轻松，嘱患者继服上方。〔孙潘悦，苏步垚，闫凤杰．闫凤杰教授运用济川煎加减治疗老年功能性便秘验案举隅 [J]. 世界最新医学信息文摘，2018，18（35）：151-152〕

案 5

患者，女，30 岁。产后 1 周大便干燥疼痛，难以解出，曾服三黄片 2 天，大便仍未解出。又复感寒。面色青白，喜热怕冷，四肢不温，腹中冷痛喜按，阴道流出血凝块、色暗，小便清长，舌淡苔白，脉沉。因服用清热泻火药物，加之产后体虚感寒，故致阴寒内结，阳气衰微，肠道传送无力，大便时疼痛难解。方用济川煎加味温润通便。药用：肉苁蓉 15g，牛膝 10g，当归 15g，升麻 10g，枳实 10g，泽泻 10g，肉桂 15g，麻黄 10g。水煎后取汁温服，每日 1 剂，分 3 次服。服药 3 剂后大便正常，继服济川煎半个月痊愈。〔杨岑．辨证治疗产后大便难验案举隅 [J]. 实用中医药杂志,2007（3）：190〕

【精要说解】

此系补益通便之方。据临床所见，便秘大致可分为虚实两端。实者，可选用大承气汤、小承气汤、调胃承气汤之类，其作用和适应证在《伤寒论》中早有明确记载；虚者，可选用增液汤、黄龙汤、济川煎之类。景岳之济川煎组方甚妙，其主证既用当归、肉苁蓉养血滋肾以润其肠道，又取升麻、枳壳调其气机升降以通达全身，正如景岳所谓“用通于补之剂也”。故临床对于虚损所致大便闭结不通者，如老年慢性便秘、病后产后血虚便秘等，济川煎颇为适用。可随证加入火麻仁、郁李仁、杏仁、瓜蒌仁等药物。

十二 归肾丸 补肾精不足方

【原文摘录】

治肾水真阴不足，精衰血少，腰酸脚软，形容憔悴，遗泄阳衰等证。此左归、右归二丸之次者也。

熟地八两　山药四两　山茱萸肉四两　茯苓四两　当归三两　枸杞四两　杜仲盐水炒，四两　菟丝子制，四两

炼蜜同熟地膏为丸，桐子大。每服百余丸，饥时，或滚水或淡盐汤送下。

【临床应用】

1. 慢性肾炎

倪氏等用加味归肾丸治疗慢性肾炎32例，处方为熟地黄15g，当归15g，山萸肉10g，枸杞子12g，杜仲12g，菟丝子15g，山药30g，茯苓10g，黄芪30g。气阴两虚者加太子参、生地黄、麦冬，肝肾阴虚者加生地黄、女贞子、旱莲草，高血压者加天麻、钩藤、羚羊角粉，肺肾气虚者加玉屏风散，蛋白尿增加者加升麻、党参，小便少者加猪苓、玉米须、薏苡根，蛋白尿持续不退者加金樱子、覆盆子、芡实，血尿者加大蓟、小蓟、生地榆、鲜茅根、藕节、阿胶，瘀血内阻者加丹参、益母草、马鞭草，兼有湿热者加黄芩、藿香、佩兰、石韦、车前草等。结果显示，32例患者经

治疗后完全缓解 13 例，基本缓解 6 例，好转 8 例，总有效率为 84.4%。〔倪红宝，戈阿康 . 加味归肾丸治疗慢性肾炎 32 例 [J]. 上海中医药杂志，1995（3）：8-9〕

2. 不孕不育

金氏等用加味归肾丸治疗肾虚不孕 86 例，其中原发不孕 32 例，继发不孕 54 例。处方为熟地黄、怀山药各 30g，菟丝子、枸杞子各 20g，杜仲、当归、山萸肉、茯苓、巴戟天、制首乌、黑芝麻、香附、川芎各 12g。5 ～ 7 天为 1 个疗程。结果显示，经 1 ～ 12 个疗程治疗后有 75 例受孕，受孕率为 87.2%。〔金家隆，金志亚 . 加味归肾丸治疗肾虚不孕 86 例体会 [J]. 浙江中医杂志，1996（3）：115-116〕

何氏等用归肾丸治疗免疫性不育症 46 例。处方为熟地黄、菟丝子各 30g，女贞子、山药各 15g，枸杞子、何首乌、桑寄生各 20g，山茱萸、淫羊藿各 10g；瘀血者加三七 15g，丹参 30g；气虚者加党参 15g，黄芪 30g；生殖道炎症者加蒲公英、忍冬藤各 30g。结果显示，总有效率为 89.13%。本方有降低对精子抗原的免疫反应、抑制抗精子抗体产生的作用。〔何燕萍，唐纯志，梁国珍 . 归肾丸治疗男性免疫性不育症 46 例疗效观察 [J]. 新中医，2002（12）：25-26〕

3. 月经不调

李氏等用归肾丸治疗月经过少 36 例，处方为菟丝子 25g，杜仲 25g，枸杞子 15g，山茱萸 15g。肾阴虚者加生地黄 15g，枸杞子 10g；肾阳虚者加肉苁蓉 15g，当归 15g，熟地黄 15g，山药 15g，茯苓 10g。经前 1 周服用上方，经净停服，3 个月经周期后判定疗效。结果显示痊愈 10 例，好转 22 例，总有效率为 88.9%。〔李晓曦，郑鸿雁 . 归肾丸加减治疗月经过少 33 例临床观察 [J]. 长春中医药大学学报，2008（3）：318〕

毛氏用归肾丸治疗人工流产术后月经过少 38 例。处方为熟地黄 15g，山药 15g，山萸肉 10g，茯苓 10g，当归 10g，枸杞子 10g，杜仲 15g，菟丝子 10g。经行腹痛者，加香附、乌药、延胡索等；伴血块者，加桃仁、红花、茜草等；伴腰膝酸软者，加怀牛膝、川牛膝、补骨脂等；脘腹冷痛者，加肉苁蓉、巴戟天、肉桂等。上药每日1剂，加水煎煮两次后，分早、晚温服，连续治疗3个月经周期。结果显示，治愈11例，显效15例，有效11例，总有效率为97.37%。〔毛惠.归肾丸加减在人工流产术后月经过少患者中的应用[J].中国妇幼保健，2014，29（36）：6143-6144〕

区氏用归肾丸治疗崩漏46例。处方为熟地黄30g，山茱萸15g，茯苓15g，枸杞子15g，山药15g，甘草6g，炒杜仲15g，菟丝子20g，海螵蛸30g，鸡冠花15g。血热妄行者加茜草20g，地榆20g；气血不足者加党参30g，黄芪30g；肾阳虚者加附片15～60g（先煎2小时）；青春期者，山药用30g；中年期者，加香附15g，生麦芽30g；更年期者，加续断20g，杜仲20g。结果显示，治愈40例，显效5例，总有效率为97.83%。〔区培英.归肾丸治疗崩漏46例[J].云南中医中药杂志，2009，30（12）：33〕

许氏等用归肾丸加减治疗月经后期56例。处方为当归15g，熟地黄15g，山药20g，山茱萸20g，菟丝子20g，枸杞子15g，杜仲15g，茯苓15g。卵泡期加墨旱莲20g，女贞子20g，覆盆子15g；排卵期加牛膝20g，益母草20g，川芎12g；黄体期加何首乌15g，续断15g；月经期加川芎12g，丹参20g，鸡血藤20g。3个月经周期为1个疗程，连续观察2个疗程。结果显示，总有效率为85.71%，归肾丸可调节生殖内分泌水平，使血清性激素含量发生明显变化，促进卵泡发育，促进排卵，从而达到调节月经周期的目的。〔许东阳，康志媛.康志媛运用归肾丸加减治疗月经后期患者56例[J].中国民间疗法，2015，23（2）：20-21〕

4. 多囊卵巢综合征

朱氏等在常规西药治疗的基础上给予归肾丸治疗多囊卵巢综合征32例。处方为枸杞子16g，杜仲18g，当归12g，菟丝子15g，熟地黄12g，山萸肉15g，茯苓12g，山药15g，甘草6g，香附10g，川芎10g。结果显示，总有效率为93.75%，可有效改善患者内分泌紊乱现象，恢复月经及排卵周期，大幅提高受孕率。〔朱秀芳，杨庆霞.归肾丸治疗多囊卵巢综合征的临床分析[J].中国医药指南，2013，11（35）：208-209〕

【验案举例】

案 1

移某，女，农民。初诊日期：1981年8月20日。患者6年前因分娩大出血而致晕厥，经抢救苏醒，但婴儿窒息死亡。嗣后乳汁很少，乳房逐渐萎缩，头发、腋毛、阴毛脱落，性欲明显减退，月经6年未潮。曾长期应用性激素替代补充疗法，奏效不著。精神萎靡，时有畏寒，腰酸足弱，纳谷不香，间或五更泄泻，脉细，舌淡红、苔薄白。审证求因，此产后出血伤精，肾气受损，冲任失充，血海空虚。治当益肾填精，以固其本。养血调经以理冲任，仿景岳归肾丸化裁。处方：大熟地10g，怀山药12g，山萸肉10g，全当归10g，仙灵脾15g，菟丝子10g，甘枸杞10g，绵杜仲12g，怀牛膝10g，泽兰叶12g，茺蔚子10g。服上药10剂后，精神稍振，食欲增加。原方续进10剂，诸症日益好转。根据辨证施治精神，在原方基础上，曾随证选用鹿角胶、紫河车、太子参、炙黄芪、丹参、红花等药。半年来共服中药近150剂，患者于1982年2月9日月经来潮，量少色紫。原方损益以巩固疗效，3月10日月经又潮，精神振作，头发、腋毛均正常生长。西医妇科检查：阴毛已生长，阴道通畅、阴道壁弹性良好，内有少量白色分泌物。随访四个月，月经按期而至。〔张述黄，问泽民，金永祜．景岳归肾丸加减治疗席汉氏综合征一例[J].南京中医学院学报，1983（1）：49〕

案 2

陈某，女，30岁，已婚。患者1975年3月产一女婴，产后5个月及13个月各做人工流产一次。术时及术后出血不多，嗣后8个月余无月经来潮。此间曾在某医院被诊断为子宫萎缩，经用雌孕激素制造人工周期及采用其他疗法，均未见效。患者于1977年11月2日来我院就诊。患者形体消瘦，颜面㿠白，潮热，颧红，夜间尤甚，舌淡，苔薄，脉细数。妇科检查：阴毛稀疏，宫颈萎缩。宫体中位萎缩，附件阴性。此为胞宫受损，累及肝肾，冲任失充，气血亏虚，虚火内生所致。治宜补益肝肾，调理冲任。方宗景岳归肾丸加减：熟地黄、杜仲、菟丝子、枸杞、山茱萸、当归、山药、茯苓、牛膝、黄柏、知母，10剂。

二诊：服药后8天，月经来潮，量少色淡，经期2天，神倦，头晕，肢冷，乏力，舌淡，脉细。守前方去知柏，加巴戟天、肉苁蓉，10剂。三诊：患者于12月7日月经来潮，持续两天。量较上次为多，色红，舌质淡红，脉细，仍感肢冷，睡眠欠佳。仍守前方加柏子仁、酸枣仁，10剂。四诊：月经如期而至，量较少，脸色较前红润。为巩固疗效，嘱其经前一周服左归丸，经后一周服右归丸等调补肾阴肾阳之品。四个月后复诊，患者月经周期、经量、色泽均恢复正常。妇科检查：宫颈光滑，宫体中位，正常大小，附件阴性。1979年1月怀孕，10月在本院产一女婴，母女均健康。〔顾全.归肾丸治疗子宫萎缩[J].江苏中医杂志，1980（4）：55〕

案 3

君某，男，52岁。头痛2年，时重时轻，目眩，腰膝酸软，心烦失眠，下午颧红烘热，舌红少津，脉细弦数。诊断为肾阴不足、风阳上扰。治宜补肾潜阳，息风安神。用归肾丸去杜仲、当归，加生赭石、何首乌、牛膝、龟甲、白蒺藜、酸枣仁各12g，白菊花9g，服15剂痊愈。〔彭述宪.头痛证治[J].云南中医学院学报，1981（2）：16-19〕

案 4

林某，32岁，农妇。1974年3月10日初诊。婚后11年未孕，月经16岁初潮，经期延迟，量少色淡，夹有少量紫黑血块，小腹不适，腰酸，平时常感头晕心悸，肢倦，带多，形体消瘦，每于经期或空腹入水劳动。妇科检查：子宫发育正常，活动度差，附件压痛（+）。基础体温单向。脉象迟缓，舌苔白腻。证属脾肾阳虚，营血亏损，冲任失养，外感寒湿，胞宫失于温煦，未能摄精成孕。治宜温补肝肾、健脾化湿、养血调经。投加味归肾丸基本方加附片、独活、仙灵脾各10g，党参、黄芪各20g，薏苡仁

30g。以上方为主调治4个疗程，于7月15日再诊：停经已55天，妇检与尿妊娠试验阳性，后足月顺产一女。〔金家隆，金志亚．加味归肾丸治疗肾虚不孕86例体会[J].浙江中医杂志，1996（3）：115-116〕

案 5

唐某，女，14岁，学生。2006年4月初诊。患者自12岁月经初潮起即无规律，时而暴下不止，时而淋漓不尽。西医诊断为青春期功能性子宫出血，血红蛋白最低时仅为60g/L。初期服用凉血止血药，经血能止。自2006年初，持续数月淋漓不尽，量时多时少，色鲜红，夹有小血块，无腰酸痛，自觉精神差，面色苍白，舌淡苔薄白，脉细滑。予归肾丸加附片30g，党参30g，黄芪30g，山药30g。3剂，每2天1剂，每天3次，煎服。经血明显减少，续服2剂后经血止。给健脾补肾方巩固10天后，嘱患者每次月经第3天即服用归肾丸至血止。如此半年，患者月经周期为28天左右，随访3年，偶有淋漓时服用归肾丸1～2剂即能血止经调。〔区培英．归肾丸治疗崩漏46例[J].云南中医中药杂志，2009，30（12）：33〕

案 6

患者，女，24岁，以“月经量少1年半，加重2个月”为主诉来诊。患者平素月经规律，量色正常。患者自述1年半前无明显诱因突然出现月经量少，两日即净，色淡红，质稀，无血块。经外院诊治，效果不佳，后未予重视。2个月前出现月经量减少较前加重，一日即净，色黯红，伴有头晕耳鸣，腰膝酸软，足跟痛，小腹冷痛，睡眠可，二便常，舌淡，苔薄白，脉沉迟。妇科检查：未见明显异常。中医辨证为肾虚型。治以补肾益精，养血调经。方用归肾丸加味。药用归肾丸加黄精20g，仙茅15g，淫羊藿15g。每日1剂，水煎服。6剂后，患者头晕耳鸣，腰膝酸软，足跟痛等症状改善，但患者自述心烦，潮热盗汗，经期尤重，月经量无明显变化，在上方基础上加用女贞子15g，墨旱莲20g，何首乌15g（编者按：现代研究表明本品有毒性，应用宜慎），牡丹皮15g以滋阴清热除烦，连服

2个月。患者月经量逐渐增多至正常，随访半年，经期、经量正常。〔金晓美，黄可佳．归肾丸加味治疗肾虚型月经过少探析[J]．辽宁中医药大学学报，2012，14（4）：152-153〕

案 7

左某，女，41岁，未婚，G6P0+6。患者因潮热盗汗半年，停经70余天，于2009年2月17日初诊。患者近半年无明显原因出现潮热、盗汗、烦躁等症状，未予重视。就诊时停经70余天，烘热，盗汗，烦躁，全身酸软无力，神疲，纳眠差，二便调，舌暗红苔薄白，脉弦细。患者既往月经：13岁初潮，周期27到35天，经期4到5天，量中，色红，无血块，无痛经。LMP：2008年12月7日，4天净，量中，色质正常。平素白带量中、色不黄，无异味。2009年2月12日，B超显示子宫前后径3.1cm×2.8cm，内膜厚0.3cm，子宫肌瘤（1.3cm×0.9cm）。2009年2月12日，激素检查：FSH 44.8U/L，LH 27.9U/L。中医诊断：经断前后诸症（肝肾阴虚，精亏血少）；癥瘕。西医诊断：围绝经期综合征；子宫肌瘤。治则：滋肾益肝，养血填精。予归肾丸加减：熟地黄12g，怀山药15g，山茱萸10g，当归12g，枸杞子10g，杜仲15g，菟丝子20g，茯苓12g，炙鳖甲20g（先煎），覆盆子20g，白芍20g，制香附12g，浮小麦20g，合欢皮15g。6剂，水煎服，每日1剂。

二诊：患者现停经80天，服药后诸症较前好转，无烘热盗汗，觉腰酸软，牙齿松动，白带量多、色白，纳眠可，二便调，舌暗红、苔白，脉细。守方去合欢皮，加川牛膝15g，怀牛膝10g。6剂，水煎服，每日1剂。三诊：症见白带量少，烘热盗汗，夜尿频多，腰酸软，舌淡红苔白腻，脉细。守上方去制香附，加益智仁12g。6剂，水煎服，每日1剂。四诊：患者月经于2009年3月16日来潮，5天净。量中，色暗红，无血块，经前腰痛，白带量增多，色黄，无异味。现无烘热盗汗，偶觉双手肿胀不适，舌红染苔，脉细。守上方加桑枝15g，鸡血藤18g。6剂，水煎服，每日1剂。〔石玲，要永卿．魏绍斌运用归肾丸治疗围绝经期综合征经验[J]．江西中医药，

2011，42（2）：15-16〕

【精要说解】

归肾丸由温肾补阳、益精补血之右归丸去温肾补阳之附子、肉桂、鹿角胶，加健脾之茯苓而成，变峻补元阳之剂为滋养肝肾阴精之剂。归肾丸主治“精衰血少”。肝藏血，肾藏精，归肾丸方中用药以补益肝肾之品为主。《景岳全书·新方八阵》云：“精虚者，宜补其下，熟地、枸杞之属是也。”方中以熟地黄、枸杞子补益肝肾之精。《雷公炮炙论》称山萸肉可“壮元气，秘精”，《药性论》称菟丝子可“填精益髓”。方中以山萸肉、菟丝子补益肝肾而固精。《景岳全书·新方八阵》云：“善补阴者，必于阳中求阴，则阴得阳升，而源泉不竭。”方中以杜仲温补肝肾正合此意；又以山药、茯苓健脾，既可养后天以资先天，又防诸补益之品滋腻碍胃，山药还可补肾涩精；佐以当归补血活血，使诸补益之品补而不滞。《金匮启钥》评本方可治“肾中之阴衰”，《类证治裁》评本方可治“水衰真阴亏乏”。

现代临床中，归肾丸常用于治疗妇科月经不调。《傅青主女科》云：“经水出诸肾，而肝为肾之子。”《临证指南医案》云：“女子以肝为先天。”肝肾之精充盈则月经正常，故针对月经不调之肝肾不足证，用归肾丸补益肝肾之精以调经。

十三 赞化血余丹 培元赞育要方

【原文摘录】

此药大补气血，故能乌须发，壮形体，其于培元赞育之功，有不可尽述者。

血余八两　熟地八两，蒸捣　枸杞　当归　鹿角胶炒珠　菟丝子制　杜仲盐水炒　巴戟肉，酒浸，剥，炒干　小茴香略炒　白茯苓乳拌蒸熟　肉苁蓉酒洗，去鳞甲　胡桃肉各四两　何首乌小黑豆汁拌蒸七次，如无黑豆，或人乳、牛乳拌蒸俱妙，四两　人参随便用，无亦可

上炼蜜丸服。每食前用滚白汤送下二三钱许。精滑者，加白术、山药各三两；便溏者，去苁蓉，加补骨脂（酒炒）四两；阳虚者，加附子、肉桂。

【临床应用】

清代林珮琴的《类证治裁》以本方通治阳事不起。清代马培之的《马培之医案》载本方治疗龟背庀之火亏者。现代临床主要用于阳痿、不孕、脱发等病症的治疗。

1. 脱发

彭氏采用赞化血余丹加味（血余炭 15g，熟地黄 20g，枸杞 30g，菟丝子 15g，鹿角胶 25g，白芍 15g，制首乌 60g，五味子 12g，当归 20g，炒酸

枣仁 15g，桑葚 30g，山药 30g，旱莲草 30g，桑寄生 30g，女贞子 30g）治疗严重脱发，三诊后患者头发、眉毛、腋毛及全身汗毛均恢复正常。〔彭宪彰 . 赞化血余丹加味治疗严重脱发 [J]. 四川中医，1983（1）：24〕

2. 阳痿

沈氏使用赞化血余丹加减（血余炭、熟地黄各 24g，首乌牛乳拌蒸、核桃肉、苁蓉、茯苓、小茴香、巴戟天、杜仲、菟丝子、鹿角胶炒珠、当归、枸杞各 12g，人参 6g）治疗阳痿，屡用有效。〔沈仲圭 . 沈仲圭医书合集 [M]. 北京：中国中医药出版社，2017：926〕

3. 克汀病

赵氏等将赞化血余丹用于以智力低下为主要表现的克汀病的临床治疗，并指出应当同时配合教育训练，才能收到事半功倍之效。〔赵法新，关思友，赵文郁，等 . 乡村中医临证大全 [M]. 北京：中医古籍出版社，2001：309〕

【验案举例】

案 1

尤某，女，20 岁，1978 年 11 月 20 日初诊。主症：头发脱落已两年多。近两年来，因准备考大学，昼夜勤奋攻读，头发逐渐脱落，现已稀疏可见头皮，而眉毛、腋毛、全身汗毛俱已落光。睡眠差，记忆力减退，胃纳尚可，月经按期来潮，但小腹痛，量中等，色红。口和，舌质红，苔薄黄，脉细数，二便正常。辨证：肝肾阴虚，发失荣养。治则：补益肝肾。方药：血余炭 15g，熟地黄 20g，枸杞子 30g，菟丝子 15g，鹿胶 25g，白芍 15g，制首乌 60g，五味子 12g，当归 20g，炒酸枣仁 15g，桑葚 30g，山药 30g，旱莲草 30g，桑寄生 30g，女贞子 30g。4 剂，共为细末，以蜜为丸，每粒重 3g，每服 3 粒，每日 2 次，早晚用温开水或米汤送服。

2 月 5 日二诊：服上药后，头发生长许多，余症同前。拟守原方再进 4 剂，并嘱患者劳逸结合。2 月 15 日三诊：目前仅头部左侧约两横指宽处头发尚未长齐，眉毛生长不多，睡眠佳，经期腹不痛。舌质红，苔薄黄，脉缓。原方再进 4 剂。1982 年 2 月 1 日，患者引其妹来治病，见其头发、眉毛均已长好，自诉腋毛、全身汗毛亦全部恢复正常。〔彭宪彰．赞化血余丹加味治疗严重脱发 [J]. 四川中医，1983（1）：24〕

案 2

李某，工人，患阳痿已数年，伴有腰酸腿软、心悸失眠等症，来信要求处方。我分析病情后，认为系心肾两亏，拟用赞化血余丹加减，并改为汤剂。他照方服用月余，诸症消失。1980 年 4 月间来信道谢。赞化血余丹方：血余、熟地黄各 24g，首乌（牛乳拌蒸）、核桃肉、苁蓉、茯苓、小茴香、巴戟天、杜仲、菟丝子、鹿角胶（炒珠）、当归、枸杞各 12g，人参 6g。照方十倍量，炼蜜为丸，每丸 9 ～ 15g，饭前服用。此方功能补气血，乌须发，壮形体。其补而不峻，滋而不腻，有补气血、益肝肾之效。因屡用有效，故附记于此。〔沈仲圭．沈仲圭医书合集 [M]. 北京：中国中医药出版社，2017：926-927〕

【精要说解】

本方名“赞化”，语本《礼记·中庸》“能尽物之性，则可以赞天地之化育；可以赞天地之化育，则可以与天地参矣”，以彰其阴阳双补之功；“血余”则取自本方君药，足见其培元赞育之效。

《景岳全书发挥》指本方为“翻新还少丹”。还少丹出自宋代洪遵的《洪氏集验方》，大补心肾脾胃，治一切虚损，神志俱耗，筋力顿衰，腰脚沉重，肢体倦怠，血气羸弱，小便混浊。组成：干山药、牛膝（酒浸一宿，焙干）各一两半，山茱萸、白茯苓（去皮）、五味子、肉苁蓉（酒浸一宿，焙干）、石菖蒲、巴戟（去心）、远志（去心）、杜仲（去粗皮，用生姜汁并酒合和，涂炙令熟）、楮实、舶上茴香各一两，枸杞子、熟干地黄各半两。

观两方组成，赞化血余丹较之还少丹，增添血余、河车、鹿胶、人乳等数味血肉有情之品，全方更以血余为君。血余即人发，景岳谓其“自阴而生，自下而长”，正合生气之长势；且“血盛则发盛，最得阴阳之生气。以火炮制，其色甚黑，大能壮肾；其气甚雄，大能补肺。此其阴中有阳，静中有动”，“凡补药中，自人参、熟地之外，首当以此为亚”。

景岳指出：“肾为精血之海，而人之生气即天之阳气，无非自下而上，所以肾为五脏之本。”“阳邪之至，害必归阴；五脏之伤，穷必及肾。”故对于气血亏虚者，应以补肾为首要。本方以血余配伍人参、熟地黄，遣补药之三甲以振衰起废；更有当归、枸杞、巴戟天、肉苁蓉、杜仲、胡桃肉等补药，共奏峻补精血之功。可见，本方并非简单重蹈还少丹之覆辙，径指为“翻新”，实在有失公允。

我们认为，按中医学的“衰老学说”，肾精亏虚乃是人体衰老的最基本因素。衰老或未老先衰的主要表现是性功能减退，腰酸腿软，形体瘦弱，颜面苍老，须发早白。本方由一派滋肾精、养营血的药物组成，有乌须黑发、抗老防衰的作用，值得深入研究。这里需要注意的是，方中何首乌经现代药理研究提示具有肝毒性，用之宜慎。

十四 金水六君煎 肺肾虚寒痰饮咳喘方

【原文摘录】

治肺肾虚寒，水泛为痰，或年迈阴虚，血气不足，外受风寒，咳嗽呕恶，多痰喘急等证，神效。

当归二钱　熟地三五钱　陈皮一钱半　半夏二钱　茯苓二钱　炙甘草一钱

水二盅，生姜三五七片，煎七八分，食远温服。如大便不实而多湿者，去当归，加山药；如痰盛气滞，胸胁不快者，加白芥子七八分；如阴寒盛而嗽不愈者，加细辛五七分；如兼表邪寒热者，加柴胡一二钱。

【临床应用】

金水六君煎的临床应用，《景岳全书》多有记载，如《非风》篇曰：“阴气不足，多痰兼燥而咳者，金水六君煎。”《呕吐》篇曰：“若虚在阴分，水泛为痰而呕吐者，宜金水六君煎。”《恶心嗳气》篇曰：“若脾肾虚寒，痰滞咳嗽而恶心者，金水六君煎。”《嘈杂》篇曰：“若脾肾阴分虚寒，水泛为饮……或金水六君煎。”《谟集·小儿则·慢惊风》记载：“脾气虚寒多痰者，宜六君子汤或金水六君煎。”景岳主要以本方治疗肺肾虚寒、肺肾精气亏虚、多痰咳喘呕恶等症。

后世医家对本方多有引用和发挥，如吴仪洛的《成方切用》、洪缉庵的《虚损启微》、张秉成的《成方便读》等著作均收录有此方。在适应证上，历代古籍主要用于治疗肺肾虚寒咳喘证。如《胎产心法》用以治疗产后风寒外感，邪气入肺喘急证；《虚损启微》用以治疗风寒咳嗽喘促；《遯园医案》中用以治疗喘咳痰壅之证等。此外，历代医家也多有发挥，如吴坤安将其应用于伤寒误汗、津液外脱者；闵纯玺、汪蕴谷、程文囿等将其用于治疗产后伤风。现代金水六君煎的临床应用则更为广泛。

1. 肺系病

岑氏等分析金水六君煎加减治疗老年肺炎痰湿蕴肺证的临床效果，采用临床对照研究的方法观察 146 例老年肺炎痰湿蕴肺证患者，结果显示其可以有效抑制炎症反应，促进肺部阴影吸收，缓解临床症状。〔岑琦，张日红. 金水六君煎加减治疗老年肺炎痰湿蕴肺证的临床研究 [J]. 中外医学研究，2023，21（29）：13-16〕

丰氏等探讨金水六君煎联合补中益气汤治疗变异性哮喘的效果，采用临床对照研究，结果显示金水六君煎联合补中益气汤用于治疗变异性哮喘能缓解患者的不良反应，降低患者的证候积分，提高患者的肺功能，具有较高的治疗效果。〔丰志理，龚鹏德，黄静. 金水六君煎联合补中益气汤治疗变异性哮喘临床观察 [J]. 光明中医，2020（2）：3〕

李氏研究金水六君煎加减联合铂类化疗对非小细胞肺癌患者的治疗效果，采用对照研究的方法。结果显示，金水六君煎加减联合铂类化疗的临床效果较好，患者的临床症状得到明显改善，相关不良反应发生率更低，患者的生活质量得到明显提升。〔李程远. 金水六君煎加减和铂类化疗在非小细胞肺癌中的治疗效果 [J]. 中国社区医师，2022，38（13）：63-65〕

马氏介绍了杜怀棠教授用金水六君煎化裁治疗慢性阻塞性肺疾病，患者症状改善明显。〔马菁蔓，刘宏. 金水六君煎化裁治疗慢性阻塞性肺疾病 [J]. 智慧健康，2022，8（15）：3〕

李氏观察金水六君煎联合呼吸锻炼辅治稳定期尘肺病肺脾肾虚证的临床效果。对照研究的结果表明，金水六君煎联合呼吸锻炼辅治稳定期尘肺病肺脾肾虚证效果较好，能够提高临床疗效，改善免疫力，提高生活质量。〔李萍. 金水六君煎结合呼吸锻炼辅治稳定期尘肺病肺脾肾虚证疗效观察 [J].

实用中医药杂志，2021，37（1）：95-96〕

2. 梅尼埃病

李氏等应用金水六君煎（熟地黄20g，当归15g，茯苓15g，陈皮10g，半夏10g，甘草5g）加减治疗梅尼埃病42例，取得满意疗效。〔李玉芹，葛微，董松．金水六君煎治疗美尼尔氏病42例疗效观察[J]. 现代中西医结合杂志，2004，13（6）：794〕

3. 抽动－秽语综合征

沈氏用金水六君煎加党参、白术治疗抽动－秽语综合征稳定期，以脾肾双治，兼以化痰，调理善后获效验。〔沈之嶒．从风痰论治抽动－秽语综合征[J]. 浙江中医杂志，1995（4）：185〕

4. 非酒精性脂肪肝病

徐氏等观察研究金水六君煎对非酒精性脂肪肝病的疗效。结果表明：金水六君煎加减对于非酒精性脂肪肝的肝功能（丙氨酸氨基转移酶，ALT；天冬氨酸氨基转移酶，AST；γ－谷氨酰转肽酶，GGT）、血脂（甘油三酯，TG；总胆固醇，TC；低密度脂蛋白胆固醇，LDL-C）各项指标和B超影像学改善的综合疗效均优于西药对照组。〔徐成振，郝新洁，王庆溪，等．金水六君煎加减治疗非酒精性脂肪肝临床观察[J]. 中医临床研究，2019，11（26）：3〕

除上述疾病外，还有报道以金水六君煎辨证治疗低热、皮肤老化、脑血管病后遗症、老年帕金森病、阳痿等，均获得良好疗效。

【验案举例】

案 1

某，始由寒饮咳嗽，继而化火动血。一二年来血证屡止屡发，而咳嗽不已，脉弦形瘦，饮邪未去，阴血已亏。安静则咳甚，劳动则气升。盖静则属阴，饮邪由阴生也；动则属阳，气升由火动也。阴虚痰饮，四字显然。拟金水六君同都气丸法，补肾之阴以纳气，化胃之痰以蠲饮。饮去则咳自

减，气纳则火不升。〔王泰林．王旭高临证医案[M]. 北京：中国医药科技出版社，2019：88〕

案 2

朱某，男，102岁，浙江大学医学院教授。2008年6月24日诊：近半月来痰多气喘，夜不能平卧，须用三个枕头垫之，咳逆倚息，且形体消瘦，面色无华，倦怠乏力，尿频食少，平时便干，昨自用泻药后泻下4次。舌苔白腻，右尺脉虚浮，右关脉较有力，左关脉弦。此属高年肾中真元不足，肾不纳气，脾肺有痰饮，肺肝之气上逆，当补其肾，化其饮，降其气，拟张景岳金水六君煎加味治之。处方：当归10g，熟地黄15g，制半夏10g，化橘红6g，茯苓15g，炙甘草3g，党参15g，山药15g，芡实12g，炙紫苏子10g，炒薏苡仁20g，冬瓜子12g。5剂。患者诉下午服头煎药后，晚上已不气喘；次日服药后痰已少，舌苔白腻有退。〔连建伟．方剂学现代研究[M]. 北京：中国中医药出版社，2008：153-154〕

案 3

邓某，男，66岁，教授。每于秋天哮喘发作，胸闷气急，喉间痰鸣，睡眠不宁，甚则喘促不得卧。素有高血压、冠心病史，故平时头晕目眩，口干少饮，偶有胸闷心悸、心前区疼痛，双下肢浮肿。舌黯红，苔薄，脉弦细滑。此属老人素体阴虚阳亢，津液暗耗，阴血亏损。治疗以金水六君煎加党参、五味子、麦冬、款冬花。服药半月后，病情稳定，喘证已减；而后偶用上方调服数剂，哮喘至此未发作，血压亦下降稳定。〔谭金华，张军．沈英森临证经验辑要[M]. 北京：人民卫生出版社，2019：87〕

案 4

侯某，男，43岁。失眠6年，入睡艰难，每晚仅能睡2～3小时，且多噩梦，易惊易醒，醒后更难入睡。近日彻夜不眠，头昏疼痛，健忘，四肢困重，胸脘痞闷，纳谷不佳，夜半咽干，常有盗汗，舌苔白腻，舌质偏红，脉细滑。证属素体阴虚，痰浊扰心，治拟滋阴化痰，宁心安神，方用金水六君煎加减。用药：百合30g，首乌藤30g，茯苓20g，茯神20g，熟地黄20g，当归10g，清半夏10g，陈皮10g，炙甘草10g。服10剂后，夜卧能睡6小时左右，诸症缓解。宗原方对症加减，又服30剂，睡眠正常，诸症消失。随访1年，旧恙未发。〔董可宝，项华美．金水六君煎加减治愈痼疾四则[J].黑龙江中医药，2002（3）：40-41〕

【精要说解】

金水六君煎以“肺金”和“肾水”命名，且由六味药组成，故景岳以“金水六君煎”名之。本方系二陈汤加熟地黄、当归而成。方中重用熟地黄、当归，二者相合为贞元饮，能补益肾中阴精，固元救逆，共为君药。熟地黄用量最重，功善滋阴补肾、填精补血。当归用意有三：一则助熟地黄补益肾中阴精；二则能“主咳逆上气”(《神农本草经》)；三则补益血气，助正气以辟除外邪，且能补益元气，引气归根。半夏燥湿化痰降逆为臣药；陈皮理气化痰，使气顺则痰消；茯苓健脾渗湿，以绝痰源；煎加生姜既可制半夏之毒，又能增强降气化痰之效，共为佐药；炙甘草调和诸药，为使药。诸药合用，共奏滋养肺肾、祛痰止咳之功。景岳创立本方，为阴血亏损而痰饮咳喘者设，其匠心独运，拓宽思路，可见一斑。

据我们的经验，咳喘尤其是慢性咳喘，临床多表现为虚寒证。中医学认为，肺为“贮痰之器”，脾为“生痰之源”，肾为“元气之根”，又主纳气。因此，久咳、久喘之病因病位，常与肺、脾、肾三脏密切相关。景岳基于此，特制金水六君煎等方治之。本方是由二陈汤与贞元饮组成：贞元饮治下元（肾）亏损气短，二陈汤化痰止咳，两方相合，其效自彰。

我们常用本方治疗慢性阻塞性肺病所致的咳喘，随证加减，疗效显著。

六安煎
治风寒咳逆平和之方 十五

【原文摘录】

治风寒咳嗽，及非风初感，痰滞气逆等证。

陈皮一钱半　半夏二三钱　茯苓二钱　甘草一钱　杏仁一钱。去皮尖，切　白芥子五七分。老年气弱者不用

水一盅半，加生姜三五七片，煎七分。食远服。凡外感风邪咳嗽而寒气盛者，多不易散，宜加北细辛七八分或一钱。若冬月严寒邪甚者，加麻黄、桂枝亦可。若风胜而邪不甚者，加防风一钱，或苏叶亦可。若头痛鼻塞者，加川芎、白芷、蔓荆子皆可。若兼寒热者，加柴胡、苏叶。若风邪咳嗽不止而兼肺胃之火者，加黄芩一二钱，甚者再加知母、石膏。所用生姜，只宜一片。凡寒邪咳嗽痰不利者，加当归二三钱，老年者尤宜。若气血不足者，当以金水六君煎与此参用。凡非风初感，痰胜而气不顺者，加藿香一钱五分。兼胀满者，加厚朴一钱，暂开痰气，然后察其寒热虚实而调补之。若气虚猝倒及气平无痰者，皆不可用此。

【临床应用】

六安煎的临床应用，医籍多有记载。如清代陈修园的《医学从众录》云："轻则六安煎，重则金沸草散。"清代吴澄编撰的《不居集》以此方用于治疗寒气大盛，或中寒肺气不温，邪不能解者。清代陈稚泉的《妇科心

得》以此方治疗产后咳嗽。清代林珮琴的《类证治裁》以此方加细辛、苏叶治疗冷哮邪滞于肺，咳兼喘者。现代六安煎在临床的应用更为广泛。

1. 咳嗽

王氏采用六安煎敷脐外治小儿外感咳嗽67例。方剂组成为半夏10g，陈皮7.5g，茯苓10g，甘草5g，杏仁5g，白芥子2.5g。按中医辨证，属风寒者加紫苏10g，防风10g；属风热者加黄芩10g，桑叶10g，连翘10g。以药敷脐能够使药物经皮肤直接吸收，较之口服，取效尤捷，治疗效果显著。〔王学俊，狄丽霞，李增奎．六安煎敷脐外治小儿外感咳嗽67例 [J]. 实用医技杂志，1999（9）：671〕

傅氏用六安煎加减配合中药熏蒸治疗小儿急性支气管炎30例，在常规西药治疗的基础上进行六安煎加减（基本方：陈皮4.5g，半夏6g，茯苓6g，杏仁3g，白芥子2g，甘草3g）。配合艾灸治疗，能够明显缓解患儿的临床症状，加快患儿的康复，显著提高临床疗效，值得在临床上推广使用。〔傅薇．六安煎加减配合艾灸治疗小儿急性支气管炎临床研究 [J]. 养生保健指南，2020（21）：33〕

马氏自2000年至2003年在甘肃省中医院门诊对102例风寒痰湿型咳嗽患者使用六安煎治疗。组方为陈皮15g，制半夏15g，炙甘草6g，茯苓9g，杏仁10g，白芥子10g，另加生姜3～5片。结果显示，102例患者中，治愈90例，占88.2%；好转12例，占11.8%；总有效率为100%。用药最少1剂，最多9剂，治疗效果显著。〔马红梅．六安煎治疗外感咳嗽102例疗效观察 [J]. 甘肃中医，2004（4）：24-25〕

2. 变异性哮喘

苟氏报道用六安煎加减（半夏6g，陈皮6g，茯苓10g，甘草4g，杏仁10g，白芥子6g，海浮石20g，瓜蒌皮10g）治疗咳嗽变异性哮喘脾虚痰热证患儿30例，对照组给予西药孟鲁司特钠口服治疗。对于中医辨证属于痰热咳嗽、痰湿咳嗽的变异性哮喘患儿，六安煎加减与西药孟鲁司特钠均有效，且疗效相当，但六安煎加减在促进饮食方面优于西药孟鲁司特钠，且临床依从性更好，适合临床推广。〔苟旭蕾．六安煎加减治疗儿童咳嗽变异

性哮喘脾虚痰热证的临床研究 [D]. 北京：北京中医药大学，2016〕

许氏收取 2018 年 9 月至 2019 年 8 月菏泽市中医医院收治的变异性哮喘患儿 60 例，在常规西医治疗的基础上给予六安煎治疗。方剂组成为白芥子 6g，陈皮 6g，半夏 6g，瓜蒌 10g，杏仁 10g，茯苓 10g，海浮石 20g，甘草 4g。治疗 4 周后，治疗组患儿 FEV1、FVC 和 FEV1/FVC 等肺功能改善程度明显高于对照组（$P < 0.05$），TNF-α、hs-CRP 和 IL-6 等炎症因子均较对照组明显降低（$P < 0.05$）。结果表明，六安煎不仅能有效改善患者肺功能，同时还能缓解临床症状、降低炎症反应，且用药安全性良好，具有较高的临床价值。〔许芳．六安煎对儿童变异性哮喘的疗效观察 [J]. 云南中医中药杂志，2020，41（5）：53-56〕

3. 慢性阻塞性肺疾病急性加重期

王氏报道用六安煎加减（半夏 9g，陈皮 9g，茯苓 15g，炒白芥子 12g，苏子 12g，桂枝 12g，甘草 6g，杏仁 10g，五味子 5g）结合西医常规疗法治疗慢性阻塞性肺疾病急性加重期（AECOPD）痰湿蕴肺证患者 25 例，取得满意疗效。〔周衍葳．六安煎加减治疗 AECOPD 痰湿蕴肺证患者的临床研究 [D]. 福州：福建中医药大学，2021〕

4. 肺间质纤维化

姚氏自拟的六安七味煎是在六安煎的基础上加黄芩、浙贝母、桔梗等 7 味中药，以六安七味煎加减临证治疗 32 例肺间质纤维化患者。组成为陈皮 3g，姜半夏 10g，茯苓 10g，甘草 3g，杏仁 10g，白芥子 10g，浙贝母 10g，前胡 10g，桔梗 5g，炒黄芩 10g，草河车 10g，开金锁 10g，鱼腥草 15g。疗效确切，显著改善了患者症状。〔姚楚芳，蒋树龙．六安七味煎治疗肺间质纤维化 32 例临床观察 [J]. 四川中医，2005，23（3）：52-53〕

5. 更年期综合征

姚氏在六安煎的基础上加黄芩、浙贝母、桔梗等 7 味中药治疗妇女更年期综合征 44 例。组方为姜半夏 10g，茯苓 10g，陈皮 3g，甘草 3g，杏仁 10g，白芥子 10g，黄芩 10g，七叶一枝花 10g，前胡 10g，浙贝母 10g，开金锁 10g，桔梗 6g，鱼腥草 15g。2 个月为 1 个疗程，治疗 1 个疗程后，44

例患者痊愈15例，好转28例，无效1例，总有效率为97.8%。〔姚楚芳，蒋树龙．六安七味煎治疗妇女更年期综合征44例临床观察[J]．中西医结合学报，2003（3）：162-217〕

除上述疾病外，有报道表明，化裁古方六安煎在治疗咳嗽、肺炎喘嗽、哮喘等多种小儿肺系疾病，以及失眠、焦虑症、复发性口腔溃疡、干燥综合征、直肠癌、特发性肺纤维化等多种病证中，临床上均取得很好的疗效。

【验案举例】

案1

患儿，男，2个月。1998年10月25日就诊。症见咳嗽频作，喉有痰声，鼻流清涕，精神略显不振。查体：体温为37.3℃，面白无汗，口唇淡白，舌淡，脉浮，指纹浮，色淡红。诊为外感风寒咳嗽，治以疏风散寒、化痰止咳。以六安煎（半夏10g，陈皮7.5g，茯苓10g，甘草5g，杏仁5g，白芥子2.5g）加紫苏10g，防风10g，为末敷脐。一日症减，三日痊愈。〔王学俊，狄丽霞，李增奎．六安煎敷脐外治小儿外感咳嗽67例[J]．实用医技杂志，1999（9）：671〕

案2

张某，男，22个月。1983年2月17日就诊。患儿1个月前曾患感冒、咳嗽。以后感冒虽愈，但咳嗽、痰多缠绵不已，咳嗽甚时气急，难忍。舌苔薄白，脉弦。前医曾先后投以庆大霉素、小儿珍贝散、非那根糖浆、淡鲜竹沥等中西药物治疗罔效。中医辨证为痰滞气逆，治以化痰理气。予六安煎主之。处方为姜半夏9g，陈皮3g，茯苓9g，炙甘草3g，白芥子9g，杏仁9g，5剂。药后咳嗽减轻，气急消失。故认为，药已中病，再以原方巩固善其后。1周后随访未发。〔王华明．运用六安煎治疗咳嗽[J]．中成药研究，1984（11）：47〕

案 3

患儿，女，7 岁 5 个月。2019 年 9 月 10 日初诊。患儿就诊前 10 天因肺炎于北京儿童医院住院治疗 7 天后好转出院。刻下咳嗽、咳痰，痰色黄，质稠，量多，无喘息，无恶寒，无汗出，纳差，眠差，小便色黄，大便 3 天未行。查体见咽部充血，双侧扁桃体Ⅰ度肿大，双肺呼吸音粗，未闻及干湿啰音，舌红、苔黄腻，脉弦滑。西医诊断：肺炎恢复期；中医诊断：肺炎喘嗽（脾虚痰热证）。治以健脾化痰，清肺止咳。予加味六安煎化裁，处方为清半夏 6g，陈皮 8g，茯苓 10g，甘草 5g，杏仁 8g，瓜蒌 10g，胆南星 6g，桃仁 10g，黄芩 10g，牛蒡子 10g，桑白皮 10g，浙贝母 10g，海浮石 20g，葶苈子 10g。5 剂，水煎，每日 1 剂，早晚分服。

9 月 15 日二诊：服上方后咳嗽、咳痰明显减轻，仍有盗汗，纳差，眠差，小便可，大便质稀，每日 1 次。查体见咽部轻度充血，双肺呼吸音粗，未闻及干湿啰音，舌红、苔薄黄，脉细数。辨证为阴虚肺热。治以滋阴清肺、兼清痰热，上方去桑白皮、葶苈子、海浮石、牛蒡子，加太子参 10g，麦冬 10g，南沙参 6g，白茅根 15g，丹参 6g。继服 5 剂而愈。〔张宁宁，吴力群．“加味六安煎”治疗小儿肺系疾病临证心得 [J]. 江苏中医药，2020，52（8）：50-52〕

案 4

患儿，男，7 岁 8 个月。2019 年 9 月 5 日初诊。患儿就诊前 1 年因哮喘发作住院 2 次，平素反复咳喘，雾化治疗后可缓解。2019 年 8 月查肺功能提示轻度阻塞性肺通气功能障碍。刻下：偶有咳嗽，咳痰，鼻塞，流涕，无喘息，无恶寒发热，纳差，眠可，小便可，大便质稀，每日 2 次。患者既往有变应性鼻炎病史，查过敏原示对灰尘、霉菌过敏，其父亲有哮喘病史。查体见咽部轻度充血，双侧扁桃体Ⅰ度肿大，心肺听诊无异常；面色少华，唇色淡，少气懒言，舌暗红、苔白厚，脉弦滑。西医诊断：支气管哮喘缓解期。中医诊断：哮喘（脾虚痰瘀证）。治以健脾化痰、化瘀通络。予加味六安煎化裁，处方：法半夏6g，陈皮8g，茯苓10g，甘草5g，苦杏仁8g，瓜蒌10g，胆南星6g，白芥子10g，桃仁10g，太子参10g，辛夷10g，银柴胡10g，乌梅10g，防风10g，炙麻黄6g，黄芩10g。7剂，水煎，每日1剂，早晚分服。

9月12日二诊：服上方后无明显咳嗽，无痰，无鼻塞、流涕，纳转佳，二便调。查体见咽部无充血，舌暗红、苔薄白，脉弦滑。辨证为脾虚痰瘀。治疗继续以健脾化痰、化瘀通络为法，上方去炙麻黄、黄芩，加生黄芪15g，丹参6g，以增强健脾补肺、活血通络之力。嘱继服7剂以巩固疗效。〔张宁宁，吴力群．“加味六安煎”治疗小儿肺系疾病临证心得[J]. 江苏中医药，2020，52（8）：50–52〕

案5

虞某，女，45岁。2015年4月27日初诊。主诉：急躁易怒、潮热盗汗3个月，伴头晕目眩、五心烦热，2个月未行经。各项检查未提示异常。外院予养阴清火药物治疗，无效。刻下：神清，面红，消瘦，声音洪亮，舌质红、苔薄黄，脉弦滑有力。证属脾胃湿热、肝郁化火，治予六安煎加味：陈皮、炙甘草、升麻各6g，半夏、茯苓、白芥子、浙贝母、桔梗、黄芩、杏仁、鱼腥草、草河车、开金锁、前胡、葛根、柴胡、白芍、防风各10g，虎杖、龙须草、龙葵、蜀羊泉各15g，瓦楞子、乌贼骨各30g。每日1剂。两周后，心烦、潮热盗汗明显缓解，伴随症状改善。〔龚丽，姚楚芳．姚楚芳运用六安七味煎加味治案选析[J]. 浙江中医杂志，2017，52（3）：222–223〕

【精要说解】

六安煎为张景岳治疗外感咳嗽的主要方剂之一。《幼幼集成·咳嗽证治》曰：“有声有痰谓之咳嗽，初伤于肺，继动脾湿也。”肺为清虚之脏，职司清肃，感受风寒之邪，肺气上逆则为咳；肺气不足，肺津失布，酿湿成痰，痰阻气道则为嗽。张景岳谓：“盖寒随时气入客肺中，所以致嗽。但治以辛温，其邪自散，唯六安煎加生姜为最妙。”

方中杏仁润肺止咳，降气平喘，张景岳谓其能“润肺，散风寒，止头痛，退寒热，咳嗽上气喘急”。白芥子，《本草正》云：“味大辛，气温。善开滞消痰，疗咳嗽喘急，反胃呕吐，风毒流注，四肢疼痛，尤能祛辟冷气，解肌发汗，消痰癖疟痞。”且可温肺祛痰，利气散结。陈皮、半夏燥湿化痰，净贮痰之器；茯苓健脾渗湿，可杜绝生痰之源；甘草和中补脾。诸药共奏化痰止咳、健运脾胃之功。观六安煎的组方特点，融祛痰、理气、健脾于一方，为标本兼治之方。故凡风寒咳嗽及非风初感、痰滞气逆咳嗽等证，皆可酌用本方。临床上对于外感咳嗽后所遗留痰滞气逆、久咳不愈之症的治疗有桴鼓之效。盖六安煎的药物组成相对平和，而小儿体质娇嫩、脏腑柔弱，故现代临床上各医家以之加减治疗小儿肺系疾病较多，且疗效显著。

排气饮
治气逆食滞之良方
十六

【原文摘录】

治气逆、食滞、胀痛等证。

陈皮一钱五分　木香七分，或一钱　藿香一钱五分　香附二钱　枳壳一钱五分　泽泻二钱　乌药二钱　厚朴一钱

水一盅半，煎七分。热服。

如食滞者，加山楂、麦芽各二钱。如寒滞者，加焦干姜、吴茱萸、肉桂之属。如气逆之甚者，加白芥子、沉香、青皮、槟榔之属。如呕而兼痛者，加半夏、丁香之属。如痛在小腹者，加小茴香。如兼疝者，加荔枝核，煨熟捣碎，用二三钱。

【临床应用】

排气饮的临床应用，医籍多有记载。如清代沈金鳌的《沈氏尊生书》以此方扩而用之，治产后逆气、食滞胀痛。清代许恩普的《许氏医案》云："寒邪滞气，胃脘作痛，非心痛也，拟排气饮加减。"日本丹波元坚的《杂病广要》以此方治疗无形气聚，宜散而愈。现代排气饮在临床的应用更为广泛。

1. 结直肠癌术后

张氏等观察了排气饮联合加速康复外科（ERAS）对结直肠癌术后胃肠

功能恢复的影响。选取江苏省中医院普外科收治的 120 例行腹腔镜结直肠癌手术患者，按照随机数字表法分为对照组、ERAS 组和排气饮 +ERAS 组，每组各 40 例。排气饮组方为泽泻 10g，藿香 10g，陈皮 10g，厚朴 10g，枳壳 10g，乌药 10g，香附 10g，木香 6g。结果表明，排气饮联合 ERAS 可促进结直肠癌术后胃肠功能恢复，其作用机制可能与调控肠道炎症反应、减轻术后疼痛及调节胃泌素水平有关。〔张传灼，孟达理 . 排气饮联合加速康复外科对结直肠癌术后胃肠功能恢复的影响 [J]. 河南中医，2023，43（12）：1878−1883〕

李氏等观察 92 例结肠癌术后患者应用中药排气饮配合吴茱萸热熨对微创结肠癌术后胃肠功能恢复及免疫功能的影响。研究组在对照组治疗基础上给予中药排气饮治疗，组方：泽泻 10g，藿香 10g，陈皮 10g，厚朴 10g，枳壳 10g，乌药 10g，香附 10g，木香 6g。研究结果提示，中药排气饮配合吴茱萸热熨治疗可促进结肠癌术后患者胃肠功能恢复，改善免疫功能，提高生活质量，值得临床推广应用。〔李志发，陈戎，吴小兵 . 中药排气饮配合吴茱萸热熨对微创结肠癌术后胃肠功能恢复及免疫功能的影响 [J]. 现代中西医结合杂志，2017，26（9）：984−986〕

2. 阑尾炎术后

原氏选取 60 例阑尾炎术后患者，应用排气饮观察其对阑尾炎术后胃肠功能恢复的临床效果。在术后常规治疗的基础上，对照组给予白开水，治疗组给予排气饮。组方：木香 6g，香附 10g，乌药 10g，枳壳 10g，厚朴 10g，陈皮 10g，藿香 10g，泽泻 10g。结论：排气饮对阑尾炎术后患者胃肠功能紊乱的临床疗效显著，可有效减轻患者痛苦，促进胃肠功能恢复。〔原晓倩 . 排气饮促进阑尾炎术后胃肠功能恢复的临床观察 [D]. 兰州：甘肃中医药大学，2015〕

3. 腹部术后

赵氏选取 2012 年 2 月至 2016 年 6 月在某医院接受腹部手术治疗且术后出现胀气的患者 358 例。观察组 179 例采用常规治疗联合排气饮疗法，对照组 179 例采用常规治疗联合莫沙必利片疗法。排气饮组方：陈皮 4.5g，木香3g，藿香4.5g，泽泻6g，枳壳4.5g，乌药6g，厚朴3g。研究结果表明，对腹部术后胀气患者采用排气饮治疗效果显著，可有效促进排气，改善胃肠功能，安全性高，为临床治疗提供了有力支持，值得临床推广。〔赵坤．排气饮对腹部术后胀气的影响 [J]. 首都食品与医药，2018，25（1）：91-93〕

王氏等采用排气饮加减内服配合中药外敷脐部的方法治疗 64 例腹部术后胃肠功能紊乱患者，基本方为柴胡 10g，陈皮 10g，木香 6g，藿香 12g，莱菔子 15g，枳实 10g，泽泻 10g，乌药 10g，厚朴 10g，延胡索 10g，川芎 10g。研究结论表明，排气饮加减内服联合中药外敷脐部能显著促进腹部术后患者胃肠功能恢复，改善临床症状和体征，其作用机制可能与调节血清胃泌素、胃动素水平及抑制血管活性肠肽水平有关。〔王清江，柴文晓，史旺德，等．中药内服外敷对腹部术后胃肠功能恢复的影响 [J]. 中国实验方剂学杂志，2014，20（17）：181-185〕

4. 功能性消化不良

张氏采用以排气饮为主治疗功能性消化不良 64 例。排气饮组方：陈皮、藿香、枳壳、香附、乌药、厚朴、泽泻、木香。结果显示总有效率达 95.3%，表明排气饮治疗功能性消化不良疗效确切，且未见明显不良反应。〔张本奇．排气饮为主治疗功能性消化不良 64 例 [J]. 光明中医，2008（10）：1527〕

5. 肝硬化腹水

吴氏等采用排气饮加味治疗肝硬化腹水 80 例，基本处方为：茵陈 15 ～ 30g，藿香、枳壳、白术、厚朴、泽泻、莱菔子各 6g，陈皮、昆布、海藻各 10g，广木香 3g，鸡内金、山楂、大麦芽各 30g。经治疗取得显著疗效，其中治愈 52 例，显效 25 例，无效 3 例。3 年后对痊愈的 40 例患者进行随访，均未见复发。〔吴振兴，吴彩霞．排气饮加味治疗肝硬化腹水 80 例 [J]. 浙江中医杂志，1994（4）：185〕

除上述疾病外，临床报道表明，对于外科消化道手术后腹胀、妇产科盆腔手术后腹胀、肠胀气、肠梗阻、慢性胃炎、胃神经官能症、胃及十二指肠溃疡等，证属食阻气滞者，采用排气饮加减治疗均能获得满意疗效。

【验案举例】

案 1

患者，男，54 岁。2013 年 1 月 29 日初诊。主诉：胃胀痛半年余。患者 1 年前因受凉后胃脘部常有不适感，半年后加重，伴频频嗳气，无烧心泛酸、恶心呕吐，腹部无不适，自服药物效果不佳。现症：纳尚可，食欲差，大便 2 ～ 3 日 1 次，时不成形，偶含未消化食物，小便调，睡眠可。2012 年 10 月胃镜检查示慢性浅表性胃炎。舌淡苔白厚，脉弦虚。中医诊断：胃脘胀痛。予排气饮治疗。处方：藿香 9g，木香 9g，香附 12g，乌药 18g，川厚朴 15g，炒枳实 24g，泽泻 30g，陈皮 12g，桔梗 9g，砂仁 9g，香橼 12g，党参 24g，炒白术 45g。水煎服，每日 1 剂，早晚空腹温服。服药 7 剂后，症状基本消失。续服 7 剂，并嘱其注意饮食调养以巩固疗效。〔王德媛 . 曹志群教授运用排气饮治疗胃脘胀痛经验 [J]. 中医研究，2014，27（8）：43-44〕

案 2

徐某，女，29 岁。2013 年 3 月 22 日初诊。主诉：产后腹胀痛 10 个月。热敷觉舒，胀痛可缓解。纳可，大便干，每日一行，寐安。舌淡暗、苔白腻，脉弦滑。方用排气饮加减：藿香 10g，木香 10g，枳壳 10g，厚朴 10g，陈皮 10g，乌药 10g，香附 10g，泽泻 10g，草豆蔻 3g，荜茇 3g，肉桂 2g，白术 15g，苏梗 10g。7 剂，水煎服。患者诉，药仅 2 剂，觉病痛减轻多半；服药 1 周，腹胀即消。后以上方为主稍作加减，巩固疗效。〔曹魏敏，王惠君，柳蕙心 . 刘国柱教授医案举例 [J]. 四川中医，2014，32（3）：134-135〕

案 3

常某，女，60 岁，退休干部。2005 年 3 月 29 日初诊。主诉：持续上腹部不适3个月。患者3个月前自觉上腹部不适并逐渐加重，后出现上腹部胀痛，餐后尤甚，伴嗳气、吞酸、反胃、厌食，偶有恶心、呕吐。患者曾于多家医院行B超、胃镜及结肠镜检查，均未发现异常。中西药治疗均无明显效果，且出现大便次数增多，晨起即泻，连续2～3次，量少质软。体重减轻3～4kg，全身乏力，持筷困难。诊见脉弦细无力，舌质暗，舌苔薄白、中心斑驳。处方：陈皮9g，藿香9g，枳壳9g，香附9g，乌药9g，厚朴9g，泽泻9g，木香6g，砂仁9g，肉桂6g，制附子9g，山药12g，苍术12g，丹参12g，茯苓12g，延胡索12g，五灵脂12g，甘草6g，生姜3片。服药5剂后，胃脘不适明显减轻，食欲改善。效不更方，续服36剂，临床症状基本消失，唯仍感乏力、纳少、大便不规律，劳累后便次增多。嘱以原方冲服补中益气丸（每次1丸，每日2次），继服32天，诸症悉除。随访3年未复发。〔张本奇．排气饮为主治疗功能性消化不良64例[J].光明中医，2008（10）：1527〕

案4

施某，女，39岁。患者3～4个月来胃痛反复发作，服用止痛片及颠茄合剂等可使疼痛缓解。近期胃镜检查示慢性萎缩性胃炎伴肠化生。诊见脉细弦，苔薄白、边有齿痕。证属脾胃虚弱，治以健脾理气、和胃止痛。处方：香附9g，广木香6g，乌药9g，藿香9g，佩兰9g，厚朴9g，枳壳9g，陈皮6g，泽泻9g，薏苡仁30g，党参10g，白术10g，炙甘草6g。

二诊：服药5剂后疼痛明显减轻，纳食增加。脉细苔薄，拟前方加减：香附9g，乌药6g，藿香9g，厚朴9g，陈皮6g，枳壳9g，广木香6g，泽泻6g，麦冬10g，当归15g，白术12g，炒谷芽12g，炒麦芽12g，生甘草6g。继服7剂后症状消失，嘱续服7剂以巩固疗效，并注意饮食调养。〔骆祖峰．排气饮加减治疗慢性胃炎[J].浙江中医学院学报，1993（4）：19〕

【精要说解】

排气饮，乃行气消胀之良剂。气机升降乃维持人体生命活动之根本。

《素问·六微旨大论》云："出入废则神机化灭，升降息则气立孤危。故非出入则无以生长壮老已，非升降则无以生长化收藏。是以升降出入，无器不有。"若气机升降失司，肝失疏泄，脾失运化，因脾胃为气机升降之枢纽，清阳不升，浊阴不降，不通则痛，症见脘腹胀满疼痛；气逆于上，则见恶心、呕吐。

观其方义：方中木香为君，辛行苦泄温通，善通行脾胃之气滞；香附，《本草纲目》谓其"利三焦，解六郁"，为"气病之总司，女科之主帅"，善疏肝理气、调经止痛；乌药温肾散寒、行气止痛，善通下焦之气。香附、乌药共为臣药，合奏行气疏肝、散寒止痛之效；枳实、厚朴行气消积、燥湿除满，共为佐药；陈皮、藿香、泽泻理气健脾，芳香化湿，渗湿利水，同为使药。诸药相伍，共奏理气导滞、健脾燥湿、行气止痛之功。

细究组方特点：多味行气之品并用，可知立方之意，重在行气滞而消中满，故得"排气"之名。凡气逆食滞胀痛诸证，皆可酌用本方。然需注意，方中药品多芳香辛燥，易伤津耗气，故阴虚内热津少者宜慎用，尤忌孕妇、年老体弱及素有崩漏、吐衄之人。

临床常用于治疗气逆、食滞所致的嗳气、呕恶、胃胀、腹痛等，疗效显著。尤需指出，方中泽泻之用，多有不解。殊不知《名医别录》载其能"除五脏痞满"，正合本方之旨。

十香丸 芳香理气止痛要方 十七

【原文摘录】

治气滞寒滞诸痛。

木香　沉香　泽泻　乌药　陈皮　丁香　小茴香　香附酒炒　荔核煨焦。各等分　皂角微火烧烟尽

为末，酒糊丸，弹子大者磨化服；丸桐子大者，汤引下。癞疝之属，温酒下。

【临床应用】

历史上有多个名为十香丸的处方，如《圣济总录》十香丸（丁香、苏合香、檀香、沉香、木香、香附、白术、高良姜、安息香、麝香、熏陆香、朱砂、冰片等）用于治疗中恶腹痛等症；《赤水玄珠》十香丸（甘松、益智仁、香附子、京三棱、莪术、青皮、陈皮、砂仁、木香、甘草）用于治疗气滞腹痛证；《青囊全集》十香丸（沉香、檀香、母丁香、广木香、乳香、没药、槟榔、茯苓、枳壳、台乌药、官桂、伏毛、藿梗、青皮）用于治疗疝气腹痛等症。

景岳十香丸，又名十香舒郁丸、十香止痛丸，用药同样以芳香行气止痛药为主，其临床应用本书记载主要用于治疗气滞、寒滞所致的各种疼痛，此外配合温酒服则可治疗癞疝等疾患。清代黄岩的《医学精要》载：“胃脘

痛因有五，证宜逐件推求，火邪热郁渴烦稠，方以孙真人为首。寒痛清冷口气，保元三味难。食停气滞，胀闷悠悠，排气饮、十香丸可授。”以此方治疗食停气滞、胃胀。现代十香丸在临床的应用则更为广泛。

1. 肠粘连

蔡氏运用十香丸治疗手术后肠粘连、不完全性肠梗阻，患者症状改善明显，未再复发。〔蔡抗四．十香丸治愈肠粘连 [J]. 上海中医药杂志，1984（2）：35〕

2. 小儿呕吐

滕氏运用十香丸加减治疗小儿呕吐，每获捷效。他认为小儿脏腑柔嫩，若因呕吐失液，神疲体倦，畏其温燥，惧用辛香，延误治机，则吐剧液失愈甚。而辛香走窜、化浊辟秽，乃降逆止呕之捷法。〔滕宣光．十香丸加减治疗小儿呕吐浅介 [J]. 江西中医药，1988（6）：32〕

3. 胃脘痛

刘氏介绍运用此方治疗胃脘疼痛，胀满拒按，嗳腐吞酸，或呕吐不消化食物，其味臭腐，吐后痛减，不思饮食，大便不爽，得矢气及便后稍舒，舌苔厚腻，脉滑。寒湿内盛，饮食伤脾，运化不及。治以芳香化湿、流气醒脾，方选十香丸加减，效果较好。〔刘绍能．中医消化科医师处方手册 [M]. 郑州：河南科学技术出版社，2020：88〕

陈氏介绍了运用景岳简易二方（排气饮、十香丸）治疗胃脘痛：一治胸胃脘大痛，察有邪滞，连用排气饮及诸药，全不见效者，但用牙皂角，以微火烧烟甫尽，即取起为末，但烧酒调送七八分或一钱许，其效如神；一治胃脘当心而痛，或气或寒，触而屡发者，用荔枝核烧微焦，每荔核一钱，加木香七分，共末，清汤下一钱许，数服可以除根，神效。〔陈家英，金保华，贺静松．中医病证专辑·胃脘痛 [M]. 北京：中医古籍出版社，1987：184〕

4. 胃胀气

赵氏介绍运用中成药十香丸，每次服 3 ～ 9g，每日服 1 或 2 次，连服 3 ～ 7 天，治疗普通胃胀气，效果较好。〔赵章忠．消除胀气 [J]. 健康人生，

2006（4）：23〕

5. 痛经

孙氏介绍此方可作为气滞血瘀型痛经的治疗常用方，症见经前或经行时腹痛拒按，经血量少，排出不畅，时有瘀块夹杂，颜色紫暗，瘀血块排出后疼痛可缓解。常伴有行经前双乳胀，舌质紫暗或有瘀点，脉弦涩。〔孙世发．中医妇科病良方 [M]. 北京：金盾出版社，2006：23〕

除上述疾病外，还有报道以十香丸辨证治疗各种类型腹胀获得良好疗效，以及西医诊断之股疝、斜疝、睾丸炎、附睾炎、睾丸鞘膜积液等，见少腹痛引阴囊，阴囊时而肿胀偏坠，舌苔白，脉沉迟或弦紧者。

【验案举例】

案 1

薄某，女，10 个月。呕吐二十日，因吐不止脱水而住院，诊为“消化功能紊乱”。吐物为不消化腐乳、黏液、黄绿水，每日吐八九次，乳食不思，强食随即吐出，口气酸秽，大便四日一行，量少质软，腹胀拒按，烦急喜啼，面色萎黄，两颊红赤，精神萎靡，印堂环唇色青，舌质红，唇焦裂，苔黄厚，脉沉有力。证属胃失和降、腑气不通，治以和胃降逆、通腑化滞。方用十香丸加减：木香 3g，降香 3g，沉香 3g，藿香 6g，丁香 3g，槟榔 6g，莱菔子 6g，陈皮 6g，厚朴 6g，竹茹 10g。频饮三剂，呕吐停止，腹软胀消，能进饮食，大便仍干，七日未行，手足心热，面颊红赤，舌红苔黄厚，脉沉有力。形体脉证尚有缓下之机，治拟润肠通腑。久吐之后，胃津未复，以开胃生津善后。〔滕宣光．十香丸加减治疗小儿呕吐浅介 [J]. 江西中医药，1988（6）：32〕

案 2

王某，男，47 岁，农民。1981 年 2 月 6 日初诊：半年前患急性化脓性阑尾炎，在县医院手术治疗，出院时情况尚可。约四个月后，忽然腹痛、呕吐、便秘。在乡村医疗站治疗未见好转，至公社卫生院治疗，经X线检查诊断为手术后肠粘连、不完全性肠梗阻，住院治疗一周，缓解出院。不久后，少则五天，多则八天发作一次。症轻时服大承气汤加莱菔子可缓解，病重时则需住院治疗。近两个月反复发作，到处求医，或用大承气汤，或用血府逐瘀汤，均未见效。最近某军医院疑为绞窄性病变，拟再行手术，病者畏惧，而来本院求中医治疗。症见脘腹阵阵胀痛，胀甚于痛，拒按，纳呆，食后更甚，呕吐，形羸神疲，便溏清长。苔白腻，脉弦涩。此气滞也，痛因不通。气病及血者，先治其气，治宜行气。投十香丸18丸，早晚分服，每次1丸。二诊：2月13日，患者精神颇快，自诉服药后疼痛未发作，呕吐止，食量渐增，自觉肠鸣辘辘，腹内舒服，大小便正常。遂继服十香丸18丸善后。后于8月10日路遇病者，自云疼痛未作，食亦佳。曾自购十香丸80丸，连服1个月，恢复健康，能下田劳动。〔蔡抗四．十香丸治愈肠粘连 [J]. 上海中医药杂志，1984（2）：35〕

案 3

王某，女，28岁。月经断续未净，冲任失职，肝木偏旺所致，少腹胀痛，腰尻酸楚。治以补肾益气、止血固经。处方：宫血三号方减炙鳖甲加十香丸1粒（吞服）：炒延胡索3g，熟地黄炭15g，山药9g，枸杞子9g，菟丝子9g，当归炭12g，炒党参9g，炙黄芪9g，续断9g，桑寄生9g，炙龟甲12g，血余炭9g（包煎），地榆炭12g，固经丸9g（包煎），十香丸1粒（吞服），配4剂。

肾者，封藏之本。肾虚，封蛰失能，冲任不固，则月经断续不止；肝木偏旺，肝藏不能，血海失守，则经血淋漓。故以补肾固经、养肝藏血为治。熟地黄炭、山药、枸杞子、菟丝子、续断、桑寄生、炙龟甲、固经丸补肾固经；炒党参、炙黄芪、当归炭、血余炭、地榆炭补气摄血止血；十香丸、炒延胡索疏肝养肝藏血。十香丸由沉香、木香、丁香、小茴香、制香附、陈皮、乌药、泽泻、荔枝核、猪牙皂组成，具有疏肝行气、散寒止痛的功效。〔袁兴石．医案医话膏方·袁兴石50年临床经验 [M]. 北京：中国

中医药出版社，2021：303-304〕

【精要说解】

十香丸由《太平惠民和剂局方》五香散加减衍化而成，由木香、沉香、泽泻、乌药、陈皮、丁香、小茴香、香附（酒炒）、荔枝核、皂角组成。功用是理气解郁、散寒止痛。主治气滞寒凝所致胸腹胀痛、胁痛腰痛、癞疝气痛、妇人经行少腹胀痛等。疼痛多为攻窜不定，得温或嗳气则痛减，遇冷或恼怒则痛甚，或见呕吐呃逆，口淡，苔白滑，脉弦迟。

本方所治证属气机郁滞、阴寒凝结，治宜行气散寒。方中木香行气，沉香降气，乌药顺气，三药皆有散寒止痛之效；陈皮健脾，丁香温胃，香附疏肝，小茴香温肾，均为理气要药；荔枝核散滞祛寒，行血中之气；泽泻利水渗湿，其甘寒之性可制诸药温燥之偏；皂角辛散走窜，能加强诸药理气之功。诸药合用，共奏理气解郁、散寒止痛、降逆和中之效。全方重在理气，兼以散寒调中，使气行寒散，胃复和降，则诸症自除，对气机阻滞或寒邪凝结所致的多种疼痛，疗效颇佳。即如对景岳持否定态度的陈修园《景岳新方砭》，亦赞其“此丸颇纯”。

中医学有“通则不痛，不通则痛”之说。据临床所见，痛证特别是腹痛，多由食积、气滞、寒凝所致，治疗当以温通为法。本方气味芳香，功善理气通滞，临床尤适用于寒疝疼痛，可随证加入治疝之品。

十八 正柴胡饮 外感风寒平散方

【原文摘录】

凡外感风寒，发热恶寒，头疼身痛，痎疟初起等证，凡血气平和，宜从平散者，此方主之。

柴胡一二三钱　防风一钱　陈皮一钱半　芍药二钱　甘草一钱　生姜三五片

水一盅半，煎七八分。热服。如头痛者，加川芎一钱。如热而兼渴者，加葛根一二钱。如呕恶者，加半夏一钱五分。如湿胜者，加苍术一钱。如胸腹有微滞者，加厚朴一钱。如寒气胜而邪不易解者，加麻黄一二三钱，去浮沫服之，或苏叶亦可。

【临床应用】

正柴胡饮载于《景岳全书·新方八阵·散阵》，为平散剂。本方为张景岳治疗外感的经典方，凡“但有外证，内无寒热，而且元气无亏”者，常用此方。如《景岳全书·瘟疫·瘟疫热毒辨治》载本方治疗瘟疫初起而“头疼身痛、憎寒发热、脉紧数洪滑，而别无他证”者；《景岳全书·瘟疫·大头瘟证治》载本方治疗“（大头蛤蟆瘟）凡病在头目，内火未盛”者；《景岳全书·疟疾》载本方治疗“疟疾初作……果形气无伤而脉证别无他故者”“疟作而呕吐恶食者”；《景岳全书·暑证》载本方治疗阴暑证，暑月外感风寒者，“病为发热头痛，肢体拘急酸疼，无汗恶寒，脉紧等”者；《景岳全书·火证》载本方治疗外邪郁伏为热者；《景岳全书·虚损》载本方治疗外感寒邪，似损非损，往来寒热不止者；《景岳全书·劳倦内伤》载本方治疗劳倦感邪，“虚本不甚而表邪不解者”；《景岳全书·呕吐》载本方治疗“风寒外感，或伤寒，或痎疟，凡邪在少阳、表邪未解而渐次入里，所以外为寒热，内为作呕”者；《景岳全书·肿胀》载本方治疗外感毒风，忽然浮肿，伴见脉紧、头骨疼痛等证者；《景岳全书·腰痛》载本方治疗腰痛表证，风寒在经，阳证多热者；《景岳全书·产后类》载本方治疗产后外感发热，产妇强壮气实者；《景岳全书·小儿则》载本方治疗小儿外感发热“元气颇强而能食者”。后世医者多遵《景岳全书》对于本方的用法。

近现代以来，以富杭育为代表，诸多医药工作者对正柴胡饮展开了专门研究，并将其研制成正柴胡冲剂、正柴胡饮颗粒、正柴胡饮胶囊等中成药。1993 年，正柴胡冲剂被列入《全国中医医院急诊科（室）首批必备中成药应用指南》；2015 年，正柴胡饮颗粒被列入由中华中医药学会主编的《中医临床诊疗指南释义》呼吸疾病分册，用于治疗外感发热、普通感冒及流行性感冒；2022 年，正柴胡饮颗粒被列入国家中医药管理局中医疫病防治专家委员会发布的《新冠病毒感染者居家中医药干预指引》。由此，正柴胡饮的临床应用愈加广泛。

1. 感冒

正柴胡饮临床验证协作组（中医研究院中药研究所）用正柴胡饮治疗无夹杂合并症（气血平和，宜从平散）的普通感冒 666 例，获得了较为满意的结果，且对全身不适、四肢和全身酸痛、头痛头晕（头疼身痛）诸症具有较高的症状消失率。〔正柴胡饮临床验证协作组．正柴胡饮治疗普通感冒的临床观察 [J]. 中医杂志，1985（12）：13-14〕

于氏用正柴胡饮治疗流行性感冒 108 例，方药组成为柴胡 10g，防风 9g，陈皮 6g，赤芍 10g，甘草 6g，生姜 3 片。每日 1 剂，水煎 2 次，分 3 次服下，幼儿酌减。结果提示，总有效率为 98%。〔于香军，姜金英．正柴胡饮治疗流行性感冒 108 例 [J]. 中国民间疗法，1996（2）：30〕

梁氏用正柴胡饮冲剂治疗风寒感冒 208 例，随机分为常规剂量组和大剂量组。常规剂量组予正柴胡饮冲剂，每次 10g，每日 3 次；大剂量组予正柴胡饮冲剂，每次 20g，每日 3 次。3 天为 1 个疗程。结果显示，6 天内常规剂量组治愈率为 98.1%，大剂量组为 97.1%，两组总有效率均达 100%。且无论大剂量还是常规剂量，所有病例均未见明显不良反应。〔梁宁生，符为民，王永生．正柴胡饮冲剂治疗感冒 208 例疗效分析 [J]. 中国中医急症，1999，8（3）：127–129〕

陈氏用正柴胡饮颗粒治疗外感风寒发热型感冒，临床表现为恶寒、发热、无汗、头痛、肢体酸痛、鼻塞声重、咽痛痒、咳嗽、口干欲饮、苔薄白、舌暗红、脉浮数等。陈氏将 232 例患者随机分为两组，治疗组用正柴胡饮颗粒，每次 10g，每日 3 次；对照组用清开灵颗粒，每次 5g，每日 3 次。结果提示，治疗组的治愈率和总有效率均高于对照组（$P < 0.01$），尤其对发热、恶寒、头身疼痛等主要症状积分值的改善明显优于对照组（$P < 0.01$）。〔陈志宏．正柴胡饮颗粒治疗外感发热的疗效观察 [J]. 上海中医药杂志，2006，40（4）：22–23〕

2. 内伤发热

秦氏等用正柴胡饮冲剂治疗恶性肿瘤发热 30 例，治疗组给予正柴胡饮冲剂 20g，每日 3 次，连服 7 天为 1 个疗程。对照组给予吲哚美辛栓剂。结果提示两组比较无显著性差异，且正柴胡饮药性平和，具有以下优点：退热不发汗，不损伤正气；退热作用稳定；退热不伤脾胃。〔秦志丰，李相勇．正柴胡饮冲剂治疗恶性肿瘤发热 30 例疗效观察 [J]. 山东中医杂志，2000，19（10）：598〕

赵氏等用正柴胡饮颗粒治疗 30 例非感染原因引起的骨折发热，剂量为 1 次 10g，每日 3 次。结果提示总有效率为 93.3%，并有退热不发汗，不损伤正气，退热作用稳定持久，无反跳现象，且无明显不良反应等优点。〔赵瑛．正柴胡饮颗粒治疗骨折发热疗效观察 [J]. 浙江中医药大学学报，2002（4）：49〕

3. 关节痛

范氏常用正柴胡饮合蠲痹汤，治疗银屑病关节炎之风寒阻络证，症状表现为关节疼痛游走不定，遇风冷则加重，得热则舒，微恶风寒，冬季加重或反复，夏季多有所缓解，皮损色淡，红斑不显，多呈点滴状，表面鳞屑少，多散见于头皮或四肢，舌质淡，苔薄白，脉弦紧。〔范永升．中西医结合临床风湿病学 [M]. 北京：中国中医药出版社，2021：339〕

除上述应用外，有报道表明正柴胡饮在甲状腺功能亢进、急性乳腺炎、胆囊炎、肺炎、心肌炎、黄疸、术后感染、产后感染、暑温、喉蛾、原因不明高热等病证的治疗中，亦能收获良效。现代药理研究揭示了正柴胡饮在抗病毒、解热镇痛、抗炎及增强免疫功能等方面具有显著的效果。

【验案举例】

案 1

刘某，男，25 岁。患者发热 5 天，初起微恶风寒，继则发热渐增，汗出不解，体温 39.5℃，伴有头痛、心烦、全身不适。舌质红，苔薄黄，脉浮数。白细胞计数 5.8×10^9/L。肺部 X 线检查未见异常。用西药治疗，体温降而复升，上述症状无改善。后邀予诊治，四诊合参，证属邪毒内盛、郁而化热，投以正柴胡饮 3 剂。服药 2 剂，体温平复，诸症消失，告愈。〔于香军，姜金英．正柴胡饮治疗流行性感冒 108 例 [J]. 中国民间疗法，1996（2）：30〕

案 2

周某，男，18 岁，学生，1994 年 4 月 27 日初诊。头痛、头胀、咽喉痛，周身骨节酸痛。两天前，曾服解热镇痛剂，头痛略减，但胃痛、呕吐，稀便日 5 次，服庆大霉素，仍腹泻不止，于 1994 年 4 月 27 日来就诊。入院后细询，于发病前三天，吃醉虾，又行远路出汗受凉。检查：体温为 38.8℃，鼻腔欠通畅，咽部充血，扁桃体Ⅱ°肿大，腹部软，肝脾未触及，大便化验呈水样便；血常规检查：白细胞 4200/mm^3，中性粒细胞 67％，诊断为胃肠型感冒。予正柴胡饮冲剂 2 包，每日 4 次，次日，诸症均减。又服正柴胡饮冲剂2包，每日3次，连服三天，诸症消失。〔曹磊磊，初燕生．正柴胡饮冲剂之临床新用[J].河北中西医结合杂志，1996，5（1）：120〕

案 3

李某，男，40岁。1989年5月15日初诊。发热，恶寒，面目色黄，上腹时痛2个月。5天来上腹痛加剧，恶寒亦甚，体温常在39℃以上。症见脘闷疼痛，壮热口渴，目黄，神疲，溺赤。舌苔黄厚，脉弦数。查黄疸指数为40单位，谷丙转氨酶为36单位。B超检查提示肝内胆管及胆囊结石。本病属中医黄疸及腹痛范畴，予正柴胡饮加减：柴胡20g，白芍30g，防风12g，陈皮12g，黄芩15g，青黛12g，白蔹皮12g，金钱草20g，木香12g，天花粉20g，甘草6g。水煎400mL，每日1剂。前后稍有增减，共用12剂，热退痛止，黄疸全退。再做B超，肝胆结石已消失。〔石曾敏．正柴胡饮治高热症心得[J].山东中医杂志，1992（4）：25〕

案 4

王某，女，29岁。1991年8月初诊。确诊为心肌炎1年余。患者因上呼吸道感染后心慌、无力，多次住院，经用病毒唑、病毒灵及能量合剂等药物治疗无改善而转用中药。刻诊：心慌心烦，心前区不适，胸闷气短，困重无力，咽痛口干，舌红脉沉弱；心电图提示Ⅰ、Ⅱ、aVF、V_5、V_6导联ST段下移＞0.5mV，T波均倒置。辨证为气虚外感，邪滞心脉。治拟祛风，益气，养心。方用正柴胡饮加味：柴胡、赤芍、白芍各15g，防风20g，陈皮、白术、茯苓各12g，麦冬15g，黄芪30g，丹参20g，甘草6g。6剂后诸症大减，共用24剂。心电图恢复正常，至今未再发病。〔石曾敏，张纬溪．正柴胡饮新用[J].中医研究，1994，7（1）：39-40〕

【精要说解】

正柴胡饮由六味药组成，其中柴胡辛散表邪，为君药；防风为祛风发表、胜湿止痛，生姜辛温发散，发汗解表，二药相合，助君药解表透邪，为臣药；芍药养阴和营，防辛散太过，陈皮舒畅气机，助祛邪外出，共为佐药；甘草调和诸药为使。全方药性平和，为平散之剂。古今医家多用本方治疗外感风寒初起之轻证，视其兼证，随证加减，如：见头痛者，根据经络循行部位，加川芎、羌活、白芷等疏风止痛之品；见呕恶者，加半夏以降逆止呕；见表寒重者，加麻黄、苏叶以发汗解表散寒。

值得注意的是，“新方八阵”虽定义正柴胡饮为治疗外感风寒的平散剂，但在《景岳全书》中，正柴胡饮的应用并不局限于外感风寒表证，亦用于治疗呕吐、往来寒热、产后发热、小儿发热等多种病证。在原文中，柴胡的剂量为“一二三钱”，可见本方在实际应用上，柴胡用量有小剂量、中等剂量、大剂量之不同。柴胡小剂量升阳、透达表里，中等剂量疏肝解郁，大剂量解热退烧，随着柴胡剂量的变化，正柴胡饮的功效可由疏风散寒解表为主，转而以疏肝解郁、调和少阳为主，或以解热退烧为主。柴胡量效关系在本方中的变化，无疑给本方应用范围的拓展带来了启示。现代临床将本方新用于乳腺疾病、甲状腺疾病、高热、心肌炎等疾病的治疗中，纷纷斩获佳效，即为其佐证。本方确有进一步研发的价值。

我们体会，外感风寒出现表实证，《伤寒论》有重剂发散之方麻黄汤。景岳创制正柴胡饮治“外感风寒，发热恶寒，头疼身痛……凡气血平和”者，可知该方证较麻黄汤证确轻一筹，故宜从正柴胡饮“平散”之。由此联想到吴鞠通治温病表证（上焦证），亦有辛凉轻剂桑菊饮、辛凉平剂银翘散、辛凉重剂白虎汤。古人随证制方，法度严谨，于此可见一斑。

十九 保阴煎
阴虚内热动血方

【原文摘录】

治男妇带浊遗淋，色赤带血，脉滑多热，便血不止，及血崩血淋，或经期太早，凡一切阴虚内热动血等证。

生地　熟地　芍药各二钱　山药　川续断　黄芩　黄柏各一钱半　生甘草一钱

水二盅，煎七分。食远，温服。如小水多热，或兼怒火动血者，加焦栀子一二钱。如夜热身热，加地骨皮一钱五分。如肺热多汗者，加麦冬、枣仁。如血热甚者，加黄连一钱五分。如血虚血滞、筋骨肿痛者，加当归二三钱。如气滞而痛，去熟地，加陈皮、青皮、丹皮、香附之属。如血脱血滑，及便血久不止者，加地榆一二钱，或乌梅一二个，或百药煎一二钱，文蛤亦可。如少年或血气正盛者，不必用熟地、山药。如肢节筋骨疼痛或肿者，加秦艽、丹皮各一二钱。

【临床应用】

保阴煎为《景岳全书·新方八阵·寒阵》第一方，除用于治疗“男妇带浊遗淋，色赤带血，脉滑多热，便血不止，及血崩血淋，或经期太早，凡一切阴虚内热动血等证”外，该书的其他章节，共计28处，引用了保阴煎治疗相关病证，如《杂证谟·汗证》《杂证谟·痉证》《杂证谟·寒热》《杂证谟·虚损》《杂证谟·郁证》《杂证谟·痢疾》《妇人规·血热经早》《妇人规·经期腹痛》《妇人规·胎漏》《妇人规·带下》《小儿则·内热证》《外科钤·鹤膝风》等。其中以妇科经带胎产病证为主（引用本方共计 18 处），还涉及杂病、外科和儿科病证。

后世医家将本方应用于妇科经、带、胎、产类疾病最多，如清代陈莲舫的《女科秘诀大全》、沈金鳌的《妇科玉尺》、何应豫的《妇科备考》、陈佳园的《妇科秘书八种》；近现代任应秋的《中医各家学说·妇科学说》、郭振球的《妇科证治学新诠》、韩百灵的《百灵妇科》、孙坦村的《孙氏世家妇科临证经验》等妇科专著，都引用了本方，或对其加以论述。亦有将保阴煎应用于儿科、内科杂病者，如清代黄朝坊的《金匮启钥（幼科）》用本方治疗大小便血；清代林珮琴的《类证治裁》用本方治疗溺血、血淋等。

现代临床对保阴煎的应用和研究主要集中于妇科疾病，如胎漏、胎动不安、崩漏、恶露不尽等，其他疾病的临床或研究报道较少。

1. 月经病

盛氏等用加味保阴煎治疗气阴两虚型月经先期 61 例，组方：生地黄 15g，熟地黄 12g，白芍 12g，炒黄芩 12g，炒黄柏 12g，山药 15g，炒续断 15g，炙甘草 12g，炙黄芪 30g，菟丝子 30g，远志 12g，五味子 12g，淫羊藿 12g。水煎服，1 剂 / 天，早晚分服，服药 6 天停药 1 天，24 剂为 1 个疗程，连续服用 3 个疗程。结果提示痊愈 39 例，好转 18 例，无效 4 例，总有效率为 93.4%，疗效满意。〔盛文贞，刘金星．加味保阴煎治疗气阴两虚型月经先期 61 例 [J]. 西部中医药，2009，22（10）：35〕

罗氏等用保阴煎加味治疗青春期阴虚血热型崩漏 61 例，组方：出血期基本方，药用生地黄、熟地黄、白芍、川续断各 12g，黄芩、黄柏各 9g，山药 15g，仙鹤草 20g，茜草炭 15g，炒蒲黄 15g。水煎服，每日 1 剂，早晚各服 1 次。血止后用调经基本方，药用生地黄、熟地黄、白芍、川续断各 12g，黄芩、黄柏各 9g，山药 15g，制首乌 12g，枸杞子 12g，菟丝子 12g，鹿角胶 10g（烊化），炙甘草 6g。水煎服，每日 1 剂，早晚各 1 次，10 日为 1 个疗程。若偏阴虚者加女贞子、旱莲草；偏血虚者加烊阿胶；偏气虚者加党参、黄芪；偏血瘀者加红花、桃仁等。结果提示痊愈 30 例，好转 25 例，无效 6 例。疗效确切。〔罗玉娟，罗志娟，郑金兰，等．保阴煎加味治疗青春期阴虚血热型崩漏 61 例 [J]. 实用中医内科杂志，2010（8）：85-86〕

李氏等用保阴煎加减治疗上环后经期延长 60 例，组方：生地黄 12g，熟地黄 12g，白芍 12g，续断 15g，黄芩 10g，黄柏 10g，山药 15g，女贞子 20g，旱莲草 24g，蒲黄炭 12g，益母草 15g，甘草 5g。出血量多如崩者，加仙鹤草 30g，乌贼骨 12g；出血日久、气阴两伤者，去黄芩、黄柏，加党参 15g，黄芪 20g，麦冬 10g，阿胶（烊化）10g；偏血瘀者，加桃仁 10g，三七粉 3g（冲服）。每日 1 剂，文火水煎 2 次，混合，早晚分服，于月经周期第 3 天开始服用，直至经净，观察治疗 3 个周期。停药 3 个月后随访，评定疗效。结果提示，保阴煎加减治疗上环后经期延长疗效显著（总有效率为 91.1%），无不良反应。〔李艳梅，丘慧秋．保阴煎加减治疗上环后经期延长 60 例 [J]. 实用中医药杂志，2009，25（4）：219〕

杨氏用保阴煎加减治疗功能性子宫出血 293 例，组方为生地黄、熟地黄、生白芍各 12g，怀山药 30g，川续断、炒黄芩、炒黄柏各 10g，生甘草 5g，每日 1 剂，水煎，早晚分服。阴虚内热甚者加地骨皮、牡丹皮、山栀以滋阴清热降火；口干少寐者加麦冬、茯神、酸枣仁以养阴安神；阴血虚者加阿胶、旱莲草、女贞子以滋阴养血止血；出血多者加地榆炭、乌梅炭、槐花炭、侧柏炭、贯众炭以凉血止血；夹有血块者加茜草、蒲黄炭、益母草以化瘀止血；气滞腹痛者去熟地黄，加青皮、陈皮、当归、香附以行气止痛；肾虚腰膝酸软无力者加桑寄生、菟丝子、沙苑蒺藜、杜仲、枸杞子以补益肝肾。5 剂为 1 个疗程，一般 1 ～ 2 个疗程见效。结果提示痊愈 183 例，显效 49 例，有效 23 例，无效 14 例，总有效率达 94.8%。〔杨玉岫．保阴煎治疗功能性子宫出血 269 例 [J]. 陕西中医，1999，20（5）：195-196〕

2. 妊娠病

韦氏用保阴煎加减治疗先兆流产 43 例，有效率 100%，43 例患者中有 23 例（占比 53.5%）服用本方 2 ～ 3 剂即血止。组方：生地黄 12g，熟地黄 10g，白芍 30g，山药 15g，黄芩 10g，黄柏 10g，续断 10g，甘草 6g。每日1剂，水煎，早晚分服。偏阴虚内热者，加女贞子10g，旱莲草30g，地榆炭10g，藕节10g，以养阴清热止血；腰痛甚者，加菟丝子20g，桑寄生30g，以固肾安胎。〔韦明芳．保阴煎治疗先兆流产43例[J]. 广西中医学院学报，2001，4（2）：39〕

郝氏用保阴煎治疗抗精子抗体（ASAb）阳性所致免疫性不孕症94例，并与西药治疗进行对照观察。组方为生地黄、黄芩、黄柏各9g，熟地黄12g，赤芍15g，炒山药24g，续断30g，炙甘草6g。水煎服，每天1剂。于每次月经干净3天后连服18剂为1个疗程，共治疗3个疗程。结果提示，保阴煎治疗该疾病，妊娠率明显高于对照组，且没有激素所致的不良反应，是治疗女性免疫性不孕症（ASAb阳性）的理想方剂。〔郝树涛．保阴煎治疗抗精子抗体所致免疫性不孕症94例[J]. 新中医，2004，36（3）：55〕

方氏用保阴煎治疗阴虚内热所致的妊娠鼻衄、妊娠齿衄、妊娠肌衄等妊娠出血症，取得较好的疗效。〔方聪玉．保阴煎治疗妊娠出血症举隅[J]. 辽宁中医杂志，1989（11）：18〕

夏桂成专科专病专方经验：用保阴煎加减治疗“胎动不安”证属肾阴亏虚者。症见停经诊断怀孕，阴道不规则出血，量少色褐，伴心烦易怒、小便短赤、两颧潮红、腰酸隐隐、腹痛坠胀、乳房胀痛，舌质红尤以舌尖为甚，少苔，脉弦滑数等。组方：生地黄10g，山药10g，炒子芩10g，炒黄柏10g，白芍10g，地榆炭10g，钩藤10g，桑寄生10g，杜仲10g，紫苏梗10g，阿胶珠10g，苎麻根30g。〔宁泽璞，蔡铁如，杨建平．国医大师专科专病用方经验．第2辑，妇科病分册[M]. 北京：中国中医药出版社，2018：279−280〕

3. 产后病

史氏用保阴煎加减治疗产后恶露不绝属阴虚血热者60例。组方：生地黄、熟地黄、赤芍、山药、川续断、炒蒲黄、五灵脂各12g，黄柏、黄芩各10g，益母草15g，甘草3g。兼气虚者加党参、黄芪各12g；出血多者加茜草、乌贼骨、仙鹤草、大蓟、小蓟各12g；有邪毒内侵者加红藤、蒲公英、败酱草各20g。每日1剂，以治疗7天内血止，观察7天无出血者为显效；治疗 8 ～ 10 天内血止，观察 7 天无出血者为有效；治疗 10 天血未止者为无效。结果提示，显效 43 例，有效 14 例，无效 3 例，总有效率为 95%。〔史晓源 . 保阴煎治疗产后恶露不绝临床观察 [J]. 湖北中医杂志，2001，23（4）：29〕

刘氏等用保阴煎加味的颗粒剂治疗血热型产后恶露不绝 35 例。组方：生地黄 20g，熟地黄 20g，黄芩 10g，黄柏 6g，白芍 10g，炒山药 10g，续断 10g，甘草 6g，地榆 10g，槐花 10g，炒蒲黄 10g，五灵脂 10g，益母草 15g。7 剂。嘱患者用 400mL 开水冲泡，早、晚餐后半小时各服 200mL。结果提示，总有效率为 94.28%。刘氏认为，保阴煎加味治疗血热型产后恶露不绝的临床效果显著，安全性高，用药简单方便，可以减少不必要的宫腔操作，降低宫内感染率，具有临床推广价值。〔刘红艳，王若光，龚文娟 . 保阴煎加味治疗血热型产后恶露不绝 35 例 [J]. 江西中医药，2016，47（12）：40-41〕

【验案举例】

案 1

许勉斋调经用保阴煎加味，治一妇人，月经淋漓，色紫而黑，腹不痛，脉沉数，服补摄之剂无效，以生地黄、白芍、续断、山药、炙甘草，培补其气血，而以黄芩、黄柏、地榆炭、棕榈炭，减退子宫肌之炎肿，并促血管之收缩，一举而三得，连服 2 剂，果见病情好转。许勉斋治疗带下也用此方加减，如有一老妇，远来求治，天癸将绝之年，忽下白物甚多，头晕心悸，偶闻声响，则惕然不安，脉至微弱。许勉斋用保阴煎加酸枣仁、金樱子。《素问 · 上古天真论》云：“女子二七而天癸至……七七任脉虚，太冲脉衰少，天癸竭。”夫天癸当绝之年，忽下白物甚多，此乃脾肾气虚，不能摄守，遂下陷而成带浊，肾气下夺，不能上交于心，则心亦不能孤立，以致头晕、心悸、善惊、健忘，脉至微弱，为全身机能衰弱、心脏搏动乏力所致，保阴煎加减填阴固脱，养心宁神，剂即减轻，3 剂即痊愈。〔蔺焕萍，

李亚军．许勉斋用药特点[J]．河南中医，2018，38（5）：684-686〕

案 2

余某，女，37岁，已婚，2010年8月18日初诊。停经14周，不规则阴道出血2个月余，量多少不一，色或红或紫，偶有小血块，腰酸，少腹时有隐痛。苔薄黄，舌红，脉细滑而数。末次月经为5月10日，8月2日B超显示胎盘边缘性前置状态，胎盘边缘见2.8cm×1.9cm×3.0cm的液性暗区。曾于省某医院保胎治疗10余日，出血仍未止，医生嘱其放弃，患者拒绝，急来何嘉琳处就诊。8月16日复查B超提示胎盘低置状态（胎盘下缘达宫颈内口，胎盘内见多处大小不等的暗区），胎膜后方暗区（范围约6.0cm×1.6cm×6.0cm）。患者既往已生育一子，曾人工流产1次。何老认为，此系肾亏气虚系胞无力，兼有阴虚内热致胎漏下血，蕴久瘀滞宫内。治宜补肾益气固胎，清热化瘀止血。药用生黄芪30g，太子参30g，生地黄炭15g，生白芍药15g，阿胶珠12g，炒杜仲15g，桑寄生15g，苎麻根15g，升麻炭6g，桔梗9g，大黄炭6g，蒲公英18g，黄芩10g，黄柏6g，炒桑叶15g，牡丹皮10g，旱莲草15g，藕节炭15g，仙鹤草30g，煅龙骨（先煎）15g，三七粉（吞服）3g，白及粉（吞服）9g，生甘草3g。

2010年8月23日二诊：药后阴道出血止，腰酸减轻，腹痛不显，舌红，脉细滑，大便干。药至病所，调整原方，治以健脾益肾安胎、养阴清热、润燥之法。药用生黄芪15g，太子参30g，生地黄炭15g，焦白术10g，墨旱莲15g，藕节炭15g，仙鹤草30g，生白芍15g，黄芩10g，黄柏6g，焦栀子15g，炒牡丹皮10g，炒桑叶15g，阿胶珠12g，玄参炭10g，麦冬10g，炒玉竹20g，菟丝子15g，炒杜仲15g，桑寄生15g，苎麻根15g，煅龙骨（先煎）15g，三七粉（吞服）3g，白及粉（吞服）9g，生甘草3g。

2010年8月27日三诊：8月24日无明显诱因又见阴道流血，无腰酸腹痛。8月27日B超显示胎盘下缘距宫颈内口约2.1cm，羊膜囊后方见约5.1cm×4.2cm×1.8cm的液性暗区。可见胎盘位置上升，宫内暗区缩小。续以补肾益气固胎、滋阴清热止血治之。药用：生黄芪30g，党参30g，太子参 30g，升麻炭 6g，桔梗 9g，黄芩 6g，生地黄炭 15g，玄参炭 10g，怀山药 15g，牡丹皮 10g，生白芍 15g，墨旱莲 15g，焦栀子 15g，阿胶珠 12g，菟丝子 15g，炒杜仲 15g，桑寄生 15g，苎麻根 15g，炒桑叶 15g，藕节炭 15g，仙鹤草 30g，煅龙骨（先煎）15g，三七粉（吞服）3g，白及粉（吞服）9g，生甘草 3g。服上药 5 剂后阴道出血停止。续用原方加减以资巩固。9 月 13 日复查 B 超显示胎盘位置为前壁 0 级，宫内积血消失。

按：胞络者系于肾，肾虚则根怯无力系胎。肾气不足，胞胎失于固摄，可见胎盘低置。阴虚生内热，热扰冲任，胞脉受损，血热妄行，致胎漏下血。胎漏日久，瘀血内阻，又致反复漏红，宫内瘀血内积。何老主用补中益气汤，取黄芪、党参大补元气，使无形之气得以速固，以防下陷，不致气虚失摄、漏红不止。复加升麻、桔梗以举下陷之中气而载胎，又用菟丝子、炒杜仲、桑寄生之类补肾固胎。同时在用保阴煎基础上加炒桑叶、阿胶珠、玄参等滋阴降火、清血海之热止血。对于宫内积血患者，何老取制大黄一味，取其凉血泻火、活血化瘀之功，配合蒲公英、黄连增强其清热之力，与生地黄炭、苎麻根、仙鹤草等凉血止血药配伍。同时嘱患者吞服三七粉，活血化瘀止血，适于孕 3 个月以上出血、宫内有暗区者，所谓“有故无殒亦无殒也”，疗效显著。〔严航，胡一枝．何嘉琳教授治疗妇科疑难病验案 4 则 [J]. 河南中医，2010，30（12）：1162-1163〕

案 3

胡某，33 岁，1987 年 10 月 13 日初诊。患者主诉停经 56 天。见两大腿瘀青累累，口干咽燥头晕，时有泛恶，伴齿龈出血，舌偏红苔薄，脉细数时滑。西医检查血小板减少，转本科会诊。实验室检查：白细胞总数 3.6×10^9/L（3600/mm^3），血小板 56×10^9/L（56000/mm^3），血红蛋白 90g/L（9g/dL）。药用保阴煎，减川续断、熟地黄，加玄参、仙鹤草、麦冬、石斛、淡竹茹、大枣。服 12 剂药后，出血止。实验室检查：白细胞总数 5.4×10^9/L（5400/mm^3），血小板 100×10^9/L（100000/mm^3），血红蛋白 105g/L（10.5g/dL）。随访至顺产，未见复发。〔方聪玉．保阴煎治疗妊娠出

血症举隅 [J]. 辽宁中医杂志，1989（11）：18〕

案 4

杜某，女，25 岁。1998 年 11 月 5 日初诊。诉药流后阴道不规则出血 72 天。患者以往月经正常，本次因停经 41 天，查 HCG 阳性，并伴恶心欲呕、精神倦怠，诊断为早孕，而行药物流产。药流后，阴道出血淋漓不断，时多时少，持续 30 余天不净。口服益母草冲剂和注射缩宫素均无效。B 超检查显示子宫增大，宫腔内有胚胎组织残留。遂行清宫术。术后阴道出血量虽然减少，但仍淋漓不尽，近一个半月之久。刻诊：症见阴道出血量中等，色鲜红，无块，质黏稠，伴精神萎靡不振，腰酸无力，面色苍白，心胸烦躁，手足心热，口干喜饮，大便干结，脉细无力，舌质红，苔薄黄。诊断：药流清宫术后恶露不绝。证属阴虚血热、气阴两伤。治当益气养阴、清热止血。处方：太子参、生地黄、熟地黄、女贞子、川续断各 12g，黄芪、黄芩、黄柏、旱莲草各 15g，大蓟、小蓟、炒蒲黄各 10g，甘草 3g。服药 3 剂后，阴道出血停止，诸症缓解。上方去大蓟、小蓟、炒蒲黄，加山药 12g，山茱萸 10g。再服 3 剂，自觉精神好转，腰已不酸。继续观察 7 天，未见出血，嘱服六味地黄丸善后而愈。〔史晓源 . 保阴煎治疗产后恶露不绝临床观察 [J]. 湖北中医杂志，2001，23（4）：29〕

案 5

李某，女，28 岁。2013 年 6 月 17 日初诊。孕 5 个月余，2 周前无明显诱因出现皮肤瘙痒，夜间加重，皮肤干燥，散在淡红色丘疹，近 2 天症状加重，伴头晕、口干，夜间加重，手足心干热，烦躁失眠，大便干结，便黄，舌质红苔薄黄，脉细滑。平素月经规律，12 岁月经初潮，5 ～ 7 天 /30 ～ 35 天，月经量中、色暗红、无血块，无痛经。末次月经日期（Lmp）为 2013 年 1 月 10 日，5 天净，量色质同既往，无腹痛及腰酸。检查肝功、B 超均正常。诊断为妊娠身痒。辨证当属阴虚血热，血燥生风。治宜滋阴清热，养血祛风止痒。用保阴煎加味。生地黄 10g，熟地黄 10g，白芍 15g，山药15g，续断20g，黄芩10g，黄柏10g，炒荆芥10g，桑椹20g，酸枣仁15g，制何首乌20g，白术10g，丹参10g，炙甘草6g。4剂，水煎服，2日1剂。嘱其适当卧床休息，取左侧卧位，少食辛辣之品，饮食保持清淡而富有营养，至2013年7月6日，瘙痒等症状消失，大小便明显改善，睡眠好转。〔任志红，廖超，周天秀，等.妊娠身痒治验一则[J].实用中医药杂志，2014，30（11）：1057〕

【精要说解】

保阴者，保护阴血也。本方为阴虚血热证型的血证而设。景岳称治“一切阴虚内热动血等证”，可见其所指血证涵盖颇广，应该包括咯血、吐血、呕血、便血、溺血、血淋等，尤以妇科血崩、月经过多等最为常见。其辨证关键在于血量多，色鲜红，伴心烦、烘热、口干、便干、舌红、脉滑数等。

保阴煎由生地黄、熟地黄、白芍、黄芩、黄柏、山药、续断、甘草八味药组成。保阴煎，顾名思义，即保护、保存阴液之义。张锡纯曰：“阴虚之甚者，周身血脉津液皆就枯涸。必用浆汁最多之药，滋脏腑之阴，即以溉周身之液，如山药、地黄是也。”故方中以生地黄、熟地黄、山药滋阴养液，壮水之主以制阳光；黄芩、黄柏苦寒清热，泻火坚阴，与地黄、山药补泻互寓，尤重清下焦之火，保肝肾之阴，方名“保阴”，当缘于此。

方中续断一味，为保阴煎的应用指引了方向，续断为妇科胎产崩漏之要药，《景岳全书》谓其：“味苦而涩，苦重涩轻，气微凉；他产者，味甘微辛涩少。用川者良。凡用此者，用其苦涩。其味苦而重，故能入血分，调血脉，消肿毒乳痈、瘰疬痔瘘，治金损跌伤，续筋骨血脉；其味涩，故能止吐血衄血、崩淋胎漏、便血溺血，调血痢，缩小便，止遗精带浊。佐之以甘，如甘草、地黄、人参、山药之类，其效尤捷。”《本草经集注》亦曰：“（续断）地黄为之使。”续断得地黄之助，胎产调经尤为稳当，故保阴煎历代应用于妇科最多。

方中芍药一味，为补营上药，入肝脾血分。方中芍药是白芍还是赤芍，曾有争议。安氏等指出，根据《景岳全书》中治疗阴虚证的方剂，有用“白芍”的记载，以及历代医家在使用保阴煎时，多部医书均记载使用的是“白芍”，且主治范围基本承袭景岳之说，多用此方主治阴虚内热动血之证，由此推测保阴煎所用的“芍药”为“白芍”。笔者认为，保阴煎针对阴虚内热动血之证，热在血分，且其脉证未涉及热炽血瘀之证，故所用当为白芍，以其入血分，敛津液而护营血，收阴气而散邪热故也。在临床实践中，如有血热血瘀之象，可改用赤芍，或赤、白芍同用。〔安欢，庄爱文，王娜妮，等.保阴煎中“芍药”文献考证辨析 [J]. 新中医，2022，54（23）：4〕

综上，保阴煎为治疗阴虚内热动血之基本方，适用于阴虚内热而致下焦出血之证，尤适用于妇科疾病。全方用药简练，临床应用可随证加减，或与其他方剂合方应用，以增强疗效。如血虚者加阿胶；兼见心烦易怒者加栀子、莲心；兼见气虚之证者加党参、黄芪；出血多者视不同情况加用止血药；与寿胎丸、二至丸合用治疗先兆流产；与黄芩滑石汤合用治尿血；现代有用保阴煎与地屈孕酮、阿司匹林等西药联合应用，亦获佳效。

二十 抽薪饮 邪火炽盛方

【原文摘录】

诸凡火炽盛而不宜补者。

黄芩　石斛　木通　栀子炒　黄柏各一二钱　枳壳钱半　泽泻钱半　细甘草三分

水一盅半，煎七分。食远温服。内热甚者，冷服更佳。如热在经络肌肤者，加连翘、天花粉以解之。热在血分大小肠者，加槐蕊、黄连以清之。热在阳明头面，或躁烦便实者，加生石膏以降之。热在下焦、小水痛涩者，加草龙胆、车前以利之。热在阴分，津液不足者，加门冬、生地、芍药之类以滋之。热在肠胃实结者，加大黄、芒硝以通之。

【临床应用】

抽薪饮载于《景岳全书·新方八阵·寒阵》，该书用抽薪饮治疗多种病证属实证火盛热盛者，如伤寒发狂、中风、酒厥、痹证、消渴、喘促、呕吐、吐蛔、耳鸣耳闭、喉痹、牙痛、尿血、便血、吐血、齿衄、癃闭、狂证、月经先期、产后发热、气瘕、妇女阴疮、小儿痘疮眼中流泪赤痛等。后世医籍亦有记载，应用范围遵景岳之法，如《不居集》用本方治疗齿衄等病证，《笔花医镜》用本方治疗胃热自汗者，《医宗损益》用本方治疗淋证热甚者，《濒芳六述》用本方治疗头痛属火邪上攻者，《古今图书集成医部全录·第九册·妇科》用本方治疗血热经早，《医门八法》用本方治疗耳肿，《瞻山医案》用本方治疗三消等。现代临床对抽薪饮的应用研究较多。

1. 湿热证

欧阳氏等在抽薪饮基础上创制“新加抽薪饮（即抽薪饮加厚朴、苦参）”治疗多种湿热下注证，辨证要点以心烦、口苦、舌苔黄腻为主，如：癃闭，症见小便数而不爽，少腹满，渴不引饮，用新加抽薪饮加石韦、车前草；热淋，症见小便急数涩痛，或尿血，发热恶寒，腹痛，用新加抽薪饮加萆薢、海金沙；疫痢，症见腹痛，下利脓血，里急后重，肛门灼热，小便短赤，用新加抽薪饮加黄连、白头翁；腹泻，症见暴注下迫或泻而不爽，肛门灼热，用新加抽薪饮加黄连、扁豆；阴痒，症见阴部瘙痒热痛，坐卧不宁，带下黄稠腥臭，易怒，口渴，二便热痛不爽，用新加抽薪饮加龙胆草、地榆；直肠癌，症见腹痛，便下脓血，后重里急，便意不尽，用新加抽薪饮加僵蚕、败酱草、厚朴、乌梅。并认为新加抽薪饮中，黄芩、栀子、黄柏、苦参清理下焦湿热，木通、泽泻利尿祛湿、因势利导，枳壳、厚朴理气行滞，石斛、甘草养胃和中，诸药相互协调，则湿热除而胃阴不伤。〔欧阳锜．中医症证病三联诊疗 [M]. 北京：人民卫生出版社，1998：121-122〕

2. 淋浊

刘氏常用抽薪饮治疗湿热之尿精，临床以小便后尿道口有米泔样或糊状浊物（或白或赤），黏稠滴沥不断，小便短赤，浑浊不清，尿道灼热涩痛，睾丸肿痛，阴囊湿痒为主症，伴有口苦心烦，咽喉干燥，胸脘胀闷，大便不爽而灼肛，舌红苔黄腻，脉滑数。方用抽薪饮：石斛、黄芩、木通、栀子、黄柏各 9g（编者注：木通有毒性，剂量宜改，下同），枳壳、泽泻各 6g，甘草 3g。水煎服。〔刘兰芳，刘典功．中医男科疑难杂症诊疗备要 [M]. 北京：人民军医出版社，2001：335-336〕

金氏等用抽薪饮治疗血精属阴虚伤络者，症见精液色红，或兼射精疼痛不畅，伴阴部坠胀不适，失眠心烦，口燥咽干，腰膝酸软，五心烦热，舌红苔薄黄而干，脉细数无力或弦数。组方：黄芩、石斛、木通、栀子、黄柏、枳壳、泽泻、甘草各适量。每日 1 剂，水煎服。〔金东明，王彩霞．

中国男性病方药全书 [M]. 哈尔滨：黑龙江科学技术出版社，2000：116〕

白氏用抽薪饮合治浊固本丸加减治疗前列腺炎属湿热壅闭者，指出此证型多见于前列腺炎急性发作或慢性前列腺炎充血郁血期，症见恶寒发热，周身酸楚，会阴坠胀，尿时茎痛，或点滴难痛，尿道口时流秽浊或见赤浊，小便短黄，便结口干，舌质红，苔黄腻，脉弦数。〔白洪龙．常见病症中西医诊治概要 [M]. 昆明：云南人民出版社，1983：304〕

3. 五官疾病

杨氏等用抽薪饮加减治疗目病属火证者，提出症见眼目赤痛，或肿或涩，或羞明胀闷，凡暴风之火甚者均宜用此方加减主之。方用《景岳全书》原方。〔杨维周．眼科临床药物 [M]. 北京：科学技术文献出版社，1978：283〕

江氏用抽薪饮治疗齿衄，提出血虽多而齿不动摇者，由平素嗜食肥甘辛热之物及饮酒所致，宜内服抽薪饮、清胃饮，外用冰玉散敷之。〔江欣然．江欣然血证类释 [M]. 北京：中国中医药出版社，2016：52〕

何氏用抽薪饮加味治疗慢性鼻渊，证属肾虚邪毒蚀窦者，方用菟丝子9g，枸杞子15g，龟甲胶10g，山萸肉9g，黄芩9g，石斛9g，山栀9g，枳壳6g，山药15g，牛膝10g，黄柏10g，泽泻12g，木通6g，甘草4.5g。胃火盛者加玉泉散9g，分吞。牙痛者加海桐皮10g，露蜂房9g。〔何宗德．中医耳鼻喉口腔科临床手册 [M]. 上海：上海科学技术出版社，1989：77〕

4. 精神疾病

王氏等用抽薪饮治疗酒精依赖和酒精中毒性精神障碍，中医辨证属湿热壅滞者，组方：黄芩、石斛、木通、栀子、黄柏、枳壳、泽泻、甘草。〔王晓慧，李清亚．最新精神疾病用药 [M]. 北京：人民军医出版社，2010：506〕

张氏用抽薪饮治疗狂证属痰火实盛者，若只有火邪而无胀闭热结者，用抽薪饮以清其火。〔张鉴修．中医治疗精神病 [M]. 武汉：湖北人民出版社，1980：48〕

5. 其他

吴氏用抽薪饮治疗酒厥属湿热壅滞者，症见大量饮酒后，神识昏愦，或烦躁，或不语，或呕吐痰涎，或气喘发热，或咳嗽吐血，大便干燥，脉实。组方：黄芩 10g，石斛 15g，木通 6g，栀子 10g，黄柏 6g，枳壳 10g，泽泻 10g，甘草 4g。如神昏者，加葛花 10g，黄连 4g，菖蒲 10g。〔吴承玉．现代中医内科诊断治疗学 [M]. 北京：人民卫生出版社，2001：440〕

杨氏等用抽薪饮治疗糖尿病热盛，症见口干舌燥、饮冷、尿少、苔黄、脉数者，方用景岳抽薪饮原方。〔杨玺．糖尿病防治 [M]. 上海：上海中医药大学出版社，2004：291〕

北京市中医学校用抽薪饮治疗脱肛属湿热下注者，症见脉沉滑，舌苔黄腻，小便短赤，肛疼。〔北京市中医学校．常见疾病中医诊疗便览 [M]. 北京：人民卫生出版社，1959：29〕

除上述疾病外，临床亦见将抽薪饮应用于痹证、阴疮、子宫异常出血、呕吐、急性浆液性炎、慢性阻塞性肺疾病稳定期等疾病的治疗中，可见本方适用范围广，疗效确切。

【验案举例】

案 1

张某，男，56 岁，因饮酒后神昏，四肢厥冷，于 1983 年 2 月 23 日入院。其爱人代诉：患者今与人猜拳行令，饮酒过多，渐出现悲喜不定，步态不稳，呕吐等症，继而语无伦次，神志不清，面色苍白，四肢厥冷，经用西药输液治疗无效而入院。症见神昏，四肢厥冷，面赤气粗，溲黄，舌红，苔黄腻，脉滑数。中医诊断：酒厥。辨证属酒湿化热，治以清热利湿、解酒化滞。先针刺其人中、内关穴，强刺激，10 分钟 1 次，25 分钟后患者苏醒。后用抽薪饮加味：葛花、枳椇子各 12g，黄芩、栀子、黄柏、木通、泽泻、石斛、枳壳各 10g，甘草 5g。当日服用后，诸症缓解。次日再服 1 剂而愈。〔刘胜利．病案二则 [J]. 湖北中医杂志，1989（2）：28-29〕

案 2

孙某，男，68 岁。2000 年 6 月初诊。前列腺肥大史 8 年。近 1 个月来出现尿闭，已导尿数次。刻诊：少腹胀急，窘迫难忍，烦躁不安，大便秘结，舌苔黄燥，脉滑数。此为湿热盘踞之癃闭重症，以加味抽薪饮治疗。药用：生熟大黄、黄芩、黄柏、黑山栀、泽泻各 10g，制甘遂、桔梗、木通、枳壳各 5g，石斛 20g，生甘草 3g。3 剂，另以鲜益母草 250g 煮汤，一面盆倾倒于便盆内，令患者坐其上熏蒸，不期尿出，腹胀缓解。三诊后，改用代抵当丸方。后随访，尿潴留未再发作，仅有尿频、尿无力。〔范淑平．癃闭证治例析 [J]. 中华中医药学刊，2005，23（5）：883〕

案 3

严某，男，42 岁，干部。1977 年 5 月 7 日初诊。患者形体壮实。每次就餐时，头部冒汗，汗出如洗，饭后如常，伴口臭已 3 年。舌质红，出汗时脉洪数。此属胃有实热，熏蒸于上。拟“抽薪饮”加味：黄芩 12g，黄柏 12g，栀子 10g，石斛 12g，木通 15g，泽泻 12g，枳壳 10g，甘草 6g，浮小麦 15g，牡蛎 15g。五剂，并嘱少食鱼肉荤品，多食新鲜蔬菜。服上方后，餐时头汗明显减少，再进五剂，头汗遂止。〔杨灿．自汗治验三则 [J]. 湖南中医学院学报，1985（4）：26〕

【精要说解】

抽薪者，釜底抽薪也，即将锅底下的柴火抽去以止沸。本方为火热炽盛之证而设。徙薪饮治凡火内热“渐觉而未盛”，而本方治“更甚者”。景岳称本方“诸凡火炽盛而不宜补者”，可见其所指火证涵盖范围广泛，当包括热在脏腑、七窍、三焦、二阴、筋骨、肌肉之间，病情急，火势甚，尚无实结，且无表证者，如阳明胃火上浮之齿痛、鼻衄，湿热下坠之脱肛疼痛，胃热熏蒸之头汗等。辨证关键为临床表现见火热之象，舌红苔黄、脉弦数或弦滑数，或见心烦、发热。

本方所治火证，火势炽盛，故仿黄连解毒汤之义，用黄芩、黄柏、栀子苦寒之品直折火势。石斛一味，极为巧妙。《本草纲目》载："石斛名义未详。其茎状如金钗之股，故古有金钗石斛之称。"景岳曰："（石斛）扁大而松，形如钗股者，颇有苦味，用除脾胃之火，去嘈杂善饥，及营中蕴热。其性轻清和缓，有从容分解之妙，故能退火养阴除烦，清肺下气，亦止消渴热汗。"可见本方中石斛可能为金钗石斛，功效偏于滋阴清热、益胃生津。因火盛往往伴有阴伤，栀、芩、柏苦燥之药亦未免伤阴，故用石斛，以甘润之品，清中焦之热，护胃中之津。方中木通、泽泻为清利之品，有助于热邪从小便而解。枳壳行之散之，推动清热之品发挥作用，使邪火得以解散。甘草清热解毒，调和诸药。全方配伍合理，颇具巧思。

我们认为，尽管加减法中提到"热在肠胃实结者，加大黄、芒硝以通之"，不如在原方中加大黄，与方名"抽薪"更为合辙。

二十一 徙薪饮 清内热微火方

【原文摘录】

三焦凡火，一切内热，渐觉而未甚者，先宜清以此剂。其甚者，宜抽薪饮。

陈皮八分　黄芩二钱　麦冬　芍药　黄柏　茯苓　牡丹皮各一钱半

水一盅半，煎七分。食远，温服。如多郁气逆伤肝，胁肋疼痛，或致动血者，加青皮、栀子。

【临床应用】

徙薪饮载于《景岳全书·新方八阵·寒阵》，该书用徙薪饮治疗多种疾病，如吐血、口疮口苦、火证眼目赤痛、火证喉痹、溺白证、崩漏经漏不止、妊娠猝然下血、产后发热、阴肿等。后世医籍亦有记载，应用范围遵景岳之法。如《女科医则玄要》仿景岳之法将本方用于治疗阴肿；《医门八法》将本方用于治疗耳聋；《不知医必要》将本方用于治疗目赤肿痛；《不居集》用本方治疗伤酒吐血；《竹林女科证治》将本方用于治疗胎漏；《秦伯未实用中医讲义》将本方用于治疗浊证；《近代中医珍本集·五官科分册》用本方治疗喉痹等。现代临床应用摘录如下。

1. 咽喉类疾病

胡氏等认为慢咽痹的病机多为肺肾阴虚，阴虚火旺，火炎于上，熏灼咽喉，炼液为痰，结于咽喉，阻碍气血。基于此，用徙薪饮合甘桔汤加减治疗慢咽痹，取得了较好的疗效。〔胡春强，郭改会．徙薪饮合甘桔汤加减治疗慢咽痹[J]. 中国社区医师，2019，35（26）：95-97〕

2. 目病

何氏将徙薪饮用于治疗因郁生热，因热生火，邪火上犯清明之视神经炎，症见胸胁胀闷，口干纳少，月经不调，舌质暗红，且眼底炎症较轻者。〔何绍奇．现代中医内科学[M]. 北京：中国医药科技出版社，1991：452〕

梁氏以徙薪饮加减，治疗目赤肿疼痛，组方：黄芩、山栀、白芍、丹皮、茯苓各一钱五分，菊花二钱，甘草六分。〔梁廉夫．不知医必要[M]. 北京：中医古籍出版社，2012：75〕

3. 口腔疾病

孙氏等用徙薪饮治疗阴虚内热、上灼口腔而致的口疮、牙痛、牙痈。组方：陈皮 2.5g，黄芩 6g，麦冬、芍药、黄柏、茯苓、牡丹皮各 4.5g。空腹时温服，每日 1 ～ 2 剂。〔孙世发．老年病方药精华[M]. 北京：人民卫生出版社，1999：941〕

裘氏用徙薪饮治三焦浮火，肌里伏热，时或呛嗽，痰涎满口，或舌破、牙龈肿痛等症。组方：陈皮、丹皮各八分，黄芩（炒）、黄柏各一钱，赤芍、麦冬（去心）、赤茯苓各一钱五分，甘草五分。白水煎，食远温服。〔裘庆元．珍本医书集成．第三册，方书类[M]. 北京：中国中医药出版社，2012：167〕

4. 妇科疾病

郝氏等用徙薪饮治疗火热炽盛、迫血妄行而致的崩漏，症见经血色深红而质稠，量多，面色红赤，唇舌红，苔黄，脉数有力。组方：陈皮 2.4g，黄芩 6g，麦冬、芍药、黄柏、茯苓、牡丹皮各 4.5g。水煎，食远温服。〔郝丽莉，赵文静．中国妇产方药全书[M]. 哈尔滨：黑龙江科学技术出版社，1998：39〕

【验案举例】

患者，女，43岁。2017年5月4日初诊。患者因咽部不适10余年，反复中西药治疗无效来诊。自诉长期咽喉不适，咽干，咽部异物感，遇辛辣等刺激性食物或气味，或遇感冒等诱因，症状加重并伴有咳嗽，无痰。平素常感疲乏无力，盗汗，腰膝酸软，大小便无异常。察其咽部黏膜红嫩肿胀，咽侧索散在淋巴滤泡增生，口咽部和喉咽部出现帘珠状淋巴滤泡增生，舌红苔薄黄，脉细数。西医诊断为慢性咽炎，中医诊断为慢咽痹，属阴虚火旺证。治以滋阴降火为主，徙薪饮合甘桔汤加减：黄芩15g，黄柏12g，麦冬15g，生地黄30g，元参25g，山茱萸15g，知母12g，赤芍15g，牡丹皮12g，荆芥12g，防风12g，薄荷6g（后下），茯苓10g，陈皮15g，桔梗12g，川贝母6g，泽泻10g，生甘草12g，7剂，水煎服。嘱忌辛辣刺激性食物。

二诊：2017年5月11日。患者咽干明显减轻，异物感存在，咽喉不适感大为减轻，查其喉部黏膜，淋巴滤泡增生仍存在，但明显缩小，舌脉如前稍有缓解，效不更方，继服前方14剂。三诊：2017年5月25日。患者咽部不适感已消失，检查咽部淋巴滤泡大部分已经消失，咽部黏膜红微肿，舌红苔薄黄，脉细微数，但仍存异物感。原方去生地黄、山茱萸、泽泻，加厚朴20g，姜半夏10g，紫苏叶9g。14剂，水煎服。四诊：2017年6月8日。咽干异物感消失，咽喉黏膜淋巴滤泡消失，前方去半夏，减元参为12g，7剂，水煎服，隔日1剂。并嘱其痊愈后忌食辛辣刺激性食物。随访1年余，慢咽痹未复发，感冒时即使出现咽喉症状，感冒痊愈后症状也随即消失。〔胡春强，郭改会．徙薪饮合甘桔汤加减治疗慢咽痹[J]．中国社区医师，2019，35（26）：95-97〕

【精要说解】

徙薪者，远徙其薪之义，指将柴薪搬离灶釜。中焦如灶釜，水谷之炉也，下焦之火，是为柴薪。三焦凡火或内生之热，皆属无根之火、凌杂之薪，不得不趁早除之。“徙薪饮”其名，即含曲突徙薪、防微杜渐之意。

景岳称本方治“三焦凡火，一切内热，渐觉而未甚者”，可见所治之证涵盖范围很广，热在脏腑、七窍、三焦、二阴、筋骨、肌肉之间，病情较缓，火势不甚，且无表证者，均可以此方治疗。本方对于少阳三焦经循行于头面之耳、目、咽喉等热证疗效尤佳，盖火之本在下、火之标在上也。

徙薪饮由陈皮、黄芩、麦冬、芍药、黄柏、茯苓、牡丹皮七味药组成，清火养阴并举，虚火实火共治，其义有三：

一则泻火存阴。景岳认为内生之火，宜消降不宜升散，方以黄芩、黄柏相配，以清降三焦凡火和内生之火。黄芩味苦性寒，质轻清，善清三焦之火，尤专于清心肺；黄柏味苦微辛，其性多沉，善降三焦之火，尤专肝肾。二药相须为用，泻火存阴。方中未用黄连者，盖黄连为苦寒之最，而本方治火势之微，若病轻药重，寒凉过用，则必阳气受伤，寒病反生，反之，若病重药轻，则如杯水车薪、火势难制，反酿燎原之灾。

二则育阴除热。方中麦冬、芍药配伍，滋阴补虚，以清内热。内热虽微，亦会伤阴，病情较缓，阴伤尚轻，故景岳用麦冬、芍药二味药性平和之品，正如景岳所云：“微虚者宜从微补，微热者宜从微清；若热倍于虚而清之不及，渐增无害也；若虚倍于热，而清之太过，则伐及元阳矣。”

三则通畅三焦。三焦者，中渎之腑，行气、血、津液，贵在流通。方中用陈皮理微滞之气，茯苓除微滞之湿，牡丹皮逐微滞之血，与清火养阴之品相辅相成，疏通三焦，清解郁火。条文载：“多郁气逆伤肝，胁肋疼痛，或致动血者，加青皮、栀子。”此为情志不畅，气郁化火，故加青皮以增强疏肝理气之力，加栀子以增强清热除烦之功。

徙薪饮虽然药味简单，却攻补兼施，别出心裁，不仅蕴含着“已病防变”的治未病思想，也体现了景岳在寒阵用药上，精当区分药物轻清重浊、药力微甚，曲突徙薪，步步为营的治疗思路，非常值得临床学习和借鉴。

二十二 化肝煎 治郁怒化火方

【原文摘录】

怒气伤肝，因而气逆动火，致为烦热胁痛、胀满动血等证。

青皮　陈皮各二钱　芍药二钱　丹皮　栀子炒　泽泻各钱半。如血见下部者，以甘草代之　土贝母二三钱

水一盅半，煎七八分。食远，温服。如大便下血者加地榆，小便下血者加木通，各一钱五分。如兼寒热，加柴胡一钱。如火盛，加黄芩一二钱。如胁腹胀痛，加白芥子一钱。胀滞多者，勿用芍药。

【临床应用】

化肝煎载于《景岳全书·新方八阵·寒阵》，该书主要用化肝煎治疗怒气伤肝，因而动火所致的烦热、胁胀胁痛、动血等证。后世医家对化肝煎的临床应用颇多，治疗范围亦逐渐拓展。清代《医级》用本方治疗肝胆气火逆满，胁痛烦热及吐衄等症；《柳选四家医案按》用本方治疗脘腹痛；《奉时旨要》用本方治疗胁痛；《医学集成》用本方治疗崩漏属怒动肝火者。近现代《程门雪医案》中用本方治疗少腹痛坠；《中医临证备要》（秦伯未等编）将本方应用于发狂的治疗；《中医学概论》（孟景春、周仲瑛主编）中用本方治疗子悬等。现代化肝煎在临床的应用更为广泛。

1. 胃病

杨氏指出，西医认为胃食管反流病是胃酸、胆汁、胰液、胃蛋白酶等胃十二指肠内容物反流入食管，反复刺激食管黏膜使屏障受损而发病的疾病。它属于中医“反胃”“吐酸”“胃脘痛”“郁证”等范畴，主要症状是反酸、胃灼热等。《素问玄机原病式》明确记载：“酸者肝木之味也，由火盛制金，不能平木，则肝木自甚，故为酸也。如饮食热，则易于酸矣。或言吐酸为寒者，误也。又如，酒之味苦而性热……烦渴呕吐，皆热证也，其吐必酸，为热明矣。”故知本病病位在肝、脾（胃）两脏，病性属热，对于肝胃热郁气滞型，应用景岳化肝煎加减治疗。张景岳说：“凡属有形之证，亦无非由气之滞，但得气行，则何聚不散。”化肝煎最大的特点是善解肝气之郁，平气逆而散郁火，在临床治疗胃食管反流时常取得较好疗效。本方亦常应用于肝郁化火、肝胃郁热、胸胁胀痛的治疗。〔郝建梅．陕西省名中医学术经验集·杨震名中医学术经验集 [M]. 西安：陕西科学技术出版社，2022：230〕

米氏用化肝煎加减治疗糜烂型慢性胃炎 112 例。基本药物：陈皮 10g，青皮 12g，牡丹皮 12g，栀子 10g，蒲公英 20g，浙贝母 12g，赤芍 10g，三七 15g，海螵蛸 20g。胃脘胀痛加佛手、枳壳；刺痛加醋莪术、郁金；隐痛加白芍；大便干结加大黄、当归；嗳气者加炒莱菔子、代赭石；泛酸加炒鸡内金、煅瓦楞；心烦多梦者加黄连。水煎服，每日 1 剂。对照组给患者口服维 U 颠茄铝镁片加维酶素片，第 1 周加服阿莫西林胶囊。结果显示，治疗组总有效率为 93.75%，对照组总有效率为 77%，治疗组明显优于对照组（$P < 0.05$）。〔米云鹏．化肝煎加减治疗糜烂型慢性胃炎 112 例 [J]. 长春中医药大学学报，2009，25（2）：240〕

曹氏等用化肝煎联合兰索拉唑治疗难治性胃食管反流病。将 66 例难治性胃食管反流病患者随机分为治疗组和对照组，对照组予兰索拉唑口服，治疗组在对照组基础上加化肝煎口服，组方：炒谷芽 15g，浙贝母、炒栀子、煅龙骨、紫苏梗、白芍、茯苓各 10g，佛手 9g，青皮、陈皮各 6g，木香 5g，每日 1 剂，水煎 200mL，分早晚 2 次口服，疗程 4 周。结果显示，治疗组在改善中医证候积分、降低反流性食管炎中医证候积分方面优于对照组。两组中医证候疗效比较，治疗组明显优于对照组（$P < 0.05$）。表明化肝煎联合兰索拉唑治疗难治性反流性食管炎疗效确切，不良反应少，具有很好的应用前景。〔曹静，查安生．化肝煎治疗难治性胃食管反流病临床观察 [J]. 安徽中医药大学学报，2020，39（2）：25-27〕

蔡氏用化肝煎加味治疗肝火犯胃型反流性食管炎，治疗方法为在常规西医对症治疗基础上，予以化肝煎加味。组方：蒲公英 20g，栀子、牡丹皮、半夏、白芍各 15g，海螵蛸、泽泻、浙贝母各 10g，柴胡、黄连、青皮、陈皮、甘草各 6g。随症加减：烧心、反酸严重者加煅瓦楞子 10g；胸骨后疼痛甚者加延胡索、土鳖虫各 8g；大便秘结者加厚朴、大黄各 8g；气郁者加郁金、佛手各 10g；胁痛、胀满甚者加枳壳、郁金各 8g；呃逆嗳气甚者加木香、旋覆花各 8g；咽部异物明显者加瓜蒌、岗梅根各 10g；胃阴不足加麦冬、石斛各 10g；肝胃热甚者加黄芩、栀子各 6g。水煎服，1 剂 / 天，早、晚各温服 1 次。两组均以 4 周为 1 个疗程，连续治疗 2 个疗程。结果显示，观察组和对照组的总有效率分别为 94.3%（66/70）和 78.6%（55/70），观察组的复发率为 7.1%（5/70），明显低于对照组的 37.1%（26/70）（$P < 0.05$）。提示相较于西医综合对症治疗，联合应用化肝煎加味治疗肝火犯胃型反流性食管炎能取得更为满意的疗效，对减少疾病发作频率、改善症状、降低复发率有积极的作用，且有利于提高患者生活质量。其作用机制与上调胃动素（MOT）、前列腺素 E_2（PGE_2）水平，增强胃肠蠕动功能，减轻消化道黏膜损伤有关，值得临床应用。〔蔡东兰．化肝煎加味对肝火犯胃型反流性食管炎患者胃动素及前列腺素水平的影响 [J]. 现代中西医结合杂志，2021，30（15）：1670-1673〕

虞氏等用化肝煎加减治疗慢性萎缩性胃炎肝胃郁热型，对照组给予西医常规治疗，观察组在对照组的基础上给予化肝煎加减治疗，基本方组成为青皮、陈皮、牡丹皮、栀子、泽泻各 10g，白芍药、土贝母各 15g，炙甘草 6g。随证加减：脾胃虚弱者加党参 20g，茯苓 10g，去牡丹皮、栀子；脾胃虚寒者加附子、干姜各 10g，去牡丹皮、栀子；痰浊中阻者加厚朴 15g，半夏 10g；脾胃湿热者加黄连、吴茱萸各 6g；胃阴不足者加麦冬 10g，玉竹 15g；胸胁胀痛者加川楝子、柴胡各 10g；食欲不振者加神曲、麦芽、鸡内金各 10g；Hp 阳性者加蒲公英 30g。将每剂中药加水至浸过中药，武火煎沸，再以文火煎 15 分钟，去渣取汁 200mL，每日 1 剂，早晚分 2 次温服，连续服用 4 周。结果显示，治疗后观察组与对照组的总有效率分别为 92.06%、80.95%，差异具有统计学意义（$\chi^2=3.62$，$P < 0.05$）。治疗 6 个月后，观察组及对照组分别随访患者 55 例、46 例，复发率分别为 5.45%、19.57%（$\chi^2=5.73$，$P < 0.05$）。提示化肝煎加减治疗慢性萎缩性胃炎肝胃郁热型患者具有较好的临床疗效，短期治疗后患者的临床症状迅速消失或缓解，且具有较高的安全性和较低的复发率，优于单纯西医常规治疗方法。〔虞芬兰，唐跃华 . 化肝煎加减治疗慢性萎缩性胃炎肝胃郁热型 63 例观察 [J]. 浙江中医杂志，2015（5）：326-327〕

刘氏等用加味化肝煎治疗消化性溃疡，对照组给予雷尼替丁 150mg，每日早晚各服 1 次。治疗组则在对照组治疗的基础上加服加味化肝煎，组方：陈皮 10g，青皮 10g，白芍 10g，牡丹皮 12g，山栀 10g，黄连 8g，吴茱萸 5g，香橼 10g，佛手 10g，绿萼梅 10g，土茯苓 10g，白术 15g，甘草 5g。每日 1 剂。头煎加水 350mL，取汁 150mL；二煎加水 300mL，取汁 100mL，两煎混合，分 3 次口服。1 个月为 1 个疗程。结果显示，治疗组和对照组的总有效率分别为 96.67% 和 63.33%，两组比较有显著性差异（$P < 0.05$），说明中西医结合治疗消化性溃疡有很好的疗效。〔刘新奇，刘建军 . 加味化肝煎治疗消化性溃疡 60 例疗效观察 [J]. 湖南中医杂志，2004，20（5）：7-8〕

刘氏临床常用化肝煎治疗肝胃不和型胃癌，疗效满意，指出本证病位在脾胃，病因在肝，化肝煎组方中，青皮、陈皮二者疏肝理气和胃；牡丹皮、栀子、泽泻清肝泄热；浙贝母化痰散结；白芍养阴柔肝止痛。患者化疗后，脾胃虚弱，则用白术、茯苓、太子参、黄芪、砂仁、焦神曲等药益气健脾。〔邢祎蕾，刘培民，刘芳芳 . 刘培民应用化肝煎治疗肝胃不和型胃癌经验 [J]. 中国中医药现代远程教育，2018，16（21）：85-86〕

2. 肝胆疾病

郑氏临床善用化肝煎加减治疗肝病，认为慢性肝炎主要的治疗手段是抗病毒及调节免疫。当慢性肝炎病毒被清除，机体的免疫功能正常，肝功能也会恢复正常，不必追求单纯的降酶、护肝治疗。并且，肝病后抑郁症也是肝病并发的难治之症，其发病率高，病程漫长，易反复，预后较差。患者常在身心双重折磨中度过，部分患者长期处于抑郁状态。化肝煎最大的特点为善解肝气之郁，平气逆而散郁火，肝郁之病证最为常见。本方作用专一，运用得当，加减得法，疗效亦比较明显。〔郑黎明，郑嘉文，裘璟．郑玉麒运用化肝煎治疗肝病的经验 [J]. 浙江中医杂志，2021，56（10）：760〕

周氏指出，在临床坚持辨证论治的前提下，适当选用具有某些特定作用的药物以适应肝胆病某一环节的需要，既可能收到较好的治疗效果，又能对病变实质有较强的针对性，如慢性肝炎转氨酶升高之肝经湿热证，可选用化肝煎化裁，以疏肝解郁、清热降酶。〔岑耀南．桂派名老中医·学术卷·周培郁 [M]. 北京：中国中医药出版社，2010：21〕

丁氏指出慢性肝病当以补脾调肝为主，若见患者性情急躁，头痛失眠，肝区觉热如火燎，且作痒，痛如针刺，或胀痛，脉弦略数，舌尖边红，为气火有余，法当柔泄，配伍化肝煎。〔单书健，陈子华．古今名医临证金鉴·黄疸胁痛臌胀卷（下卷）[M]. 北京：中国中医药出版社，1999：2〕

徐氏等用化肝煎加减治疗 2 型糖尿病合并非酒精性脂肪性肝病。将患者随机分为二甲双胍组和化肝煎组。化肝煎组予化肝煎加减，组方：陈皮 10g，青皮 15g，牡丹皮 10g，白芍 15g，贝母 10g，栀子 15g，知母 10g，黄柏 10g，黄连 5g。煎取 200mL，分 2 次服用，疗程 12 周。结果显示，化肝煎组治疗后复查肝脏超声检查显效及有效共 31 例，有效率为 77.5%；盐酸二甲双胍片组 29 例，有效率为 72.5%。两组疗效无显著差异。化肝煎组治疗后脂肪肝、ALT（丙氨酸氨基转移酶）、AST（天门冬氨酸氨基转移酶）、FPG（空腹血糖）、TG（甘油三酯）、LDL-C（低密度脂蛋白胆固醇）较治疗前明显降低（$P < 0.05$）。指出化肝煎加减能明显改善 2 型糖尿病伴非酒精性脂肪肝患者的肝脏病变，降血脂、血糖，具有良好的应用前景。〔徐

蕾，李达．化肝煎加减治疗2型糖尿病合并非酒精性脂肪性肝病的临床研究[J].中西医结合心血管病电子杂志，2017，5（31）：81，84〕

孙氏用化肝煎加味治疗联苯双酯停药后谷丙转氨酶反跳72例，对照组予联苯双酯口服治疗。治疗组予联苯双酯滴丸口服，同时口服中药化肝煎加味。组方为青陈皮各10g，赤白芍各10g，丹皮参各10g，泽泻10g，大贝母10g，板蓝根30g，虎杖30g，白花蛇舌草30g，甘草6g。每日1剂，水煎，分2次服。ALT正常者将联苯双酯减至7.5mg/次，每日3次。停药后观察ALT近期和远期出现反跳的情况。结果显示，化肝煎加味与联苯双酯合用不仅可以降低ALT，而且可以降低其反跳率，与单纯运用联苯双酯降低ALT相比，其降低近、远期反跳率有显著性差异（$P < 0.05$），值得临床推广运用。〔孙永明．化肝煎加味降低联苯双酯停药后谷丙转氨酶反跳72例[J].实用中医内科杂志，2005，19（5）：475〕

李氏用化肝煎加减治疗慢性胆囊炎40例。组方为栀子9g，赤芍30g，青皮12g，牡丹皮12g，陈皮12g，浙贝母15g，海螵蛸18g，金钱草30g，枳壳10g。肝胆湿热者，加鸡骨草30g；气滞者，加川楝子12g；阴虚者，加麦冬15g，枸杞子15g；血瘀者，加郁金18g；大便秘结者，加生大黄10g。每日1剂，水煎两次，取汁分2次温服。对照组给予茴三硫片。结果显示，治疗组总有效率为95%，对照组总有效率为87.5%，两组比较有显著性差异（$P < 0.05$）。〔李道宽．化肝煎加减治疗慢性胆囊炎40例[J].中国中医药现代远程教育，2008，6（7）：697〕

3. 皮肤病

刘氏在临证时发现，大部分玫瑰痤疮潮红期患者多有肝郁的表现，认为肝郁为本病潮红期的核心病机，当以疏肝清火为治疗大法，应用化肝煎治疗此病，随症加减，常获良效。〔王云，宋琪，龚娟，等．从肝郁探讨化肝煎治疗女性玫瑰痤疮[J].河南中医，2020，40（1）：78-81〕

黄氏在长期的临床实践中总结了中医治疗皮肤病的方法，抓住化肝煎解肝郁、平气逆、兼清郁火的特点，通过辨病辨证相结合的原则运用化肝煎加减治疗肝郁气滞型、气郁化火型、气滞血瘀型、肝火亢盛型、气滞痰凝型皮肤病取得了显著效果。〔杨文峰，应佳晓，张亚梅，等．黄莺教授运用化肝煎加减治疗皮肤病经验举隅 [J]. 亚太传统医药，2017，13（3）：89-91〕

杨氏认为，痤疮可从肝论治。痤疮乃腠理疾病，按面部五脏分布，面颊两侧为肝所主。青春时期，情绪不稳，易为外物所感，郁则气滞，怒则伤肝，气郁则化火，出现肝郁内热之象。故而痤疮发病部位以面颊两侧最为多见。基于肝主腠理、肝主疏泄的理论，治疗之时可从肝论治，开达腠理、疏肝理气。常从肝郁内热论治，可用四逆散或化肝煎合自拟乌紫解毒汤等，以疏肝理气、清热解毒、活血散结。〔杨震．杨震相火气机学说研习实践录．临证经验集 [M]. 北京：中国中医药出版社，2019：205-206〕

4. 妇科疾病和乳腺疾病

哈氏指出，妇女经行发热缘于内伤者，临床较为多见。其因有二,一为肝郁，一为血虚。属肝郁发热者，临床多表现为午后低热，或忽寒忽热，或周身烘热，并见烦躁易怒，头胀耳鸣，乳胁胀痛，舌质红，脉弦数等。治宜疏肝清热。可予化肝煎加减。〔哈孝贤．哈孝贤临床随笔 [M]. 北京：中国医药科技出版社，2014：103〕

李氏认为凡由肝郁化火所致之月经不调、不孕等症，均可用化肝煎化裁运用，临床用于治疗月经先期、倒经、崩漏、经行头痛、肝经郁热乳汁自出、不孕等病，颇多效验。〔李振兰．化肝煎在妇科临床上的应用 [J]. 安徽医学，2001，22（2）：30〕

王氏认为肝为风木之脏，藏阴血，寓相火，性善条达，即“体阴而用阳”之意。若肝郁不疏，气机闭而不通，相火不能敷布而动火伤血。张景岳谓之“气逆动火”。此外，还可致血滞、水阻、湿停、痰聚等诸多病变。肝郁气滞，必影响冲任之功能，而导致诸多月经疾病。临证用化肝煎加减治疗月经病，其效卓著。〔王翠萍．化肝煎治疗月经病 [J]. 天津中医，1993（2）：8〕

宫氏于 1987—1996 年应用《景岳全书》中的化肝煎加减治疗乳腺增生 50 例，疗效满意。组方为青皮 12g，白芍 18g，陈皮 9g，牡丹皮 12g，栀子 9g，泽泻 9g，浙贝母 10g。加减法：心烦潮热者加柴胡 12g，夏枯草 18g；乳房胀痛者加香附 12g，川楝子 9g；刺痛者加桃仁 9g，当归 12g；乳癖难消者加橘核9g，生牡蛎30g（先煎），王不留行15g。煎服法：每日1剂，水煎，分早、晚2次口服，20天为1个疗程，连服1～3个疗程，月经期暂停服药。结果显示，痊愈29例，显效18例，无效3例，总有效率为94%。并且发现本方不仅能消除乳腺增生，同时能明显改善神经－内分泌功能失调，改善临床症状。〔宫钦爽，尹学花. 化肝煎治疗乳腺增生50例 [J]. 吉林中医药，2000，20（2）：33〕

5. 其他

时氏认为血尿可因七情内伤，肝气郁结化火，郁火伤阴，以致热伤血络，故血尿属气郁化火，郁火伤阴，热伤血络者，可用化肝煎加大蓟、小蓟、生侧柏叶、生地榆之类。〔李平，王国柱，余仁欢. 时振声中医肾脏病学 [M]. 北京：中国医药科技出版社，2023：453-454〕

王氏等基于"肝常有余"理论，认为肝郁化火、木火刑金是导致小儿慢性咳嗽的常见病因病机，运用化肝煎并临证加减以疏肝解郁、降逆散火、调肺宁嗽，临床疗效显著。〔王金娥，刘晓红，张皓翔，等. 基于"肝常有余"理论探讨化肝煎治疗儿童慢性咳嗽思路 [J]. 浙江中医药大学学报，2024（4）：429-432〕

夏氏等用化肝煎加味治疗肝火旺盛型Graves病（毒性弥漫性甲状腺肿）30例。组方：青皮、陈皮、白芍、土贝母、夏枯草各12g，牡丹皮、栀子、泽泻、猫爪草各9g。每日1剂，分中、晚餐前服用。每4周为1个疗程，共治疗2个疗程。结果提示，化肝煎加味可以改善肝火旺盛型Graves病患者的甲状腺功能，降低血管内皮生长因子水平，改善患者烦躁易怒、身热、易汗出、口干或苦、多食、寐差等症状，其总体疗效优于单纯的MMI（甲巯咪唑）治疗。〔夏思梦，兰晓栋，吴秋生，等. 化肝煎加味治疗肝火旺盛型Graves病临床观察 [J]. 山西中医，2023，39（6）：27-29〕

解氏等用化肝煎合甘草泻心汤加减联合氨来呫诺治疗复发性口腔溃疡，对照组用氨来呫诺口腔贴片贴于患部，治疗组在对照组用药基础上给予甘草泻心汤合化肝煎加减治疗。组方：甘草、蒲公英各15g，黄芩、半夏、白芍各10g，牡丹皮、泽泻、浙贝母各8g，黄连、青皮、陈皮、党参各6g。

湿热重者加滑石、茵陈蒿各10g；湿邪重者加苍术、佩兰各10g；肝胃热甚者加黄芩、栀子各6g；兼阴伤者加麦冬、石斛各10g。分早晚两次温服，1剂/天，连续服用7天。两组治疗期间均嘱患者保持口腔卫生，禁烟酒，清淡饮食。结果显示，治疗组有效率为90.24%，对照组有效率为70.73%，差异有统计学意义，提示甘草泻心汤合化肝煎加减联合氨来呫诺治疗复发性口腔溃疡可有效改善T淋巴细胞亚群分布，减轻机体炎症反应，有利于促进溃疡愈合，提高治疗效果。〔解碧晶，王姝璐，张钰涓．甘草泻心汤合化肝煎加减联合氨来呫诺治疗复发性口腔溃疡疗效研究[J].陕西中医，2022，43（7）：910-913〕

王氏等认为化肝煎作用专一，善解肝郁、平气逆、降郁火，根据此特点对眼科的“白睛溢血”“聚星障”“混睛障”“绿风内障”等病有较好疗效。〔王洪泉，秦继明．化肝煎在眼科的临床应用[J].中医药信息，1995，12（3）：44〕

此外，化肝煎还较多地应用于失眠、头痛、胁痛、腹痛、泄泻、黄褐斑等疾病的治疗。

【验案举例】

案 1

张某，女，40岁。2020年7月6日初诊。患者心情焦虑急躁，脉弦，苔薄白。此属肝火过旺。治用化肝煎合越鞠丸化裁。方药为炒苍术12g，香附9g，川芎9g，焦栀子9g，焦六神曲9g，炒青皮9g，陈皮6g，牡丹皮9g，生白芍20g，泽泻9g，浙贝母12g，梅花9g，郁金9g。7剂，每日1剂，水煎，早晚分服。

二诊（2020年7月23日）：药尚对证，症状显减，治守原法。上方加党参15g，当归15g，合欢花12g。7剂，每日1剂，水煎，早晚分服。三诊（2020年8月3日）：药后病情改善，肝郁渐解，唯夜寐欠安。治守原法，并嘱其自我调节心情。上方加酸枣仁12g。每日1剂，水煎，早晚分服，以

巩固疗效。（盛增秀医案）

案 2

汪某，男，31 岁，工人。1983 年 5 月 2 日入院。患者胃脘持续剧痛，拒按，两胁窜痛，历时半天，伴呕吐、汗出，烦躁不安，辗转呻吟。经用阿托品、颠茄合剂等西药治疗无效，急诊入院。入院后又以阿托品、山莨菪碱、维生素 B_6、庆大霉素治疗 2 天，呕吐止，余症无缓解，邀余会诊。询问得知，病因夫妻口角、打架，致其妻受伤住院而发。除上述症状外，尚有口干口苦，心烦少寐，小便短赤，大便干燥。舌质红，苔黄，脉弦紧。诊断为胃脘痛。证因暴怒伤肝，郁而化火，横逆犯及中州。治宜疏肝解郁，泄热理中。方选化肝煎加减：白芍 20g，青皮、陈皮、泽泻、炒山栀、川楝子、元胡各 10g，黄连、柴胡、甘草各 5g，2 剂，水煎服。服药 1 剂后，疼痛明显缓解，子夜安静入睡。复诊继服 2 剂，疼痛若失，诸症痊愈。〔陈满良．化肝煎治急症三则 [J]. 湖南中医杂志，1993，9（4）：20〕

案 3

王某，男，46 岁。患者肝功能反复异常，诊断为慢性活动性肝炎，应用恩替卡韦分散片、复方甘草酸苷片等治疗，病情反复不愈。彩超显示肝硬化、脾大、门脉高压，脾大（肋下 2cm）。遂来就诊，诊见肝区不适，时有隐痛，面色欠华，乏力，纳差，易感冒，大便偏软，舌质淡，脉弦。湿邪留恋，予化肝煎加味，青皮、陈皮各 15g，山栀子、丹皮、土贝母各 10g，泽泻、芍药、垂盆草、焦三仙各 20g，藤梨根 30g。服药 2 个月余，检查肝功能正常，彩超检查肝光点增粗，诸证均除，肝弹性检查，肝纤维化指标均正常，随访 2 年无反复。〔郑黎明，郑嘉文，裘璟．郑玉麒运用化肝煎治疗肝病的经验 [J]. 浙江中医杂志，2021，56（10）：760〕

案 4

李某，女，59 岁。1971 年 12 月 20 日初诊。主诉：有尿感病史四年余，常急性发作。近一周来小溲频急涩痛，尿常规检查示白细胞（+）。患者兼见胸闷，少腹胀痛，头胀烦热。脉来弦数，舌偏红，苔薄黄。证属郁怒伤肝，气逆动火，上扰则头胀冒热，下注则小溲黄浊、频急涩痛，横逆则少腹胀痛。治仿景岳化肝煎法，清化肝经之郁火。处方为橘叶 4.5g，橘核 9g，炒青皮 6g，生白芍 9g，粉丹皮 4.5g，炒山栀 9g，泽泻 9g，川贝母 4.5g，潼木通 4.5g，煨金铃 6g，车前子（包）9g，嫩白薇 12g，白蒺藜 12g。上方投药 5 剂，尿路刺激征症状消失，尿常规复查为阴性。随症选加旋覆花、广郁金、绿萼梅、佛手柑、瓜蒌皮、青黛、生石决、钩藤等味。治之匝月，病情稳定。翌年介绍另一淋证患者来诊，据李某云，宿疾一年来未作。此患者在中药治疗期间未加用任何西药。〔沈经宇．程门雅音，余响不绝——四载淋证取化肝 [J]. 上海中医药杂志，1995（1）：31〕

案 5

刘某，男，34 岁。1987 年 3 月 14 日初诊。患者平素性情刚烈，1 周前与家人发生争吵，致胸胁胀满，攻窜而痛，终日闷闷不乐，今日右眼白睛 3 ～ 6 点位片状出血，口苦，咽干，舌红苔薄黄，脉弦数。此乃肝木郁而化热侮肺金，致肺气不降、迫血妄行。即投化肝煎化裁：青皮、陈皮、泽泻、白芍、桔梗各 15g，桑白皮、栀子、牡丹皮各 12g，木通、郁金、茅根各 10g，生甘草 5g。服 4 剂诸证大减，后依前方去白芍、茅根，加赤芍、归尾各 15g，继服 7 剂而愈。〔王洪泉，秦继明．化肝煎在眼科的临床应用 [J]. 中医药信息，1995，12（3）：44〕

案 6

陈某，女，65 岁。1993 年 2 月 11 日初诊。干咳 1 个月有余。频频呛咳似喘，咽喉干燥且苦，口渗黏液，伴胸脘痞满，食后尤甚，腹部时痛，大便或干或溏，便后痛减。舌质正，苔薄黄，脉弦，咽红。听诊两肺呼吸音稍粗。胸部 X 线摄片未见异常。初按咽炎治疗，投以清肺利咽之剂 4 剂，不效。二诊：改从肝治，仿化肝煎出入。药用苏梗、山栀、泽泻、白芍、柴胡、枳壳各10g，青皮、陈皮、丹皮各8g，新贝母6g，蒲公英15g。服药3剂后，呛咳等症状明显减轻。守原方续服3剂，诸症消失。〔钱丽芳．王益谦运用化肝煎治验举隅[J]. 四川中医，1999，17（12）：51〕

案7

患者，女，34岁。2007年1月初诊。患者因家事不遂，与其夫常吵闹，屡致夜不安寐，伴烦躁，头痛，悲伤欲哭，舌红，苔腻微黄，脉弦数。辨证属肝郁化火。治以解郁散火。方予化肝煎加减：青皮10g，陈皮5g，栀子12g，牡丹皮12g，泽泻12g，白芍12g，茯神15g，首乌藤15g。服用5剂后，症状大减，后多次治验有良效。〔俞芹．古方新用医案5则[J]. 世界中医药，2009，4（4）：213-214〕

【精要说解】

化肝煎药效专一，既不同于龙胆泻肝汤之苦寒直折，亦不同于丹栀逍遥散之扶土抑木、开郁泄热。本方适用于肝经气血郁滞，失于调达而生郁火之证，临证不必拘泥于某病某证，抓准本方特点，找准病因病机，常可获得佳效。

方中牡丹皮、栀子清肝泻火，若兼见脾虚者，栀子用量须轻；青皮、陈皮行气除满消胀；泽泻导热下泄；浙贝母清降，“最降痰气，善开郁结，止疼痛，消胀满，清肝火”，既能清金，又能制木。郁怒化火久则伤阴，故以白芍养肝阴，白芍味酸，既能入肝泻火，又能补肺益金，诸药合用，既可避免苦寒太过伤及元阳，又可防行散太过而耗真气。

我们认为，“化肝煎”为治疗情志郁怒的经典名方。辨证要点为情绪易怒，脉弦，舌边尖红，可用于情志郁怒化火轻证。情志郁怒多责之肝，肝气以条达为顺，若平素多郁怒，则肝失条达，或化火或横逆或上冲。郁怒伤肝，忧思伤脾，且肝气为邪，多乘脾土，故临床常与逍遥散、归脾汤合用，随证加减。

二十三 玉女煎
滋阴清热要方

【原文摘录】

治水亏火胜，六脉浮洪滑大。少阴不足，阳明有余，烦热干渴，头痛牙疼失血等证，其效如神。若大便溏泄者，大非所宜。

生石膏三五钱　熟地三五钱或一两　麦冬二钱　知母　牛膝各钱半

水一盅半，煎七分。温服或冷服。如火之盛极者，再加栀子、地骨皮之属亦可。如多汗多渴者，加五味子十四粒。如小水不利，或火不能降者，加泽泻一钱五分，或茯苓亦可。如金水俱亏，因精损气者，加人参二三钱尤妙。

【临床应用】

玉女煎系《景岳全书》方，后世医籍多有阐述。吴鞠通在《温病条辨》中记载，玉女煎主要用于治疗阳明温病，症见身热，口渴，心烦，舌红苔黄，脉滑数者。吴鞠通认为，此类患者多因热盛伤阴，治宜清热养阴，本方去牛膝，加玄参，熟地黄改用细生地，乃立加减玉女煎，主治温病气血俱热、口渴、舌绛、脉数等；竹叶玉女煎主治妇女温病，经水适来，脉数耳聋，干呕烦渴，甚至十数日不解，邪陷发痉者。清代《通俗伤寒论》中立新加玉女煎，为在原方的基础上加紫石英四钱，灵磁石四钱，东白薇四钱，石决明五钱，青盐陈皮一钱，秋石一分，以在清热滋阴的基础上达到镇咳之效。现代玉女煎在慢性咽炎、糖尿病、月经诸证、口腔诸疾等多有应用。

1. 慢性咽炎

唐勇等应用玉女煎加减治疗 43 例慢性咽炎，总有效率为 95.3%。唐氏认为慢性咽炎属中医喉痹范畴，玉女煎甘寒清火之力，挫虚火炽盛之势，以固护阴液，在原方的基础上加鳖甲、沙参，重用滋阴药以加强滋阴之功，而将清实火为主的石膏减量，再加治疗阴虚虚火上炎之咽喉肿痛的要药玄参，既能滋阴，又能降火解毒散结。玉女煎可作为慢性咽炎的基础方剂。〔唐勇 . 玉女煎加味疗慢性咽炎 43 例 [J]. 广西中医药，1996（5）：21〕

葛氏等用玉女煎加味治疗慢性咽炎，基本方：生石膏（先煎）30g，麦冬、知母、桃仁、红花各 9g，玄参、南沙参、北沙参各 12g，土牛膝、桔梗、山豆根、蝉蜕各 10g，薄荷 6g。舌燥、心烦加黄连、栀子；干咳、多痰加贝母、天竺黄；咽喉干痒灼热加金银花、连翘；大便干结，数日一行加生大黄；咽后壁淋巴滤泡肿胀突起加赤芍、丹皮。每日 1 剂，10 天为 1 个疗程，可连服 2 ～ 3 个疗程。经 1 ～ 3 个月的治疗，总有效率达 93.44%。〔葛美娟 . 玉女煎加味治疗慢性咽炎 61 例 [J]. 安徽中医学院学报，1995，2（14）：21〕

2. 糖尿病及糖尿病并发牙周炎

肖氏等用玉女煎配合西医治疗，以 60 例胃热阴虚型糖尿病并发牙周炎患者为研究对象，将患者按照随机分组法分为两组，每组 30 例。对照组行常规西医治疗，观察组在对照组的基础上加用玉女煎加味治疗。处方为丹参 10g，麦冬 6g，知母 5g，山萸肉 15g，石膏 15g，黄芪 10g，牡丹皮 10g，熟地黄 15g，生地黄 10g 和牛膝 5g。对两组空腹血糖、中医证候积分、SBI 指数（龈沟出血指数）、PD 值（牙周探诊深度）和临床疗效进行对比分析，发现常规西医治疗基础上，联合玉女煎加味对胃热阴虚型糖尿病牙周炎能够有效改善患者的牙周炎病情，促使患者更好地控制机体血糖，进而提升治疗效果。〔肖瑞，张柏玮，唐超琼，等 . 玉女煎加味治疗胃热阴虚型糖尿病并发症牙周炎的临床研究 [J]. 智慧健康，2023，9（27）：186-189〕

顾氏等用玉女煎加减治疗胃热炽盛证 2 型糖尿病。处方：石膏、熟地黄各 30g，麦冬、怀牛膝各 20g，知母、石斛各 15g，党参、山茱萸各 12g，地龙、僵蚕各 10g，黄连、甘草各 6g。结果表明，玉女煎加减治疗胃热炽盛型 2 型糖尿病的疗效显著，能有效缓解临床症状，降低血糖水平，改善胰岛 β 细胞功能。〔顾跃，何芳，章卫健．玉女煎加减治疗胃热炽盛证 2 型糖尿病临床研究 [J]. 新中医，2024，56（9）：31–35〕

3. 月经诸证

牛氏应用玉女煎辨证治疗阴虚血燥型月经过少，配合人工周期疗法治疗卵巢储备功能减退，选取 118 例卵巢储备功能减退所致阴虚血燥型月经过少患者作为研究对象。结果表明，卵巢储备功能减退所致阴虚血燥型月经过少患者采用玉女煎加减治疗，可有效调节机体激素水平，促进卵巢储备功能恢复，改善月经过少症状，提高疗效。〔牛聪慧，熊明亮．玉女煎加减联合人工周期疗法治疗卵巢储备功能减退所致阴虚血燥型月经过少的临床效果 [J]. 中外医学研究，2023，21（33）：23–27〕

陶氏用玉女煎治疗经行口糜 38 例。处方为生石膏 30g，熟地黄 30g，麦冬 10g，山萸肉 10g，知母 5g，怀牛膝 5g，熟大黄 5g，白茅根 30g，黄连 3g，秋石 6g，青果 6g，生甘草 5g，随证加减。总有效率为 92.2%。〔陶佩君．加味玉女煎治疗经行口糜 38 例 [J]. 上海中医药杂志，1996（12）：21〕

鲍氏用玉女煎治疗经行高热，选取 3 例经行高热患者（体温 39℃以上）。处方为石膏 15g（先煎），生熟地黄各 15g，麦冬 15g，知母 10g，牛膝 15g，钩藤 15g（后下），白芍 18g。疗效显著，药后诸症悉平，月经按月而至。〔鲍世平．玉女煎治经行高热 3 例 [J]. 江西中医药，2001，32（4）：19〕

4. 口腔诸疾

国医大师禤国维教授提出，糜烂型口腔扁平苔藓多缘于脾胃湿热、郁火熏蒸及肝肾阴虚、虚火上炎，临证以“清热利湿、滋阴降火”为治疗大法，善用玉女煎加减化裁治疗本病。玉女煎对该病减少不良反应、缩短疗程及减少复发等方面显示出良好效果。〔罗亚，刘炽，姚丹霓，等．国医大师禤国维运用玉女煎加减治疗糜烂型口腔扁平苔藓经验 [J]. 中华中医药杂

志，2023，38（4）：1564-1568〕

崔氏应用玉女煎合泻黄散加味治疗复发性口腔溃疡疗效显著，认为复发性口腔溃疡的病因主要是阴虚（胃阴、肾阴、心阴），内火（脾胃伏火、心火），津（精）伤，脾虚。治疗的关键是把握病机，准确定位，对症用药，标本兼治。采用玉女煎合泻黄散加味治疗该病，可起到标本兼治、对症治疗的目的。〔崔杰尔．玉女煎合泻黄散加味治疗复发性口腔溃疡体会 [J]. 中国民间疗法，2022（10）：108-110〕

除上述疾病外，临床研究表明玉女煎对甲状腺疾病、系统性红斑狼疮、自汗盗汗等多种病症均有一定的疗效。值得关注的是，玉女煎在糖尿病及糖尿病并发症、口腔溃疡疾病的治疗中表现出良好的疗效。

【验案举例】

案 1

李某，女，58 岁。2014 年 12 月 23 日初诊。胃在窍为口，胃火素旺，口腔反复溃疡，既往有牙龈出血史；腹股沟和腋下淋巴结肿大多年，屡治乏效。脉来弦缓，舌红，苔薄。治宜清胃泻火、解毒散结。方用玉女煎、清胃散化裁。生地黄 18g，生石膏（先煎）18g，麦冬 12g，知母 9g，怀牛膝 9g，当归 10g，黄连 6g，蒲公英 20g，金银花 15g，连翘 12g，紫花地丁 15g，夏枯草 15g，生甘草 6g，牡丹皮 9g。7 剂。

二诊（2014 年 12 月 30 日）：口腔溃疡消失，唯感精神疲乏健忘，寐差，面色欠华，脉来弦缓偶有歇止，舌质偏红。经体质检测，系阴虚兼气虚质，辨证属心营不足、气阴两亏。治宜养心安神，补益气阴，方用天王补心丹化裁。太子参 12g，生地黄 15g，天冬 10g，麦冬 10g，丹参 15g，玄参 9g，当归 10g，炒酸枣仁 12g，柏子仁 9g，炙远志 6g，茯神 10g，黄连 5g，北沙参 12g，炙甘草 6g，7 剂。

随访：先后就诊 6 次，患者自觉无明显不适。〔庄爱文，王文绒．盛增秀验案说解 [M]. 北京：中医古籍出版社，2017：120〕

案 2

黄某，男，55岁。2015年7月28日初诊。口腔与舌部反复糜烂溃疡，已十余年。脉象弦缓，舌有齿印、溃疡。证属胃阴不足、胃火偏亢。既往有高血压、高脂血症、糖尿病史。治宜滋养胃阴以清胃火，玉女煎先得我心矣。生地黄18g，麦冬12g，生石膏（先煎）20g，知母10g，怀牛膝9g，川石斛10g，黄连6g，生甘草6g，7剂。

二诊（2015年8月4日），药后口腔溃疡未作，脉象弦缓，舌边尖偏红，再拟滋养胃阴，清泻胃火。生地黄18g，麦冬12g，生石膏（先煎）20g，知母10g，怀牛膝9g，川石斛10g，黄连6g，生甘草6g，玄参9g，7剂。

三诊（2015年8月11日），近两天舌尖稍有糜烂疼痛，脉舌同前。治守原法，加导心火从小肠而出之品。生地黄18g，淡竹叶12g，生石膏（先煎）20g，知母10g，黄连6g，玄参9g，蒲公英18g，怀牛膝9g，生甘草6g，川黄柏9g,7剂。随访：先后就诊共7次，诸症悉除。〔庄爱文，王文绒.盛增秀验案说解[M].北京：中医古籍出版社，2017：121〕

案 3

罗某，男，62岁。2015年6月11日初诊。口腔溃疡，反复发作，发时口腔糜烂，疼痛，食辛热之品容易发作，脉弦滑，舌红苔薄。治宜清胃泻火，兼养胃阴。生地黄18g，黄连6g，生石膏（先煎）16g，知母10g，麦冬12g，怀牛膝9g，生甘草6g，7剂。

二诊（2015年6月18日）：药后口腔溃疡已愈合，脉滑，舌红苔薄。胃火素旺，宜原法再投，以防复发，此“治未病”之旨也。生石膏（先煎）18g，黄连6g，生地黄18g，知母10g，麦冬12g，牡丹皮9g，玄参9g，怀牛膝9g，生甘草6g，7剂。

三诊（2015年6月23日）：口腔溃疡未见，再拟清胃泻火以巩固疗效。生石膏（先煎）18g，黄连6g，知母10g，麦冬12g，生地黄18g，牡丹皮9g，玄参9g，升麻5g，怀牛膝9g，生甘草6g，竹叶10g，焦山栀9g，7剂。

随访：先后就诊共5次，诸症悉除。〔庄爱文，王文绒．盛增秀验案说解 [M]. 北京：中医古籍出版社，2017：122〕

案 4

陆某，男，24岁。2016年11月8日初诊。胃火旺盛，口腔溃疡，时时发作，疼痛加剧，口唇干燥，口渴喜饮，脉象弦滑，舌质偏红、边有齿印，舌苔薄黄。治宜清胃泻火，佐以滋养胃阴。且心为舌之苗，舌亦有溃烂，当兼顾清泻心火。方用清胃、玉女、导赤合化。黄连6g，生地黄18g，牡丹皮10g，升麻5g，生石膏（先煎）16g，知母10g，川牛膝9g，麦冬12g，竹叶12g，蒲公英20g，生甘草6g，7剂。

二诊（2016年11月15日）：药后口腔溃疡已愈，各症悉减，此乃心胃火旺渐平之兆象。然本病屡有发作，仍需继续调治以防复发。方药如前，更小其制可也。黄连5g，生地黄18g，牡丹皮9g，升麻4g，当归10g，生石膏（先煎）18g，知母9g，淡竹叶10g，麦冬12g，川牛膝9g，蒲公英18g，生甘草5g，7剂。〔庄爱文，王文绒．盛增秀验案说解 [M]. 北京：中医古籍出版社，2017：122〕

案 5

黄某，31岁，农民。1995年7月3日初诊。近1年每逢经前4天起发热，无恶寒，四肢酸软，于经行第1天或第2天热势炽盛，体温高达39.8℃，经净后热退。近日五心烦热，口干渴，牙龈肿痛，头痛目胀，大便干结如羊屎，体温38.6℃，舌质红、苔薄白，脉弦数。上次月经6月9日，平时月经周期为26～28天，5天净，经色红，血块少，经量多。方用石膏15g（先煎），生熟地黄各15g，麦冬15g，知母15g，牛膝15g，钩藤15g（后下），白芍18g，玄参15g。服4剂。

7月7日二诊，患者昨日月经来潮，药后诸症均减，体温降至37.5℃，大便通畅，每日1次，月经量中等。继用上方去白芍，再进5剂。8月3日三诊，上次药后，经行第2天发热已退，经量正常，现无任何症状，仍投初诊方药5剂，以巩固疗效。1998年5月，患者陪同亲属前来就诊，自述自1995年8月治疗后，至今诸症悉平，月经按月而至。〔鲍世平.玉女煎治经行高热3例[J].江西中医药，2001，32（4）：19〕

案6

黄某，男，54岁。1993年10月3日初诊。自觉咽部干燥不适，有异物感3年多，加重3天。平时常感腰膝酸软，耳鸣。患者曾在当地卫生院断断续续用过抗生素治疗，效果不明显，近来因天气干燥，又进食辛热之品，症状明显加重。刻诊：自觉咽中不适，有异物感，常有“吭喀”动作，咽干痒而咳，有灼热感，微痛，午后及入夜加重。咽反射敏感，咽部充血，微暗红，黏膜干燥，咽后壁淋巴滤泡增生。舌红少津，苔薄少，脉细数。中医诊断：虚火喉痹，辨证属肾阴虚、虚火上炎。西医诊断：慢性咽炎。治以滋阴降火。药用玄参10g，鳖甲20g（先煎），沙参15g，熟地黄25g，女贞子15g，知母10g，生石膏10g（先煎），麦冬15g，牛膝5g，每日1剂，水煎服。服药1个疗程后，症状明显减轻。经5个疗程治愈。随访2年无复发。〔唐勇.玉女煎加味疗慢性咽炎43例[J].广西中医药，1996（5）：21〕

【精要说解】

玉女煎方中石膏辛甘大寒，清阳明有余之火而不损阴，故为君药。熟地黄甘而微温，以滋肾水之不足，故用为臣药。君臣相伍，清火壮水，虚实兼顾。知母苦寒质润，滋清兼备，一则助石膏清胃热而止烦渴，一则助熟地黄滋养肾阴；麦冬微苦甘寒，助熟地黄滋肾，而润胃燥，且可清心除烦，二者共为佐药。牛膝导热下行，且补肝肾，为佐使药，以降上炎之火、止上溢之血。本方的配伍特点是清热与滋阴共进，虚实兼治，以治实为主，使胃热得清，肾水得补，则诸症可愈。

玉女煎后世运用较多，用以治疗胃肾阴不足而胃火有余之病症。《素问·脉要精微论》提到：“阴虚则热，阳虚则寒。”阴不足则见诸多热证。阳明之脉上行头面，上入齿中，阳明气火有余，胃热循经上攻，则见头痛牙痛；热伤胃经血络，则牙龈出血；热耗少阴阴精，故见烦热干渴、舌红苔黄。张秉成的《成方便读》说：“夫人之真阴充足，水火均平，决不致有火盛之病。若肺肾真阴不足，不能濡润于胃，胃汁干枯，一受火邪，则燎原之势而为似白虎之证矣。”朱丹溪的《格致余论》谓：“人之一身，阴不足而阳有余。”现代人因情志失调、饮食不当或房事不节，以致肾阴不足、相火妄动。相火为元气之贼，耗气伤阴。然阴气迟成而早衰，难成而易亏。相火煎熬真阴，发为阴虚，日久肝肾之阴亏虚，阴阳失衡。阴液不能制约相火，又进一步加深相火之妄动，而成诸多阴虚火旺之证。在临床诸多病症中，如消渴病、口腔溃疡等，多见少阴不足、阳明有余之象，随证运用玉女煎加减，可收获意想不到之功效。

我们的经验，对肾水不足、胃火旺盛的口渴喜饮，牙龈肿痛，口腔溃疡等证，常用本方加黄连治疗，效果显著。阴亏甚者，可加石斛、玄参；胃热重者，酌加蒲公英；大便燥结者，可加大黄。

二十四 绿豆饮 热毒食疗方

【原文摘录】

凡热毒劳热，诸火热极不能退者，用此最妙。

用绿豆不拘多寡，宽汤煮糜烂，入盐少许，或蜜亦可。待冰冷，或厚或稀或汤，任意饮食之，日或三四次不拘。此物性非苦寒，不伤脾气，且善于解毒除烦，退热止渴，大利小水，乃浅易中之最佳最捷者也。若火盛口甘，不宜厚味，但略煮半熟，清汤冷饮之，尤善除烦清火。

【临床应用】

绿豆饮载于《景岳全书·新方八阵·寒阵》，景岳常用本方治疗暑风火独盛者、酒厥火甚者、喉痹火壅于上、小水不利，或辅助治疗走马疳。本方在清代应用尚多，如《医级》用本方治疗烦躁，《齐氏医案》用本方治疗衄血，《医宗损益》用本方治疗热淋尿涩烦热者，《医学集成》用本方解瘟毒。《近代中医珍本集·外科分册》用本方治疗辄马丹因热瘟而起者，以及中毒等急症的救治。现代不乏临床应用，主要用于中暑、防疫、痤疮、疔疮、肿毒、痱子、药物中毒等，确是清热解毒的药食良方，广为采用。

【验案举例】

案 1

丙戌春，仑夫郑德顺患急症，时已二鼓。丐孟英视之，见其扒床拉席，口不能言，唯以两手指心抓舌而已。孟英曰：中毒也。取绿豆二升，急火煎清汤，澄冷灌之，果能霍然。诘朝询其故，始言久患臂痛，因饵草头药，下咽后即心闷不可耐，舌麻不能言，而旁人不知也。录此足以证孟英之烛照如神，亦可见草药之不可轻试也。〔王孟英．回春录新诠 [M]. 长沙：湖南科学技术出版社，1982：326〕

案 2

近闻军营患疫，半多衄血，诸药不应。余（齐秉慧）考伤寒感天地之正气，药宜辛温发散；瘟疫感天地之戾气，药宜清凉解热。二证治法天渊，不得其法，无怪乎其不应。慧数十年来，于丙寅、甲戌、癸巳遇郡属城乡市镇大疫，沿村阖户，传染者多。余治衄血，多用绿糖饮，或加姜、枣，活人多矣。绿黑饮：方用绿豆（功力在皮，不拘多少），煮熟取汁，白糖调服。凡治诸疾，均用此方。无汗加浮萍三钱同煎，服之即汗。〔齐秉慧撰；姜兴俊，毕学琦校注．齐氏医案 [M]. 北京：中国中医药出版社，2008：262〕

案 3

许某，男，1 岁。低热 2 日，昨夜体温突升至 39.1℃，咳嗽，清涕，喷嚏，烦啼，厌食。今晨头面及耳后出现粟粒大小之红点，身上亦有，唯四肢尚少。来诊时，疹子中央已见凸起小水疱，舌苔薄白，脉浮而滑。此水痘正出之候，宜疏风清热、透邪解毒。处方：生荆芥 6g，防风 6g，粉葛根 6g，苍耳子 3g，牛蒡子 3g，前胡 4.5g，蝉蜕 3g，薄荷 6g，淡豆豉 6g，芫荽 3 棵，川芎 3g，吴白芷 6g，甘草 3g。服上方一剂后体温下降至 38℃，水痘逐步透出。嘱其家属精心护理，眼下无须用药，待其靥后再行清扫。一周后复诊，水痘全靥，体温退至正常，以绿豆饮加味清其余毒。处方：绿豆 15g，黑豆 15g，赤小豆 3g，老丝瓜 6g，牡丹皮 6g，桑白皮 6g，蝉蜕 3g，连翘 3g，黄芩 3g，甘草 3g。〔杨志波．皮肤病名家医案·妙方解析 [M]. 北京：人民军医出版社，2007：23-24〕

【精要说解】

绿豆系清热解毒的良品，民间多用绿豆汤、绿豆粥治痱子、疔疮肿毒、中暑、心烦等病症，确为简、便、廉、验的药膳。景岳称“绿豆饮”乃“浅易中最佳最捷者”，“浅易”说得确切，“最佳最捷”似有拔高之嫌。我们临证用绿豆加入黄连解毒汤、枇杷清肺饮中，治痤疮多获效验，单以绿豆饮用于暑令痱子的防治，亦有效验。

二十五 六味回阳饮 回阳补阴要方

【原文摘录】

治阴阳将脱等证。

人参一二两，或数钱　制附子二三钱　炮干姜二三钱　炙甘草一钱　熟地五钱，或一两　当归身三钱。如泄泻者，或血动者，以冬术易之，多多益善

水二盅，武火煎七八分。温服。如肉振汗多者，加炙黄芪四五钱或一两，或冬白术三五钱。如泄泻者，加乌梅二枚，或北五味二十粒亦可。如虚阳上浮者，加茯苓二钱。如肝经郁滞者，加肉桂二三钱。

【临床应用】

1. 冠心病、心绞痛

何氏观察六味回阳饮治疗冠心病心绞痛的临床疗效，治疗组给予六味回阳饮加味，组方为红参10g，附子、干姜、熟地黄、当归、瓜蒌各12g，三七、炙甘草各6g，对照组给予复方丹参滴丸，2周为1个疗程。观察发现，六味回阳饮加味可以明显缓解患者的心绞痛，总有效率与对照组相比，有显著性差异。〔何少霞．六味回阳饮加味治疗冠心病心绞痛30例疗效观察[J]．福建中医药，2003（6）：13-14〕

2. 心悸、怔忡

中医认为，心主血脉，不通则痛，心受制于肾。《素问·五脏生成》云：

“心之合脉也，其荣色也，其主肾也。”所以，许多心经之病证又常从肾论治。温阳滋肾法主要适用于肾的阴阳平衡失调，或表现为肾阳不足，或表现为肾阴亏损。肾阳不足常表现为心与肾的阳气式微病证。肾阴不足者，常表现为心肾不交，水不济火。偏于阳气式微者，心悸怔忡，水湿泛溢，舌胖大，脉沉微，治当选张景岳之六味回阳饮（别直参，炮姜，附子，甘草，熟地，当归）取其回阳救逆之法，以心肾同治于一方。〔于天星．中医治疗冠心病十法浅论[J]. 贵州医药，1980（2）：2-7〕

3. 汗证

汗以元气为枢机，苟大汗身冷，必以六味回阳饮，人参加至两许，方可挽回。〔陈修园．陈修园医书全集（中）[M]. 北京：中医古籍出版社，2017：1005〕

4. 真寒假热

肾阳亏损，阴寒内盛，虚阳上浮。症见颧色浮红如妆而非满面通红，口干口渴而不欲饮，咽喉疼痛而不红肿，自觉发热而欲盖衣被，四肢厥冷，小便清长，舌淡苔白等，此乃“真寒假热证”，治以温阳散寒。故张介宾的《景岳全书·杂证谟》说：“如寒极生热，而火不归原，即阴盛隔阳，假热证也。治宜温补血气，其热自退。宜理阴煎、右归饮、理中汤、大补元煎、六味回阳饮之类主之。”这种用桂附等热性药物治疗虚阳上浮的治法，源于《素问·至真要大论》的“从治”法，亦即“反治”法，属于顺其疾病假象而用药的治法，即“以热治热（假热）”的“热因热用”。〔周安方．诊余琐记——周安方医话选粹[M]. 北京：中国中医药出版社，2022：119〕

李某，患伤寒，畏寒发热，下体如冰，脉息沉细，饮沸汤犹不知热，阴寒脉证悉具，药当从温无疑。然视其舌色如朱，方书云：舌见纯红，热蓄里。与证不符。因其病初起，凭脉用药，先与小剂理中汤，探之无碍，随用重剂六味回阳饮，数服病痊，舌色亦退。为详其故，殆所谓肾水凌心，逼其心阳外越者欤。〔程文囿．程杏轩医案[M]. 北京：中国医药科技出版社，2018：42〕

此外，《景岳新方砭》《王旭高医书六种》《伤寒瘟疫条辨》《中医方剂通释》《温法纵横》《儿科心鉴》等诸多古今医著中多有引用和论述。

【验案举例】

案 1

患者，男，59岁，干部。患者患冠心病伴心绞痛5年。近1个月来，因劳累，患者心绞痛每日发作1～2次。心电图提示陈旧性前间壁心肌梗死（V_1–V_6导联T波低平）伴心房颤动（心率86次/分）。患者面目、四肢尽肿，按之没指，每上二楼便心悸不安，喘促不宁，夜间常有噩梦，骇然惊醒，取半坐位，呼吸急促，憋气并伴四肢麻木冰冷之感，舌边有齿痕，苔白腻，脉弦数无力，不匀。考虑心肾阳气不足，水湿泛溢，痰湿中阻，治以温补心肾，兼以健脾化湿、芳香祛浊。以六味回阳饮加补骨脂、佩兰、菖蒲，处方如下：附子15g，太子参30g，炮姜1.5g，熟地黄9g，炙甘草3g，当归15g，补骨脂15g，佩兰15g，菖蒲15g。服药后1周，小便量明显增多，浮肿消退。由心功能代偿不全转为心功能代偿期。服药后3周，心电图提示心室率为80次/分，心房颤动依然存在。服药后第5周，舌苔白腻转为黄腻，咽部充血，轻度不适，遂于前方中减附子为9g，去炮姜、补骨脂，加入薏仁30g，藿香9g，滑石30g，将炙甘草改为生甘草。药后第六周，舌苔转平，胃纳已佳，已有两周未出现胸闷胸痛之证，也未见夜间阵发性呼吸困难。第12周复查心电图时，仍显示陈旧性前间壁心肌梗死图形伴心房颤动，但慢性冠状动脉供血不足的T波改变略见改善。〔于天星．中医治疗冠心病十法浅论[J]. 贵州医药，1980（2）：2–7〕

案 2

李某，男，76岁。2003年5月13日来诊。主诉：腹胀食减乏力2个月余。2个月前无明显原因，渐觉腹胀食减，曾经多方治疗，迭进中西药罔效。近来口淡舌涩，食如嚼蜡。形单畏寒，稍事劳作即心慌气短，便溏尿清。刻诊：神疲乏力，面色无华，言语断续不接，五官端正，心肺听诊无异常，腹平坦对称，肝脾未触及，全腹无压痛。舌淡暗有齿痕，舌腹有紫斑，无苔。脉象沉细无力。血常规：血红蛋白 66g/L，红细胞计数 2.6×10^{12}/L，白细胞计数 6.1×10^{9}/L。胃镜示胃黏膜苍白，胃窦部黏膜萎缩，幽门螺杆菌（+）。B 超示肝胆脾无异常。诊断：萎缩性胃炎（A 型）。辨证属脾肾阳虚夹瘀证。法以温养脾肾、活血化瘀、养血健脾。拟方：六味回阳饮加减。药物组成：人参 10g，熟地黄 24g，干姜 6g，制附子 6g，炙甘草 10g，炒白术 10g，阿胶珠 12g，三棱 9g，莪术 9g，水蛭粉 8g（另包兑服），百合 30g，焦三仙各 20g，每日 1 剂，水煎 2 次，共取汁 400mL，分 2 次温服。药尽 6 剂后复诊，自诉食有香味，精神稍好。上方加吴茱萸 6g，蒲公英 20g，再进 6 剂，食欲改善。后经调理月余，食量增加如常，精神转佳，虽逢风雨天气外出晨练，亦不觉冷。血常规示：血红蛋白 110g/L，红细胞计数 3.0×10^{12}/L。因年近八旬，未行胃镜复查。随访 2 年无复发。〔靳三元，靳刘潇，冯冬花．六味回阳饮临床新用 [J]. 河南中医，2006（4）：65-66〕

案 3

张某，女，46 岁。2003 年 7 月 6 日来诊。主诉：月经周期短，延期，量多 6 个月，乏力，心悸 2 个月余。半年前无明显原因，月经净后 12 天，下次月经即来潮，月经延期达 10 余天，量多色淡。后来症状渐渐加重。近 2 个月出现心悸、乏力，食欲不佳。刻诊：面色萎黄，口唇淡白无华，神疲乏力，气短懒言。心肺听诊无异常，肝脾未触及，全腹无压痛。B 超显示子宫、附件均无异常。血常规：血红蛋白 24g/L（编者注：此为临床危急值），红细胞计数 2.8×10^{12}/L，白细胞计数 6.7×10^{9}/L。诊断：功能性子宫出血。证属：脾肾双虚，气不摄血。治法：温肾补脾，固冲摄血。处方：六味回阳饮加减。药物组成：人参 12g，熟地黄 30g，当归 12g，炙甘草 10g，炮姜 7g，制附子 7g，乌贼骨 30g，杜仲炭 20g，川断炭 20g，阿胶珠 12g，肉苁蓉 20g。用法：水煎两次共取汁 400mL，早晚分服。服药 4 剂后稍觉有力，食欲好转，能操持家务。上方再进 6 剂，月经来潮 5 天即干净，经量较前减少。如法调治 2 个月经周期，经期间隔 15 天，月经量少，色正常，面色转红润，精神好转。血常规：血红蛋白 33g/L，红细胞计数 3.0×10^{12}/L。后嘱其服用人参归脾丸9g，每天2次，每次2丸，共调理半年，随访1年未复发。〔靳三元，靳刘潇，冯冬花．六味回阳饮临床新用 [J]. 河南中医，2006（4）：65-66〕

案 4

朱某，女，28 岁，已婚，干部。1996 年 7 月 1 日初诊。患者半年前在我院门诊行人工流产术。术后至今，经行前后不定，量多少不一，色暗淡而夹小血块，经前 3 ～ 4 天遗尿，白天 1 ～ 2 次，睡中遗尿数次，经行之后，则遗尿自止，平时带下量多，色白而质稀如水，腰背酸软甚或胀坠，四肢无力，畏寒喜温，小便清长，大便溏薄，曾自服乌鸡白凤丸、补中益气丸、当归精等，效果不显著，故来我院求治。舌质淡嫩，舌苔薄白而润，脉细弱。证属脾肾阳虚，气化无力，封藏不固。治宜温补脾肾，固涩止遗。方用六味回阳饮加味：党参 12g，熟附子 10g（先煎），炮干姜 6g，当归 10g，熟地黄 10g，炙甘草 6g，益智仁 10g，台乌药 10g，炒怀山药 12g，鹿角霜 20g，桑螵蛸 6g，经前 1 周水煎服，每日 1 剂，连服 6 剂，嘱经期保暖，适劳逸。服药后于 8 月 2 日再诊，诉本次月经于 7 月 26 日来潮，7 月 30 日干净，色量正常，经前 3 ～ 4 天白天不遗尿，但睡中仍有遗尿，继于经前 1 周服上方 6 剂。药后月经色量均正常，遗尿消失。

按：本病乃脾肾阳气虚衰所致。脾阳虚弱，则运化失常，制火无权。肾阳虚衰，则不能主水，蒸腾失司，封藏不固，尤其是经水将要来潮之时，气血偏聚于冲脉血海，脾肾之气益虚。其治疗以六味回阳饮加味以温补脾肾、固涩止遗而获效。〔满金萍．六味回阳饮治经前遗尿 [J]. 湖南中医杂志，1997（2）：33〕

【精要说解】

六味回阳饮，组方来源于四逆汤加人参、当归、熟地黄。方中附、姜、草补火助阳、回阳救逆，人参生津补液、补元固脱，熟地黄、当归补生阴血。全方六药共奏补气生血、助阳补阴、益气固脱之功，可治疗阴阳将脱之危急重症，有“回阳”之效，故称之为“回阳六味饮”。

在临床应用中，本方可用于脾肾阳虚，阴血不足之心悸，怔忡，不寐，水肿，多汗，月经不调，遗尿等病，也可用于出血性休克，吐泻所致休克，急性大出血等血衰气败，元气将脱之重症。临证据其表现，随证治之。然而，后世有医家认为回阳救逆之法，四逆辈足矣，若加滋补之熟地黄，太过黏腻，其中道理，值得深思。

值得一提的是，为了达到速效、高效，现代对此类方剂如参附汤、四逆汤等进行了剂型改革，使其成为医院常备的急救之品，六味回阳饮亦可仿此。

理阴煎 寒邪初感温散之第一方 二十六

【原文摘录】

此理中汤之变方也。凡脾肾中虚等证，宜刚燥者，当用理中、六君之类；宜温润者，当用理阴、大营之类。欲知调补，当先察此。此方通治真阴虚弱，胀满呕哕，痰饮恶心，吐泻腹痛，妇人经迟血滞等证。又凡真阴不足，或素多劳倦之辈，因而忽感寒邪，不能解散，或发热，或头身疼痛，或面赤舌焦，或虽渴而不喜冷饮，或背心肢体畏寒，但脉见无力者，悉是假热之证。若用寒凉攻之必死，宜速用此汤，照后加减以温补阴分，托散表邪，连进数服，使阴气渐充，则汗从阴达，而寒邪不攻自散，此最切于时用者也，神效不可尽述。

熟地三五七钱或一二两　当归二三钱或五七钱　炙甘草一二钱　干姜炒黄色，一二三钱　或加肉桂一二钱

水二盅，煎七八分。热服。

此方加附子，即名附子理阴煎；再加人参，即名六味回阳饮，治命门火衰、阴中无阳等证。若风寒外感，邪未入深，但见发热身痛，脉数不洪，凡内无火证、素禀不足者，但用此汤加柴胡一钱半或二钱，连进一二服，其效如神。若寒凝阴盛而邪有难解者，必加麻黄一二钱，放心用之，或不用柴胡亦可，恐其清利也。此寒邪初感温散第一方，唯仲景独知此义。第仲景之温散，首用麻黄、桂枝二汤；余之温散，以理阴煎及大温中饮为增

减。此虽一从阳分，一从阴分，其脉若异，然一逐于外，一托于内，而用温则一也。学者当因所宜，酌而用之。

若阴胜之时，外感寒邪，脉细恶寒，或背畏寒者，乃太阳、少阴证也，加细辛一二钱，甚者再加附子一二钱，真神剂也。或并加柴胡以助之亦可。若阴虚火盛，其有内热不宜用温，而气血俱虚，邪不能解者，宜去姜、桂，单以三味加减与之，或只加人参亦可。若治脾肾两虚，水泛为痰，或呕或胀者，于前方加茯苓一钱半，或加白芥子五分以行之。若泄泻不止及肾泄者，少用当归，或并去之，加山药、扁豆、吴茱萸、破故、肉豆蔻、附子之属。若腰腹有痛，加杜仲、枸杞。若腹有胀滞疼痛，加陈皮、木香、砂仁之属。

【临床应用】

张景岳对理阴煎的临床应用主要包括：

其一，外感伤寒。景岳称此方为“寒邪初感温散第一方”，具有“温补阴分，托散表邪……使阴气渐充，则汗从阴达，而寒邪不攻自散”的功用。故如有“偶感阴寒，邪未深入，但见发热、身痛、脉数不洪，内无火证、素禀不足者”，即当用此方“加柴胡，或加麻黄，连进一二服”。如有劳倦感邪、虚甚不易解者，也应以此方治之。

其二，内伤杂病。其包括“阳虚头痛，即气虚之属也”，或畏寒，或倦怠，“脉必散细，头必沉沉，遇阴则痛，逢寒则痛，是皆阳虚阴胜而然”，以理阴煎之类扶阳为主。“下焦腹痛，必因虚夹寒或阳虚中寒者”，察其形迹而喜按喜暖，“治宜补阴逐寒，必它理阴煎主之”。“脾肾虚寒，或伤寒阴证寒邪深入三阴而恶心呕吐不止”，也有“元阳无力”之虚人呃逆。还有“下焦不暖，水邪上泛”之吞酸、嘈杂，以及“虚在下焦”的反胃等证。“脏寒生满病，唯宜温补”，如病在下焦，“肾虚兼寒者宜理阴煎”。“上下腹俱膨膨”属“脾肾虚寒，命门不暖”之证，宜用理阴煎施治。

其三，妇科疾病。血寒经迟“皆无火之证，治宜温养血气”；经期腹痛属“虚而寒甚者”；崩漏经漏不止而属“脾肾虚寒者”；“脾肾虚寒”胎气上逼之证；产后诸证，如产妇“新产以后，阳气虚弱……以致心腹作痛，呕吐不食，四肢厥冷者”或“肾气虚寒，为泻为痢，而兼腹痛者”等。

其四，外科疾病。对于疮疡等证，“凡虚证未见，但无实热壅滞可据者，便宜托补”。

其五，儿科疾病。小儿慢惊一证，“多因病后，或以吐泻，或因误用药饵，损伤脾胃所致……总属脾肾虚寒之证”；小儿夜啼、内热证，以及“胃气微见虚寒”的外感发热、腹痛腹胀等证。

现代理阴煎在临床的应用也很广泛。

1. 发热

张氏等应用理阴煎加减治疗发热患者。患者曾先后就诊于多家医院，多发、多重感染，病史长，累及多系统，曾使用多种抗生素、抗结核药物、激素等治疗，效果不佳。该病例辨为真阴不足、脾肾阳虚证，使用理阴煎取得了满意的疗效。〔张晓雷，沙茵茵，王玉光．理阴煎治疗长期发热1例[J]. 环球中医药，2016，9（2）：59-60〕

国医大师李士懋教授认为精气亏虚型发热在临床表现上症状纷纭复杂，且与外感发热的症状有相似之处，应用平脉辨证分析其病因病机，常以理阴煎合补中益气汤加减对精气亏虚型发热进行治疗，取得良好的临床疗效。〔刘宇，张明泉，马凯，等．国医大师李士懋运用补中益气汤合理阴煎治疗肾之“阴火”探析[J]. 中华中医药杂志，2020，35（2）：3〕

2. 地中海贫血

朱氏运用理阴煎加味（熟地黄、菟丝子、枸杞、山药、党参、当归、莲米、仙灵脾各15g，天冬、白芍各12g，五味子、鹿胶各10g，黄芪30g，益智仁6g，茵陈24g）补肾健脾，助阳生阴，治疗地中海贫血1例，取得满意疗效。〔朱胜典．加味理阴煎治疗地中海贫血一例[J]. 福建中医药，1985（1）：42〕

3. 不育症

汪氏等运用理阴煎加减治疗不育症患者，该患者5年前查出精子畸形率达98%，1年前行体外受精和胚胎移植术3次，均未成功。以理阴煎加减（熟地黄 20g，当归 10g，炙甘草 10g，干姜 3g，肉桂 3g，柴胡 15g，紫石英 30g）服用 1 个月后精子畸形率降至 20%，存活率升至 70%，畏寒、尿频皆好转，其妻成功怀孕。〔汪震，王筠，黄晓华，等．理阴煎临证心得体会 [J]. 中国中医药图书情报杂志，2016，40（4）：59〕

4. 痛经

汪氏等运用理阴煎加减治疗小产后血虚，复又感受风寒，出现痛经，药用熟地黄 20g，当归 10g，炙甘草 10g，干姜 3g，肉桂 3g，柴胡 15g，桂枝、桑枝各 10g，取得良好效果。〔汪震，王筠，黄晓华，等．理阴煎临证心得体会 [J]. 中国中医药图书情报杂志，2016，40（4）：59〕

除上述疾病外，还有报道以理阴煎辨证治疗慢性荨麻疹、慢性痢疾等，均能获得良好疗效。

【验案举例】

案 1

阴液涸，则小水不通；胃气逆，则厌食欲呕。此皆痢之款症也，治以中、下二焦为主。议理阴煎。〔叶天士．临证指南医案 [M]. 北京：中国医药科技出版社，2011：202〕

案 2

劳怯在前，痛痢在后，外寒内热，阴阳两伤矣。病深且久，用药难效，兹以痢坠少缓，冀其胃苏。拟方理阴煎去姜，加白芍。〔刘林．薛雪经典医案赏析 [M]. 北京：中国医药科技出版社，2019：152〕

案 3

李某，男，18 岁。病史：低热 1 个月。因天热运动后汗出，洗冷水澡后夜间低热 1 个月来诊。每日夜间发热，最高体温可达 38℃，次日清晨自行退热。口服多种退热、抗菌药物均无效。某三甲医院排除了血液与呼吸系统疾病。刻下症见：面色发白，精神尚可，夜间发热，热度不高，背部恶寒明显，且时有紧束感与肌肉酸痛感，身乏力，舌白浮微腻，脉细数。辨证：夜间发热，热势不高，连绵多日，颇似湿温病之三仁汤证。但患者舌虽白，却无厚腻有根之象；脉虽细数，但无弦滑之感；虽有热，但非大热。考虑为阴血不足、寒邪束表之理阴煎证。究其舌象，因阴血不足、抗邪无力，伏寒不能化热，故舌白而不黄；寒邪外束、不能入里而留恋肌表，故苔浮而无根、浮而不均；寒阻气机，故舌苔微腻。外感风寒较甚，则恶寒明显，背部经输不利而产生沉重感、紧束感。初辨为湿温证，予三仁汤 3 剂，热不退。后予理阴煎加葛花 10g，取其升津液又有发散之功。3 剂热退。〔汪震，王筠，黄晓华，等 . 理阴煎临证心得体会 [J]. 中国中医药图书情报杂志，2016，40（4）：59-60+65〕

案 4

葛某，女，46 岁。2014 年 12 月 12 日初诊。主诉：月经淋漓不净 4 天。现病史：月经淋漓不净，量不多，无腹痛，血色暗，伴头晕，心悸，烘热，汗出，手足凉。舌红苔少，脉细数无力，寸弱，尺脉数。诊断：崩漏（功血）。辨证：脾肾阴阳两虚。治法：滋肾阴，益脾气。处方：理阴煎合补中益气汤：熟地黄 30g，山茱萸 30g，炮姜 9g，党参 15g，黄芪 30g，升麻 7g，柴胡 9g，阿胶 15g，白术 12g，炙甘草 8g，当归 9g。服药 7 剂，出血已止，心悸头晕均减轻。继以上方出入。〔扈有芹 . 理阴煎合补中益气汤临床应用举隅 [J]. 江西中医药，2015（6）：3〕

【精要说解】

理阴煎方出自《景岳全书·新方八阵·热阵》，以滋培肾水的熟地黄为君，以养血活血的当归为臣，佐以温中调脾的干姜和健脾益气的炙甘草，或加温补命门的肉桂。全方用药偏于甘温，且以填补真阴精血为主，重点调养阴分是本方方名的含义所在。

《成方便读》对此方解读如下："此理中汤之变方也。理中者，理中焦之阳，故用参、术；此则理中焦之阴，故用归、地。凡人之脏腑，各有阴阳，倘二气不能两协其平，则有胜负而为病矣。中焦阳气不足而受寒者，固前人论之屡矣；中焦阴血不足而受寒者，其方未多见。故景岳理阴煎一方，实为最切于时用者也。方中用归、地补养阴血，即以炮姜温中逐寒，然恐其刚燥太盛，故以甘草之和中补土，缓以监之。且归、地得炮姜，不特不见其滞，而补阴之力，愈见其功。”景岳又将此方列入热阵，“热方之制为除寒也”。据《成方便读》解读，此方最适用于“中焦阴血不足而受寒者”。正如景岳所说：“所以欲祛外邪，非从精血不能利而达；欲固中气，非从精血不能蓄而强。脾为五脏之根本，肾为五脏之化源，不从精血，何以支之灌溉……凡全非表证，则或有阳虚而汗者，须实其气；阴虚而汗者，须益其精。”点明了此方之深意。

景岳谓本方虽“系理中汤变方”，易人参、白术为熟地黄、当归，使全方由“刚燥”变“温润”，并又有多种随证加减变化。如外感寒邪则加细辛、柴胡，或加附子以温散；脾肾两虚水泛为痰，呕恶胀满等证，可加茯苓、白芥子之类以祛痰；而泄泻不止及肾泄者，又当少用当归或去之，加山药、扁豆、吴茱萸、破故纸、肉豆蔻、附子之类温涩；腰腹痛可加杜仲、枸杞之温补，而腹胀疼痛还可参陈皮、木香、砂仁之属温通。至于阴虚火盛如有内热者，则不宜用温；气血俱虚如邪不能解者，又宜加人参。但不论如何变化，总以此方为基础，通过填补精血佐以温散之药，旨在使“阴生阳长”，振奋阳气，祛除外邪，这也正是此方又被称作“扶阳”之方的理由。

张景岳精辟地提出：“善补阳者，必于阴中求阳，阳得阴助而生化无穷；善补阴者，必于阳中求阴，则阴得阳升而泉源不竭。”更深刻地阐明了阳气以真阴精血为基，扶阳注重“阴中求阳”，从真阴精血入手的辨证阴阳观。在临床实践中，他逐步摸索出类似“理阴煎”之类的补真阴、扶阳气的基础方，为调整阴阳提供了新的途径。

二十七 养中煎 健脾温中要方

【原文摘录】

养中煎 治中气虚寒，为呕为泄者。

人参一二三钱 山药炒，二钱 白扁豆炒，二三钱 炙甘草一钱 茯苓二钱 干姜炒黄，一二钱

水二盅，煎七分。食远，温服。如嗳腐气滞者，加陈皮一钱，或砂仁四分。如胃中空觉馁者，加熟地三五钱。

【临床应用】

1. 食滞

饮食停滞，治宜消导，而消导之药，性多克伐。若久病者，必察有食无食。有食停者，胃中作胀拒按，得食更胀，亦宜攻补兼施，宜用理中汤、养中煎送神香散，或枳术丸，俾补药不致伤脾。无食停者，因食积已去，胃气被伤，必致生痰，痰侵胃外，津液抟结，为胀为痞。此证饮食减少，食下不作胀痛，胸前摸之有形或微硬，不喜按又不拒按。治此不宜消伐，宜以补为消也，或以六君子汤加姜、附，或理中汤、养中煎、温胃饮之类，加砂仁、陈皮，或内用补药，外用莱菔子、豆腐、大蒜研烂炒热，日揉数次，内服外揉不妨连用，即可效验。〔任贤斗. 瞻山医案 [M]. 北京：中国中医药出版社，2016：66〕

2. 癥瘕

凡有癥瘕一症，其因不一……辨证之法，当察阴阳上下，病之久新，及邪正强弱之势，其有停瘀虽甚，而元气困弱者，不可攻。病久而弱，积难摇动者，不可攻。凡此之类，皆当专固根本，以俟其渐磨渐愈，乃为良策。如郁结伤脾者，宜用归脾汤、逍遥饮、寿脾煎。脾胃虚寒者，宜温胃饮、养中煎、六君子汤。〔龚自璋．家用良方——珍本医籍丛刊 [M]. 北京：中医古籍出版社，1999：111-112〕

3. 温补胃阳

温补胃阳，首推理中汤（别直参钱半，湖广术钱半，炒干姜八分，炙甘草八分），黄芪建中汤（皆仲景方）二方为主；次如养中煎（潞党参三钱，浙茯苓二钱，炒扁豆二钱，炒黄，干姜、炒山药各一钱，炙甘草八分）。〔何廉臣．绍派伤寒何廉臣方药论著选 [M]. 北京：中国中医药出版社，2016：362〕

除此之外，《成方切用》《类证治裁》《儿科心鉴》《医述》《医宗损益》《奉时旨要》《杂病广要》等诸多古今医著引用及论述本方。

【验案举例】

案 1

患者某，男，40 岁，农民。1976 年 4 月 7 日就诊，腹泻逾年。经中西医治疗仍时止时发，1 个月前服葛根芩连汤、香连丸后病情益甚。每于拂晓前，腹痛则泻，泻后稍安，约半小时又登厕作泻，肛门下坠，腹胀纳差，体瘦肢倦，舌淡苔白滑，脉细缓。证属久泻不止，损伤中阳。予增损养中煎（党参 12g，白术、扁豆、茯苓、佩兰、麦芽各 9g，砂仁、干姜、炙甘草各 6g）加煨葛根 9g，橘皮 6g，进八剂，晨泄止，纳食增，脘腹微满，神疲乏力，舌淡苔白，脉细无力。乃脾运不健，宜补脾和中，用异功散加扁豆、佩兰、湘曲各 9g，薏苡仁 12g，进四剂病愈。〔张年顺，宋乃光．实用中医时间医学 [M]. 上海：上海中医学院出版社，1991：156-157〕

案 2

田维林，病数月，服药愈困。察其外证，食少神倦，面色惨淡，肌肉减半，内证吐痰心慌，将成劳损。问其心慌起自何时，彼云：初时只吐痰，至食减心慌，目下心慌全无宁时，午后发热，半夜方退。查前所服之药，乃清心化痰，后又服金水六君煎。夫病起吐痰，外无邪滞，内无火证，明是脾虚，若知补脾，数剂可瘳，妄投清火，致脾愈伤，渐至食减，复投熟地，致湿愈盛，湿停胃口，致心慌无宁，此即水停心下之悸证也。午后发热者，乃阳气欲伏之时，被阴湿格拒，而为热于外也；夜半方退者，乃一阳渐生，身中虚阳得助，始能流布而不郁，故热退于子时，乃一阳始生之候也。即语之曰：愈心慌无难，回元气非易，因病起于虚，妄用寒凉，致元气愈虚，又凡补养非旬日不能效，乃与理中汤兼五苓散，二剂心慌即减，五剂心慌痊愈，吐痰略减，如是改投养中煎加黄芪、白术、附片，数十剂而大健。凡水停心下之悸证，用此温中逐湿之法，治愈者甚多。养中煎：人参、山药、白扁豆、甘草、茯苓、干姜。

按：此案证治与仲景苓桂术甘汤证、参苓白术散证之证候机制有相通之处。但本案病久，又加误治，元气不足已显，故温中化饮之后，当脾肾两顾，方能巩固疗效。〔马超英，耿耘．中医内科医案 [M]. 上海：上海中医药大学出版社，2008：75〕

案 3

陈某，女，62岁。2002年11月12日初诊。右肩、两腕痛约30年，右膝、左脚踝痛约10年，阴雨痛甚，似有“晴雨表”之兆。口干嘴苦，身倦乏力，晚上睡眠两手发麻，左耳内发痒，痒甚难忍，小便滴沥不利。上肢痛难举，下肢步履维艰，尤感久坐后起走时痛甚。患者有胆囊炎、右侧偏头痛、十二指肠球部溃疡10余年。查舌光赤无苔水滑，左脉沉濡滑，右脉沉细弱。辨证方法：此证为阴虚少气，气虚多湿，加之外邪，筋脉为之不利，痹闭难以宣通，阴虚津涸，故口苦口干；气虚阳亏，而感身倦乏力。若单纯用以滋阴降火，会使脾胃受损，加重气虚；如若单纯益气，会使口苦口干益甚。处方：党参20g，黄芪30g，白术15g，山药30g，扁豆15g，茯苓15g，石斛20g，生地黄30g，干姜6g，柴胡10g，白芍15g，枳壳10g，砂仁6g，菖蒲6g，巴戟天20g，鹿角霜20g，破故纸15g，菟丝子15g，防风10g，制附子6g，甘草3g。11月19日二诊：用药后各关节疼痛明显减轻，夜间口干也减轻，手也不麻了，小便通畅。仍本原方增制附子为10g，5剂。

按：本患者病证年深日久，缠绵复杂，为探索根源以治本，拟“健脾益气，以升清降浊”“疏肝理气，以畅达三焦”“滋补肾水，以澄本清流”，如是气机运化，清阳输布流行，肢节脉络疏通。故方中以党参、黄芪、白术、山药、扁豆、干姜、茯苓，取张景岳养中煎之意以健中，“执中央以灌四旁”；肝主一身生发之气，以柴胡、白芍、枳壳、甘草，取《伤寒论》之四逆散以疏肝理气；石斛、生地黄、巴戟天、鹿角霜、破故纸、菟丝子，育阴于寓阳之中；用防风以祛风；用制附子既可温阳散寒又可鼓舞正气；加菖蒲，以开窍宣通，增强疗效。借免蛮补滞涩之弊，此不治痹而痹痛自止，不治头痛而头痛自愈。所谓“病根一拔，万症俱愈”，生气周流亦去病之意也。临床体会，凡阳虚气弱者易治，阴虚血亏者难医。治方侧重于滋阴，务使益气温阳而不燥，滋补阴液而不腻，俾达气阴燮调，周流气血为是。〔郭芫沅，郭宏涛．郭宗正医案[M]. 郑州：河南科技出版社，2009：258-259〕

案 4

厉维英之妻，年三十余岁，病眩晕。前医用半夏天麻白术汤及补中益气汤，旬日无效，方迎余诊。诊其脉四至平和，面色惨淡，精神疲倦，每日眩晕三五次不等，醒时亦熏熏不快，晕时先恶心，身上出汗，即眩晕，将醒时吐痰几口。此中气不足，致痰停中州之证。夫中气既虚，不宜消耗；寒痰停滞，大忌寒凉，前所服半夏天麻白术汤内有神曲、麦芽、苍术、陈皮以耗气，色淡神疲之气虚人岂能堪此耗散乎？又有猪苓、泽泻、黄柏之寒凉，恶心吐痰之中寒证，雪上可再加之以霜乎？即补中益气汤亦有升麻之凉散，陈皮之降气，二方治十余日不效者，皆此数味夺温补之功，自相矛盾之咎也。

余仍用半夏天麻白术汤，减去耗气寒凉数味，加附片、砂仁、云苓，日进二剂，恶心即减半，晕亦略减，五六日痊安，唯饮食尚未复原。然后解进养中煎加附片、黄芪十余剂痊安。夫同是一方，后效前不效者，何也？总在求病得其本，加减得其宜也。故先哲有云，二味误投，众善俱弃。即此一证之治可鉴也。

余经治眩晕，唯虚寒证甚多，皆用此方及附子理中汤，或养中煎加附片，愈者不可胜记。间有痰凝气滞于中者，乃用姜附六君子汤，略投陈皮以利气，气顺仍减去陈皮，虑其夺补气之功也。半夏天麻白术汤乃健脾燥湿之剂，治中虚眩晕所最宜者，然温补之中杂投寒凉消耗，此古人立方之不善者，自相掣肘，焉能去病。后之用此方者，余前所减之药，一味不可更换。养中煎：人参、山药、白扁豆、甘草、茯苓、干姜。〔罗和古．女科医案·中医各科 [M]. 北京：中国医药科技出版社，2015：753-754〕

【精要说解】

养中煎，顾名思义，为温养中焦脾胃之方。脾胃乃后天之本，饮食不节、劳逸失常、忧思日久则损伤脾胃，久则伤阳，脾阳虚衰，失于温运，则气血无以化生，痰湿留聚，升降失调，可见胃纳不佳，腹胀腹痛，呕吐，泄泻等脾胃病症状，也可导致机体气、血、津液运行失常，从而出现疲劳、乏力、心悸、失眠、月经失调、关节疼痛等全身性症状。

从本方组成来看，乃参苓白术散合理中汤化裁而成。人参、干姜、炙甘草温补中阳；山药、扁豆、茯苓健脾益胃，合之共奏温中祛寒之效。故临床对中气虚寒而致呕吐或泄泻等病颇为对证。我们一般用于慢性虚寒型胃肠道疾病，效佳。

二十八 胃关煎
暖肾补脾止泻之精方

【原文摘录】

治脾肾虚寒作泻，或甚至久泻，腹痛不止，冷痢等证。

熟地三五钱，或一两　山药炒，二钱　白扁豆炒，二钱　炙甘草一二钱　焦干姜一二三钱　吴茱萸制，五七分　白术炒，一二三钱

水二盅，煎七分，食远温服。泻甚者，加肉豆蔻一二钱，面炒用，或破故纸亦可。气虚势甚者，加人参随宜用；阳虚下脱不固者，加制附子一二三钱；腹痛甚者，加木香七八分，或加厚朴八分；滞痛不通者，加当归二三钱；滑脱不禁者，加乌梅二个，或北五味子二十粒；若肝邪侮脾者，加肉桂一二钱。

【临床应用】

胃关煎，自古以来多用于治疗脾肾阳虚之腹痛、腹泻、呕吐等症，尤其适用于久泻久痢者，如清代沈金鳌的《沈氏尊生书》记载用此方治疗产后泻利腹痛，雷丰的《时病论》用此方治疗脾肾虚寒之泄泻，林珮琴的《类证治裁》用此方治疗呕泻。现代研究报道，胃关煎广泛用于治疗消化道疾病。

1. 腹泻

郭氏等以加减胃关煎（熟地黄 15g，怀山药 15g，炒白术 15g，吴茱萸

6g，干姜15g，炙甘草6g，扁豆20g，党参15g，茯苓20g，薏苡仁20g，巴戟天10g，炒白芍15g，炒谷芽15g，炒麦芽15g)，治疗脾虚寒湿型泄泻，治疗四周，病告痊愈。〔郭建生，刘晓峰，郭一民．加味胃关煎治疗脾虚寒湿型泄泻[J]. 井冈山大学学报（自然科学版），2019，40（6）：92-94〕

谢氏等以胃关煎为主方，加减治疗泄泻；肝逆泄泻加木香、柴胡；脾虚泄泻加党参、茯苓；食滞泄泻去熟地，加神曲、山楂、谷麦芽、枳实、大黄、槟榔等；肾阳虚泻加附子、补骨脂、肉豆蔻、党参等，每能获效。〔谢兆丰．胃关煎加减治疗慢性泄泻[J]. 四川中医，1994（9）：24-25〕

杨氏等运用胃关煎加减结合艾灸治疗糖尿病性腹泻30例，症见顽固性、间断性腹泻，腹泻呈棕色水样或溏便，主方为熟地黄15g，山药30g，白扁豆15g，炮姜10g，吴茱萸6g，白术15g，丹参15g，益智仁10g，制附子6g，茯苓15g，炙甘草6g。观察发现治愈16例，好转12例，未愈2例，总有效率为93.3%，轻者10天即愈，重者需20～30天。〔杨慧珊．中药胃关煎结合艾灸治疗糖尿病性腹泻30例[J]. 广州中医药大学学报，1998（S1）：14-15〕

于氏等运用胃关煎治疗腹泻日久不止、反复发作等一派虚寒之证的患者48例。观察结果显示，痊愈者34例，显效者12例，无效者2例，其中用最少药12剂即可获效。可见，胃关煎治疗慢性腹泻见虚寒之证者疗效极佳。〔于书本，王京善，王善璞，等．胃关煎治疗慢性腹泻48例临床体会[J]. 山东中医杂志，1985（1）：17-18〕

何氏等通过临床试验观察胃关煎加减治疗脾肾阳虚型酒泻的临床疗效。结果显示，胃关煎加减能有效缓解患者大便便次、便量和性状异常及其他伴随症状，总有效率明显高于对照组。〔何婷，朱意球，许世雄．胃关煎治疗脾肾阳虚型酒泻20例[J]. 湖南中医杂志，2011，27（4）：78-80〕

2. 肠易激综合征

赵氏等运用胃关煎加减治疗腹泻型肠易激综合征见脾肾阳虚者72例，观察腹痛程度、腹泻频率和中医症状评分等指标，发现胃关煎加减能显著改善患者腹泻频率和中医证候评分，整体治疗效果优于对照组，且安全性

高。〔赵小云．胃关煎加味治疗腹泻型肠易激综合征的临床研究 [D]. 昆明：云南中医药大学，2021〕

付氏等运用加减胃关煎治疗脾肾阳虚型腹泻型肠易激综合征，见腹部冷痛、腹痛即泄、腰膝酸软、神疲懒言等症状，观察发现加减胃关煎能显著减轻患者腹痛、腹泻等症状，并改善其生活质量和健康忧虑的状况，治疗效果和复发情况皆优于对照组。〔付江玉．加减胃关煎治疗脾肾阳虚型腹泻型肠易激综合征的临床疗效观察 [D]. 南昌：江西中医药大学，2022〕

3. 贲门弛缓

施氏等运用胃关煎治疗儿童呕吐日久、脾损及肾之贲门弛缓，效果甚佳。其指出本方滋肾健脾、调和阴阳，体现了阴阳互根互用、相互转化的思想，因此能够调节神经失衡导致的贲门弛缓。〔施宣楼，王守东．胃关煎治疗贲门弛缓 3 例 [J]. 湖南中医药导报，1995（4）：48-49〕

4. 慢性细菌性痢疾

赵氏等运用胃关煎加减治疗慢性细菌性痢疾（熟地黄 10g，山药 15g，扁豆 15g，炙草 10g，干姜 10g，吴茱萸 10g，补骨脂 10g，白术 10g，白芍 15g，鸡内金 10g），随证加减。通过随机对照试验观察 15 天后，发现加减胃关煎能显著缓解患者临床症状和改善大便镜检结果，临床治疗总有效率明显高于对照组。〔赵玲瑜，李灿琼．加味胃关煎治疗慢性细菌性痢疾 82 例 [J]. 湖南中医杂志，2000（3）：36-37〕

综上可见，先天不足、久病伤正和细菌感染等导致消化系统功能异常，见腹痛、腹泻、呕吐等属脾肾阳虚者，皆可用胃关煎加减治疗。

【验案举例】

案 1

毕某，女，25 岁，已婚。1988 年 10 月 5 日初诊。婚后 3 年未孕，经前腹泻如水数年，病情时轻时重，多处求医未愈，近半年来病情加重。刻诊：视其面色晦暗，倦怠乏力，头晕腰酸，下肢畏冷，纳差食少，肠鸣辘辘，晨起作泻，便清稀色淡，舌苔白腻，脉细无力。证属：脾肾阳虚，湿浊下趋肠道。治则：健脾温肾，清利湿浊。拟胃关煎加味：熟地黄25g，炒山药15g，焦白术30g，炒扁豆15g，炮干姜6g，炒吴茱萸3g，茯苓15g，巴戟天15g，补骨脂10g，砂仁5g，莲子20g，甘草3g。水煎服，5剂。10月11日复诊，服药后纳食增，精神转佳，大便基本成形，月经来潮。经期过后，嘱再服前方10剂，以资巩固。患者体质较瘦弱，嘱其长期服用参苓白术散，健脾增进食欲，随访2年未复发。〔于善堂，郭秀红．胃关煎加减治疗经行泄泻32例[J].中医杂志，1998（3）：174〕

案 2

胡某，男，26岁，已婚。1964年5月5日入院。今春入湖打草后，下肢时起尾蚴性皮炎，约10天，自觉全身不适，继而恶寒发热，头痛，腹泻，病情日益加剧，腹泻达10余次之多，下绿黑色水样便，臭气难闻，高热持续不退，时有轻微恶寒感，卧床已半月，曾服中西药无效。检查：体温38.9℃，呈恶病容，神志模糊，两眼睑凹陷，巩膜无黄染，口唇干燥，面色苍白，呼吸急促而粗糙，心音减弱，肝大（在肋下3厘米），脾大（在肋下10厘米、质硬）。粪检：血吸虫卵阳性。治疗经过：入院后诊断为血吸虫病急性发作。每天用葡萄糖生理盐水1000mL和去氢考地松静脉滴注，口服合霉素等未见效。5月8日给予少量鸦片酊，服后腹泻止；约4小时后，腹泻又大作，体温达40.5℃，谵语，烦躁不安，手足战栗。乃邀中医会诊，经过如下。

5月9日初诊，高热谵语，形寒，肢体倦怠，手足战栗，腹泻频作，小便清长，口渴不欲饮，纳食不进，唇淡，舌白，苔薄而光滑，脉微缓。脉证合参，系脾胃薄弱，气血俱虚，脾弱阳衰。血虚则发热而躁，脾肾虚寒则腹泻不止。治以养胃健脾、温补命门，用景岳胃关煎加味。处方：熟地黄五钱，怀山药三钱，扁豆三钱，炙甘草一钱，炮干姜一钱，吴茱萸五分，白术二钱，金银花炭六钱，白人参三钱。服2剂。

5月11日二诊，药后热退泻止，谵语消除，烦躁已平，饮食渐进，诸恙均减。但仍少气懒言，神倦乏力，自汗，舌淡，苔白，脉缓弱。拟健脾和胃、补气生血，佐以清化湿浊，以逐余邪。处方：熟地黄四钱，怀山药三钱，扁豆三钱，白人参三钱，炙甘草一钱，炮干姜一钱，白术二钱，黄芪三钱，当归三钱，白芍二钱，金银花炭六钱，茯苓三钱。服 3 剂。

5 月 13 日三诊，服药后精神好转，自汗已止，胃纳大增，行动自如，舌苔微白而润，脉缓，诸症已除。经锑剂长程治疗，血吸虫病已痊愈而出院。〔郭兆龙．胃关煎加味治疗急性血吸虫病腹泻、高热症的体会 [J]. 上海中医药杂志，1965（4）：16〕

案 3

孙某，女，48 岁。1983 年 7 月 8 日初诊。主诉：腹泻 10 年，加重 1 年。患者自述 10 年前始患腹泻，在当地医院诊断为慢性肠炎，曾经常服用土霉素、参苓白术丸、附子理中丸等药物，症状可暂时缓解，但仍反复发作，每因受凉而诱发。近一年来病情加重，症见食少便溏，完谷不化，大便日 5 ～ 6 次，黎明泄甚，肠鸣腹痛，腰痛，带下清稀，形瘦神疲，面色黄白，舌淡体胖苔白，脉细弱。大便检查：白细胞 0 ～ 2，红细胞 0 ～ 2，蛔虫卵（+）。X 线钡餐透视诊为慢性结肠炎。中医辨证属脾肾阳虚、运化无权，拟以温补脾肾，方用胃关煎加减。熟地黄 12g，党参 15g，炒白术 15g，炮姜 6g，炮附子 12g，补骨脂 10g，吴茱萸 6g，炒肉蔻 12g，五味子 10g，炙甘草 6g。上方连服 4 剂，便泄减少，每日行 2 ～ 3 次，肠鸣腹痛减轻，仍用原方改炒白术为 30g。再服 16 剂后，大便成形，每日行 1 次，无腹痛，胃纳转佳，诸证减轻，舌质淡红，苔薄白，脉细。仍守上方加山药 20g。又服 8 剂而愈。患者出院时体重增加 2.5kg。半年后随访未再复发，其体重由出院时 44kg 增加至 52kg。〔于书本，王京善，王善璞等．胃关煎治疗慢性腹泻 48 例临床体会 [J]. 山东中医杂志，1985（1）：17-18〕

【精要说解】

胃关煎中“胃关”一词来自《素问·水热穴论》：“肾者，胃之关也。关门不利，故聚水而从其类也。”胃主受纳腐熟水谷，肾为元气之根，人体的生理活动依赖于肾气的温煦和推动作用，温煦和推动功能失常则脾胃不能腐熟水谷，津液疏于化生、输布、排泄，因此称肾为“胃关”也。

胃关煎是治疗脾肾阳虚之泄泻的常用方剂，方中干姜辛热，暖中和胃、散寒通阳；吴茱萸辛苦热，散寒止痛、降逆止呕、助阳止泻；熟地黄补肾气，填精血；山药补脾气，益肾气；白术、白扁豆健脾渗湿；炙甘草补气生津和胃。诸药配伍，滋先天肾精，培后天脾气，温阳气，散寒湿，共奏培本止泻之功。现代人生活节奏快、工作压力大，饮食失调，思虑过重，先损及脾胃，久则伤肾，遂可见脾肾阳虚之完谷不化、大便泄泻或久泻、晨泻等症。胃关煎治疗此证丝丝入扣，临证可随证加减，必能取桴鼓之效。

这里值得指出的是，中医治脾肾虚寒或火不生土泄泻或痢疾的方剂不在少数，其负盛名者有四神丸、附子理中汤、《时病论》补火生土法。景岳制胃关煎亦治此类病证。观其组方，乃理中汤、吴茱萸汤、参苓白术散合化而成，唯熟地黄一味，其性黏腻，似欠恰当，人称张景岳为“张熟地”，有褒有贬，值得玩味。

二十九 镇阴煎 治真阳失守血随而脱方

【原文摘录】

治阴虚于下，格阳于上，则真阳失守，血随而溢，以致大吐大衄，六脉细脱，手足厥冷，危在顷刻而血不能止者，速宜用此，使孤阳有归，则血自安也。如治格阳喉痹上热者，当以此汤冷服。

熟地一二两　牛膝二钱　炙甘草一钱　泽泻一钱半　肉桂一二钱　制附子五七分或一二三钱

水二盅，速煎服。如兼呕恶者，加干姜（炒黄）一二钱。如气脱倦言而脉弱极者，宜速速多加人参，随宜用之。

【临床应用】

刘氏用镇阴煎加味治疗慢性咽炎 30 例。处方为熟地黄 30g，牛膝 12g，岗梅根 30g，淡附片 8g，肉桂 4g，诃子 10g，蝉蜕 10g，黄芩 15g，射干 15g，荆芥 12g，木香 6g（后下）。咽疼痛较甚者加夏枯草、桑叶，偶有咳嗽者加麦冬、桔梗。结果显示，内服 3 剂后显效 16 例，有效 13 例，总有效率为 96.7%。〔刘勇．镇阴煎加味治疗慢性咽炎的体会 [C]. 中华中医药学会．中国中医药学会基层中医药会议专刊．广东越秀区皮肤病防治中心．1997：682-683〕

【验案举例】

案 1

曾某，男，时年 65 岁。辛酉季秋下旬某日患病，其子代诉：先父嗜酒，痔疾十余年间，有出血及脱肛症状。1977 年，患感冒，恶寒身痛，咳嗽气紧，继则神昏谵语，经确诊为高血压性心脏病、哮喘性支气管炎、痔疮出血，住院半月出院调治。1 周前患感冒，病情日渐加重。视患者端坐病榻，喘息抬肩，神疲乏力，喉中痰鸣，语声断续不清，舌体胖大，色淡无华，边缘有齿痕，苔白厚腻，扪之唇、鼻、舌体皆冷，六脉微弱模糊。自觉稍动则感到天旋地转，腰以下怕冷而胸部热。两日未进食。听其心音弱，双肺满布干啰音与湿啰音，血压 220/120mmHg。展示前方有定喘汤、麻杏石甘汤等。综观证情，乃元气虚衰，四脏受困，如施治不力，将有中风阳脱之虞，故以景岳镇阴煎加减。拟方：熟地黄 20g，进口肉桂 10g（细末三次冲服），附片 10g（捣），川牛膝 10g，干姜 10g，上沉香 10g（细末冲服），砂仁 10g，党参 50g，苏子 10g（冲），细辛 6g。水 800mL，煨 300mL，连煨两次，得药汁 600mL，平分 6 次服，每 6 小时 1 次。1 剂后诸证减半，脉细而清晰，左关脉浮大而虚，苔已化薄。原方加牡蛎、龟甲以育阴潜阳，兼化顽痰。服药后即能步行，后以金匮肾气丸调理 1 个月，体健如初。〔李荣光，邱少华．“引火归原法”之临床运用 [J]. 成都中医学院学报，1983（2）：50-52〕

案 2

韦某，男，72 岁。1979 年 4 月 23 日初诊。咽喉疼痛已 4 天，影响吞咽，逐日加重，以致不能进食干饭。近 3 个月，患者腰酸膝软，耳鸣，失眠多梦，夜尿频数，每晚 7 ～ 8 次且量多。面色暗黑，舌质淡，苔薄白而润，咽部红，脉沉细弱，四肢冷。诊为肾虚格阳之上热下寒证，治以引火归原，方用镇阴煎加减：熟地黄 18g，牛膝、泽泻各 10g，肉桂 2g（焗服），黄连2g，怀山药12g。1剂，水煎后冷服。次日复诊，咽痛大减，夜间安卧，夜尿亦止，咽部红肿减轻，苔脉同前。继用前方加制附子2g，山萸肉10g，首乌15g。服2剂后，咽痛遂止。随访半年，未见复发。〔彭格非．格阳喉痹[J].广西中医药，1981（2）：33-34〕

案 3

常某，男，56岁。1986年10月初诊。患者因大咯血在某卫生院急诊治疗，每日咯血量在100mL以上，经中西药物抢救治疗未见明显好转，病情危急。患者面白少华，神疲体倦，呼吸急促而声低，烦躁不宁，咯出物痰少血多，血色淡红。追问病史，患者15年前有肺结核大咯血史并曾住院治疗。近两年咯血时有发生，但咯血量较少，多为痰中带血，以少量药物治疗后即愈。平素头晕体倦，腰膝酸软，四肢不温。舌淡、苔白腻，脉浮大、重按无力。证系阴损及阳，虚阳上越。治拟滋阴补阳，引火归原。处方：熟地黄60g，怀牛膝、侧柏叶各10g，肉桂、制附子各5g。2剂，水煎服。1剂后咯血已止，上方加减调理1周后咯血未再发生而出院，后在此方基础上加减用药20余剂，至今未再咯血。〔崔瑞林．引火归原法治验[J].新中医，1992（8）：24〕

案 4

孙某，男，36岁。初诊日期：2011年11月24日。患者于2周前发现自身躯干出现多个红色丘疹，表面有细薄鳞屑，伴瘙痒，西医诊断为点滴状银屑病，予头孢替安静脉滴注、雷公藤多苷片口服治疗，未见明显好转，且渐累及四肢、头皮及面部，遂于我科诊治。刻诊：头皮、躯干、四肢皮肤多发密集型红色丘疹，表面有白色鳞屑，伴瘙痒；舌红、少苔，脉沉细。患者平素有慢性咽炎、扁桃体炎病史，发病前再次发作，至今仍未缓解。查体：皮损处薄膜现象（+），点状出血（+）；咽部充血，扁桃体Ⅱ度肿大，表面有脓疱，咽后壁有2处溃疡（约1cm×1cm），有脓性分泌物。西医诊断：点滴状银屑病；中医诊断：白疕，喉痹；辨证：阴虚格阳，复感外邪，化火生热，怫郁肌肤；治法：大补肾阴，引火归原；方以镇阴煎加味。处方：熟地黄60g，怀牛膝5g，炙甘草5g，泽泻6g，肉桂3g，制附子5g，薄荷10g，炒牛蒡子10g，金银花15g，防风10g。每日1剂，水煎，早晚分服。

二诊（11月27日）：周身皮疹转为暗红色，鳞屑减少，瘙痒减轻，无新皮疹出现；咽痛消失，扁桃体Ⅰ度肿大，咽后壁溃疡愈合。效不更方，将原方熟地黄减为30g。患者服药14剂后，全身皮疹完全消退，其余症状消失，无新皮疹出现；随访半年，病情无复发。〔高晖，李岩，姜婧，等．镇阴煎治疗皮肤病临床验案举隅[J]. 上海中医药杂志，2013，47（3）：64-65〕

案5

王某，男，19岁。初诊日期：2012年1月6日。患者2个月前口周及下颌反复出现红色丘疹，每因紧张、熬夜而病情加重。曾于外院诊治，西医诊断为痤疮，口服克拉霉素及外用甲硝唑软膏治疗1个月余，未见好转。刻诊：口周及下颌多发红色丘疹，上有脓疱，部分形成结节及囊肿，呈暗红色，皮损处压痛明显；烦热多汗，饮不解渴；舌红、少苔，脉细数。西医诊断：痤疮。中医诊断：粉刺。辨证：肾阴不足，相火过旺。方用镇阴煎加减。处方：熟地黄40g，牛膝5g，肉桂3g，蒲公英15g，莪术10g，浙贝母10g，天花粉10g，知母10g，金银花15g，炙甘草5g。每日1剂，水煎，早晚分服。

二诊（1月14日）：红色丘疹减少，结节变软，囊肿消退，无新皮疹出现；多汗，饮不解渴。患者拒服中药汤剂，守法予中成药知柏地黄丸继续治疗。服药1个月后，其丘疹、脓疱及囊肿均消失。〔高晖，李岩，姜婧，等．镇阴煎治疗皮肤病临床验案举隅[J]. 上海中医药杂志，2013，47（3）：64-65〕

案 6

张某，男，41 岁。职业司机，嗜好烟酒，有开夜车史，患者咽部疼痛反复发作有十多年。以往每于咽痛时喜欢内服清热解毒之类凉茶，或者牛黄解毒丸，以及自己控制煎炒之食物，减少抽烟、饮酒等。近日因夜间开车，休息时间少，加之抽烟多，咽喉出现灼热疼痛，偶有干咳。检查发现咽部慢性充血，咽后壁淋巴滤泡增生，舌淡红，苔黄薄白，脉弦。诊断为慢性咽炎急性发作。治疗方剂：熟地黄 30g，夏枯草 15g，黄芩 15g，诃子 10g，蝉蜕 10g，荆芥 12g，射干 15g，木香 6g（后下）。3 剂，每日 1 剂，内服 3 剂后咽痛症状消失，但咽后壁淋巴滤泡未减少，后改内服知柏地黄丸一个月。随访一年未再发病。〔刘勇．镇阴煎加味治疗慢性咽炎的体会 [C]．中华中医药学会．中国中医药学会基层中医药会议专刊．广东越秀区皮肤病防治中心．1997：682-683〕

【精要说解】

何谓“隔阳”？前贤多指“隔阳”的病机为阴坠于下，阳气被隔拒于上，所谓“阴盛格阳”是也，实为内真寒外假热的危重之证。景岳所说“阴虚于下，格阳于上”似值得商榷。柴中元认为，景岳所言“阴虚于下，格阳于上”应作二证看，“阴虚于下”即“阴虚而不能涵阳，阳不恋阴而上越”，“格阳于上”即“阴盛而迫虚阳上越”，二者泾渭分明，辨证施治理应分清。“阴虚于下”者以滋阴为主，辅以肉桂、牛膝诸下行之品，从阴引阳，导龙入海；“格阳于上”者以附子破阴，引火归原，而慎用阴柔之品。故方中熟地黄、肉桂、附子三药剂量不定，需据阴阳盛衰斟酌调整。

镇阴煎方中以熟地黄为君，此阴虚于下之治；牛膝逐瘀通经，引血下行，安上溢之动血；泽泻通泻肾经，利而不伤阴，奏引火下行之效。若“阴虚于下”者，用大剂熟地黄稍佐附子五七分，柔倍于刚，方可去性存用，以行熟地黄之滞腻，再佐肉桂以引火归原，故剂量不必过大。若“格阳于上”者，附子需用至一二三钱以破阴逐寒、补益真阳，再用熟地黄以防附子劫烁真阴，肉桂剂量亦需大于前者。

至于镇阴煎主治，景岳谓：“大吐大衄，六脉细脱，手足厥冷，危在顷刻而血不能止者，速宜用此，使孤阳有归，则血自安也。”我们理解，此即临床上因大出血而引起虚脱的濒危之证，应用此方，或可有效。其加减法云：“如气脱倦言而脉弱极者，宜速速多加人参。”联系临床，此乃金玉之言，切勿忽视。

暖肝煎
暖肝行气止痛要方

三十

【原文摘录】

治肝肾阴寒，小腹疼痛，疝气等证。

当归二三钱　枸杞三钱　茯苓二钱　小茴香二钱　肉桂一二钱　乌药二钱　沉香一钱，或木香亦可

水一盅半，加生姜三五片，煎七分。食远，温服。如寒甚者，加吴茱萸、干姜；再甚者，加附子。

【临床应用】

1. 疝气

杜氏等观察暖肝煎结合手术治疗老年嵌顿性腹股沟斜疝 42 例，对照组给予疝环充填式无张力疝修补术，观察组在对照组的基础上增加暖肝煎内服，观察发现与对照组相比，观察组排气时间、住院时间和并发症等情况明显改善。〔杜鹤，柳德元，白涛．暖肝煎加减结合手术治疗老年嵌顿性腹股沟斜疝疗效观察 [J]. 陕西中医，2014，35（3）：333−334〕

贺氏等以暖肝煎为基本方加减治疗疝气病 251 例，寒疝加荔枝核、川楝子等；气疝加柴胡、香附、青皮、白芍等；水疝加苍术、车前子、泽泻、橘核等；湿疝加赤茯苓、苍术、车前子等；血疝去枸杞、肉桂、茴香，加桃仁、红花、牛膝、丹参等；阴虚疝去肉桂加生地黄、山茱萸、黄柏、知

母等；阳虚疝加熟地黄、山茱萸、附子等；热疝去乌药、肉桂、沉香，加枳壳、栀子、木通、黄柏、大黄等；气虚疝去枸杞，加升麻、柴胡、干姜、黄芪、荔枝核等。治疗总有效率为92.8%，疗效理想。〔贺启智，贺清珍．暖肝煎加减治疗疝气病251例[J].陕西中医，1995（1）：15〕

2. 痛经

杨氏等用暖肝煎治疗阳虚寒凝型原发性痛经60例。对照组给予月月舒口服；观察组给予暖肝煎，组方为当归6g，枸杞子9g，小茴香6g，肉桂5g，乌药6g，沉香3g，茯苓6g，生姜3片。观察发现，治疗组总有效率明显高于对照组。〔杨蕾，杨怡．暖肝煎新用治疗阳虚寒凝型原发性痛经30例的临床观察[J].贵阳中医学院学报，2012，34（2）：146-147〕

3. 冠心病不稳定型心绞痛

贺氏等基于院内制剂加减暖肝煎胶囊（组方由当归、肉桂、乌药、小茴香、黄芪、三七等组成）观察其治疗冠心病不稳定性心绞痛33例的临床疗效。对照组给予西药基础治疗，治疗组在对照组的基础上加服加减暖肝煎胶囊。结果发现，治疗组心绞痛情况、总有效率、心率、心肌耗氧量、血栓素B_2的改善均优于对照组。〔贺敬波，黄绵清，张勤，等．加减暖肝煎胶囊治疗冠心病不稳定性心绞痛33例临床研究[J].中医杂志，2003（5）：352-353〕

4. 泌尿系感染

罗氏等运用加减暖肝煎联合硝呋太尔片治疗下尿路感染患者42例，随证加减（气淋症状明显者加青皮、香附、佛手、石韦、滑石、车前子；劳淋症状明显者加党参、薏苡仁、泽泻、龙骨、牡蛎），观察发现治疗组的症状积分、临床证候疗效、细菌菌落计数、尿沉淀镜检白细胞及主要症状改善明显优于对照组，治疗效果理想。〔罗守文．加减暖肝煎联合硝呋太尔片治疗下尿路感染的临床观察[D].沈阳：辽宁中医药大学，2016〕

孙氏等运用暖肝煎加味治疗慢性前列腺炎见前列腺轻度增大、压痛，前列腺液检查卵磷脂小体减少，会阴部不适，少腹部坠胀隐痛，尿后余沥或夜尿增多等症状的患者23例，组方为当归20g，肉桂10g，乌药10g，沉香10g，炮甲10g，赤芍20g，川牛膝20g，小茴香12g，菟丝子20g，枸杞20g，茯苓20g，生姜3片。23例患者中，治疗20天症状消失者10例，治疗45天症状消失者12例，无效1例。〔孙佳成．暖肝煎加味治疗慢性前列腺炎23例[J]. 中国社区医师，2002（2）：39〕

5. 直肠癌术后

陈氏等运用暖肝煎加减联合化疗治疗直肠癌术后气虚血瘀证。对照组给予单纯化疗，治疗组在对照组的基础上增加口服暖肝煎加减汤剂，组方为柴胡6g，清半夏10g，枳壳30g，当归10g，枸杞子10g，橘核10g，茯苓20g，小茴香12g，肉桂10g，乌药10g，沉香5g，丹参10g，莪术9g。治疗后发现，治疗组总有效率、生活质量评分和化疗不良反应等情况的改善明显优于对照组。〔陈金红，周洁．暖肝煎联合化疗治疗直肠癌术后患者的临床观察[J]. 中国中医药现代远程教育，2018，16（10）：112-114〕

【验案举例】

案 1

许某，男，48岁，农民。1989年12月24日初诊。右侧睾丸牵及少腹胀痛2个月余，曾于某地区医院检查确诊为“精索神经痛”，经中西药及针灸治疗未见效果。刻诊：右侧睾丸牵及少腹胀痛难忍，以致行则偻俯，不敢直立；前阴坠胀不适，有寒凉感；腰酸腿软，四肢不温，食欲稍差，睡眠及二便正常。查睾丸及附睾发育正常，触诊精索可诱发抽痛并牵引至少腹，苦不堪言。舌润滑、苔淡白，脉沉弦。证属寒滞肝肾，气机不通。治宜暖肝温肾，行气止痛。方选《景岳全书》暖肝煎加味。处方：当归12g，枸杞子12g，小茴香9g，肉桂6g，台乌药9g，沉香3g，云茯苓12g，全蝎5g，蜈蚣1条，生姜3片。每日1剂，水煎服。服药7剂，痛减大半，诸症缓解。续服7剂，痛止疾愈。随访2年，未再复发。〔邹桃生．暖肝煎加味治愈精索神经痛[J]. 江西中医药，1994（6）：19〕

案 2

郝某，女，45岁，教师。2007年12月3日初诊。素有经前乳房胀痛史10余年，近月来，乳头发硬疼痛，有紧缩感，遇冷加剧，得温则减，伴乳房胀痛，向两侧腋下放射，心情抑郁，胸闷不畅。查体：两侧乳头硬而拒按，乳头乳晕色深发黑，两侧乳房外上、内上象限可扪及盘状结块，边界欠清，质韧拒按，两侧腋下未扪及肿块，舌质淡紫，舌苔白，脉弦紧。乳腺彩超、乳腺电脑红外扫描均显示乳腺增生伴纤维化。证属肝寒气滞，痰瘀阻络。治拟温肝逐寒、行气止痛、活血散结。投暖肝煎加减：暖肝煎去沉香，加吴茱萸3g，炒白芥子、鹿角霜、山慈菇各15g，制香附10g。服药1个疗程，乳头渐软，疼痛减半，色泽转淡，乳房胀痛亦减轻。治守原方，再进5剂，诸恙告瘥。嘱其怡情悦志，以防复发。〔孙红君．暖肝煎治疗乳头硬痛疗效观察[J].四川中医，2009，27（11）：96〕

案 3

赵某，女，22岁，未婚。患者15岁月经初潮，16岁时因经期冒雨而致痛经，痛经渐渐加重，多于经行第1天痛剧，常服去痛片、颠茄片之类，痛剧时需用安痛定2mL肌注，但止痛效果欠佳，曾有两次因疼痛剧烈而虚脱病史。经色紫红夹血块，血块排出后痛稍减，经行第4天痛稍重，伴胸胁胀闷，心烦易急躁，口苦喜热饮，脉弦滑。以暖肝煎加减：当归、茴香、乌药、香附子、茯苓、半夏、牛膝、益母草、丹皮。水煎服，每日1剂。服药后，自感疼痛缓，而血块引下顺利。嘱下次月经行前继服上方，至第4天，疼痛大减，遂自停药。间2个月再行经时疼痛又作，但较前轻，又来诊，嘱继服上方。平素以逍遥丸和益母草膏调之，自此痛经大减，几无疼痛，但其内心惧痛，故经行时仍以上方1～2剂调之。〔江晓生．暖肝煎在痛经中的运用[J].江西中医药，1995（S2）：102-103〕

案 4

周某，男，50 岁，已婚。1980 年 3 月 20 日入院。阴茎抽痛缩入已反复发作半年。患者于 1979 年 9 月冒雨拉砖受凉后，即感到阴茎抽痛缩入。外观阴茎消失，腰酸，小溲频数。从此，阴茎缩入反复发作，并伴有难以忍受的抽痛，必服止痛片方能缓解。阴茎缩入时间最短约 10 分钟，最长约 5 小时。常用自制丁字带绑扎热水袋贴敷少腹，甚感痛苦。自 1980 年 2 月开始，每日腹泻 4 ～ 5 次，至今未愈。脉弦细，舌质稍紫、有齿痕、苔薄白。观其脉证，均为阴寒过盛之象。故辨为肝肾虚寒，治以暖肝温肾止痛法。处方：附子 15g，肉桂 15g，小茴香 15g，沉香 15g，当归 15g，枸杞 15g，吴茱萸 15g，牛膝 15g，元胡 15g，橘核 15g，荔枝核 15g。三剂。3 月 31 日二诊：服上方三剂后，腰已不酸，自觉左大腿内侧阴股部有抽痛感。近两日未出现阴茎缩入现象。仍予上方，加补骨脂 25g，肉蔻 25g，川楝子 25g。三剂。4 月 3 日三诊：昨日下午去浴池洗澡后，阴茎缩入 10 余分钟，今晨又出现一次，但阴茎已无抽痛。脉濡数，舌质稍紫，于二诊方中去元胡、荔枝核、橘核，续服四剂。4 月 5 日上午又发生阴茎缩入约 20 分钟，但局部外观已可见 2.5 厘米长的阴茎和龟头。自此以后再未出现阴茎缩入，腹泻亦止。住院观察半月，痊愈出院。〔陈永起 . 暖肝煎治愈阴茎缩入 2 例 [J]. 中医杂志，1982（11）：32〕

案 5

李某，男，32 岁，工人。婚后 5 年不育。查精液量 1.4 毫升，精子数 3.000 万 / 毫升，异常精子占 50%，2 小时内有活动能力的精子占 30%。诊断为男性不育症。症见：少腹时有隐痛，性交后加重，睾丸阴冷而潮湿，遇寒则收缩引痛，有时自觉全身倦怠，腰部轻度酸软，无阳痿早泄，舌淡红有齿痕，苔薄白而滑，脉弦缓无力。按肝肾不足，寒湿偏盛。拟温补肝肾，行气逐寒。以暖肝煎加味：当归 10g，枸杞 10g，小茴香 6g，肉桂 6g，乌药 6g，沉香 5g，茯苓 10g，橘核 10g，仙茅 10g，仙灵脾 10g。服药 10 剂后，少腹隐痛好转，倦怠消失，自觉心中畅快，性欲增强，但睾丸阴冷潮湿不减，舌质淡红而有齿痕，脉弦缓未见改善。于上方加干姜 6g，吴茱萸 3g。又服 1 个月有余，精液常规检查有所改善，精量 2.5 毫升，精子数 5000 万 / 毫升，异常精子占 20%，有活动能力的精子占 60%以上。少腹隐痛、舌边齿痕基本消失，脉弦而较前有力，睾丸阴冷潮湿亦减轻。在暖肝煎中又加入滋补肝肾、养血添精之品，如山药、桑寄生等，服用 4 个月余，症状改善，连续 5 次精液常规检查均在正常范围。现已得一男婴。笔者用暖肝煎加味治疗男性不育表现为肝肾不足、寒湿偏盛的病例已有 3 例，均获满意疗效。〔李佃贵 . 暖肝煎治疗男性不育症 [J]. 上海中医药杂志，1983（9）：23〕

【精要说解】

此方由当归、枸杞子、茯苓、小茴香、肉桂、乌药、沉香、生姜组成，纵观组方，可见其病机主要包括两个层面，第一，肝肾不足，阳虚生寒；第二，寒湿凝滞，气行不畅。方中当归、枸杞子补肝肾，养精血；小茴香辛温，肉桂辛甘大热，二者合用温肾暖肝、散寒温经止痛；乌药、沉香辛温，温阳行气止痛；茯苓利水渗湿，通调水道；生姜温中散寒。景岳制方以温补著称，注重滋养精血，此方温、补、消并行，温补先天之本，消寒凝气阻，标本兼治，配伍得当。

暖肝煎，顾名思义暖厥阴肝经，乙癸同源，肝所以寒者，由肾所起，一身阳气不足则生寒，寒则水气凝滞，不通则痛。此方为治疗寒疝之代表方，张氏称："非有实邪而寒胜者，宜暖肝煎主之。"因此，对于证属肝肾不足兼寒凝气滞见疝气、腹痛、头痛、阴部疼痛、痛经、心绞痛、不孕症等病皆可用之。原书方后有云："如寒甚者，加吴茱萸、干姜；再甚者，加附子。"可见临床用药可随症加减，寒重加吴茱萸、干姜、附子之类，痛重可加青皮、木香、香附、橘核、荔枝核等行气止痛之品。

在中医文献中，称"肾阳"者颇为常见，而称"肝阳"者罕见。本方名为"暖肝煎"，主治"肝肾阴寒"，其温补肝肾阳气可知。小腹、阴囊等部位，乃肝经所过之处，故有"诸疝皆属于肝"之说，且肉桂、茴香、吴茱萸、干姜、附子均有温暖肝经之功，其补"肝阳"自可说解。

三十一 寿脾煎 补脾摄血名方

【原文摘录】

一名摄营煎。治脾虚不能摄血等证。凡忧思郁怒积劳，及误用攻伐等药，犯损脾阴，以致中气亏陷，神魂不宁，大便脱血不止，或妇人无火崩淋等证，凡兼呕恶，尤为危候，速宜用此，单救脾气，则统摄固而血自归源。此归脾汤之变方，其效如神。若犯此证而再用寒凉，则胃气必脱，无不即毙者。

白术二三钱　当归二钱　山药二钱　炙甘草一钱　枣仁钱半　远志制，三五分　干姜炮，一二三钱　莲肉去心，炒，二十粒　人参随宜一二钱，急者用一两

水二盅，煎服。如血未止，加乌梅二个，凡畏酸者不可用。或加地榆一钱半亦可。滑脱不禁者，加醋炒文蛤一钱。下焦虚滑不禁，加鹿角霜二钱为末，搅入药中服之。气虚甚者，加炙黄芪二三钱。气陷而坠者，加炒升麻五七分，或白芷亦可。兼溏泄者，加补骨脂一钱炒用。阳虚畏寒者，加制附子一二三钱。血去过多，阴虚气馁，心跳不宁者，加熟地七八钱或一二两。

【临床应用】

1. 阴黄证

阴黄证，则全非湿热，总由气血衰败。盖气不生血，所以血败；血不

华色，所以色败。凡病黄疸，而绝无阳证阳脉者，便是阴黄。此以七情伤脏，或劳倦伤形，致中气大伤，脾不化血，故脾土之色自见于外。其为病也，必喜静而恶动，喜暗而畏明。神思困倦，言语轻微，或怔忡眩晕，畏寒少食，四肢无力，或大便不实，小水如膏，及脉息无力等证，悉皆阳虚之候。使非速救元气，大补脾肾，则终无复元之理。如四君子、五君子、茵陈理中、寿脾、温胃之类，皆脾家之要约也。〔刘渊．医学纂要[M]. 北京：中国中医药出版社，1999：257〕

2. 紫癜

紫癜病久，心脾血虚，脾虚不能摄血，大便脱血不止，神疲乏力，食欲不振，怔忡失眠。治宜健脾止血，用寿脾煎。此方系归脾汤的变方。方中人参、白术、山药、甘草益气健脾，气壮则能摄血；当归滋养阴血；莲子肉补脾固涩止血；炮姜温经止血；更入酸枣仁、远志宁心定悸。凡紫癜出血，面色皖白，稍劳更甚，便血色暗，质稀无块，舌苔淡薄，脉沉细微弱者，用之皆效，亦有增加血小板之功。〔郭振球．郭振球儿科证治新诠[M]. 北京：中国中医药出版社，2012：258〕

3. 堕胎小产

妇人堕胎小产，气血大伤，以致中气下陷，胞宫坠陷。治宜补气升提，兼以补血，故立方以人参、当归大补气血，以固其本。本方名为寿脾煎，脾乃气血生化之源，脾旺则气血俱旺。方中焦白术、炒山药、莲子肉加人参，均有健脾益气之功用。脾气健则中气旺，合炙升麻升提中气，中气升则胞宫下陷可复。此症患者多起于小产后血虚，故常见头晕心悸，入酸枣仁、远志，可安神定志、解忧，以利气血恢复。心静则气血俱静，脾旺则生血统血。方虽名为寿脾，实则归脾之意也。〔韩学杰．三晋王氏中医妇科流派[M]. 武汉：湖北科学技术出版社，2021：124〕

4. 噎膈

故凡病噎膈者，必多吐痰、便结、体瘦。盖脾虚化失其正，饮食下咽，概化为痰矣。肾虚水泛，津液皆化为痰，致津不泽肤而体削，液不润肠而便结，故治此只宜温补脾肾，克伐毫不可投，第观从前之方及时师之治，皆用青、陈、丁、蔻排胸中之滞，硝、黄、通幽泻大肠之燥，不思胸膈阻者由于气虚，气虚之病尚堪复破其气乎？大肠枯燥由于精亏，精亏之人尚堪泻而亡阴乎？岂非落井下石而复速其死乎？此皆不知病源者也。余常临此证，预告云，必投补养庶可望生，奈病者不信，又欲必效于数剂，不知病伤根本，岂数剂能取效乎？兼之庸流暗阻，云补药多滞，致病者疑。余故皆不经手，凡见病此而得痊者，百无一二也。后之临此证者，必须四君、温胃、养中、寿脾之类，重投参、芪以救脾，理阴、右归并加鹿茸以补肾，日勿缺药，效望经旬，愈望经年，信道笃而听治，诚或可得其生矣。〔任贤斗．瞻山医案 [M]. 北京：中国中医药出版社，2016：223-224〕

5. 失眠

本方证（气血两虚型失眠）为脾气虚弱不能生血，血虚不能养心。方中白术、山药、甘草、人参健脾益气，扶正养血，为君药；当归补血生新，莲肉清心除烦，为臣药；酸枣仁、远志养血安神，干姜配甘草温中益脾，调和诸药，为佐使药。全方以补脾为主，达安眠之效，故名寿脾。〔李清福，李世春，王美英．中医精神病护理与治疗学 [M]. 天津：天津科学技术出版社，1995：292〕

6. 脾虚失摄出血

对于脾虚失摄出血之证，景岳尚有“寿脾煎”一方，一名摄营煎，组方为白术、当归、山药、炙甘草、酸枣仁、远志、干姜、莲肉、人参。其主治“脾虚不能摄血等证，凡忧思郁怒、积劳及误用攻伐等，犯损脾阴，以致中气亏陷、神魂不宁，大便脱血不止，或妇人无火崩淋等证……用此则统摄固而血自归源。此归脾汤之变方，其效如神”。此与温理脾阴法有异曲同工之妙。〔王琦．王琦医学论文集·第一卷（1963-1993）[M]. 北京：中国大百科全书出版社，1993：305〕

此外，《女科要旨》《成方切用》《理虚元鉴》《海派中医蔡氏妇科》《黄疸专辑》等诸多古今医著中多有引用和论述。

【验案举例】

案 1

祐入黄廉言之内，年三十，体胖。素患呕血，时红时黑，所服皆清火之剂。上体微热，多汗头晕，耳鸣怔忡，腰酸痛便秘，常有带下，粒米不入，无胀苔润，口渴喜热，每饮半杯，脉纯虚大而软，两腿多痛带酸。拟中下阳虚阴走之症，取附子理中合代赭复花汤，兼治微咳之饮，一剂即效。继以归脾、寿脾、养营加附而痊。夫失血口渴身热，恍如阳证，而血之色不可不辨。红赤者多热，乌紫者为热极，但乌属寒，体肥阳虚，一也；脉虚大而软，二也；常有带下，是中气不摄，三也；少气不欲言，是气虚不振，四也；微热，为阳气不附于营阴，热时汗多，是卫阳不敛，五也；头晕是上气不足，六也；腰中酸痛，是火用不宣，七也；口渴，舌润喜热，为虚，八也。故温补之剂，每投辄应，录之以广阳虚阴走之见识焉。〔林兴江，林如汉，叶锦先．壶山验案荟萃 [M]. 福州：福建中医学院科研处．2024：10〕

案 2

中气虚陷，以致便血脱肛，此乃脾伤不能统血、思郁积劳所致。姑拟寿脾煎加味：西党参四钱，炒当归三钱，炙甘草一钱，炒白术三钱，炙远志一钱，黑炮姜八分，熟枣仁四钱，怀山药四钱，湘莲肉四钱，地榆炭三钱，炙黄芪三钱，炒防风钱半，大乌梅三枚。

按：脾不统血，中气虚陷之便血脱肛，治当扶脾升陷为主。王氏用景岳寿脾煎加黄芪、炒防风、地榆、乌梅。方宗原义，意更妥帖。参、术、莲肉、山药、甘草为原方中扶脾益气之品；加黄芪、炒防风，盖黄芪得防风其力益大，能升举下陷之气；炮姜炭、炒归身为引血归经之品，佐以酸枣仁、远志养心安神；加地榆、乌梅止便血。纵观此案，用成方而能随证进退，药证相当，并无病重药轻、病轻药重之感。〔钟孟良．王瑞书医案 [J].

青海医药杂志，1976（1）：32-33〕

案 3

李眷姚某，年四旬外，来寓乞方。余诊时，见其神呆目定，若有所思，指下得沉涩之象。笑谓："人孰无思，君何苦思苦此？"曰："确有所思。但余患便泄历年余矣，治之皆无效，愿先生疗之。"余曰："仓廪不藏者，是门户不要也。君之病正在多思耳。思生于心，而伤及乎脾。经曰，思伤脾。又云，思则心有所存，神有所归，正气留而不行，故气结矣；气结则脾阳被伤，寒从中生，水反为湿，谷反为滞，精华之气，不能输化，乃致直趋下降，而便泄不止矣。急宜扫除内障，不设妄想，即不服药，亦有向痊；否则，生机日败，肌肉日削，精神日减，所谓二阳之病发心脾者，将渐致虚损矣。"余授以逍遥散及寿脾煎二方，郑重叮咛而别。〔张仁锡撰，叶劲秋录，沐明校注．临诊碎玉 [M]. 杭州：浙江中医杂志，2000：68〕

案 4

堂叔仿夔，向有内痔宿恙，因此每于便艰时，必在粪后续下清血。以自知医，发则每饮槐花散加金银花、茵陈则愈。解放前二年春间，由于常以笋类佐膳，引起腹泻，自疏平胃散加味而得减。但因其年老体衰，中阳已虚，运化无力，偶食生冷瓜果，溏泄又作。再服前药未效，且复见续下清血不止。为此，惶急商治。

诊其脉沉迟而弱，舌润质嫩无苔，唇色淡黑，而四肢微厥。因告以此属于阴寒内结之候，必须温中补虚、散寒通阳为治。随处以大剂理中汤，易干姜而倍用黑姜，并加陈半、桂枝等予之。唯因虚寒内结为患较甚，五进上方而血始告全止。之后，以其脾气仍虚、中阳还弱，乃继以异功散加黄芪，以及续用寿脾煎加减调理，而渐臻康复。〔刘献琛．结阴证的辨证论治．中医杂志 [J]，1959（9）：59-60〕

【精要说解】

忧思积劳或体弱久病损伤中焦脾脏，一则脾气不足，无力摄血，见紫癜、牙龈出血、大便出血、月经淋漓不尽等症；二则中气下陷，见脱肛、子宫脱垂等症；三则营血虚寒，无以濡养心神，见心悸、怔忡、失眠等症。寿脾煎，方中人参、白术、炙甘草健脾益气，当归补血养血，莲肉补脾固涩，干姜温补脾阳，酸枣仁、远志宁心安神。全方行健脾益气之法，脾健则气充，气充则血固，共奏补气摄血、养心安神之功，恰符其别名“摄营”之意。

需要强调的是，本方证的病位主要在脾。盖“脾统血”是指脾脏有统摄血液的功能，这主要依靠脾气的固摄作用。如脾失统血之职，则可出现上述出血症状。景岳寿脾煎，“此归脾汤之变方”，并参入参苓白术散之意。其健脾补气、引血归经之效，不言而喻。上列病案，足可证之。景岳谓：“犯此证而再用寒凉，则胃气必脱，无不即毙者。”当引以为戒。临证抓住其主要病机，随证加减，必能常获佳效。

三十二 秘元煎 治久遗无火方

【原文摘录】

治遗精带浊等病。此方专主心脾。

远志八分，炒　山药二钱，炒　芡实二钱，炒　枣仁炒，捣碎，二钱　白术炒　茯苓各钱半　炙甘草一钱　人参一二钱　五味十四粒，畏酸者去之　金樱子去核，二钱

水二钟，煎七分，食远服。此治久遗无火、不痛而滑者，乃可用之。如尚有火觉热者，加苦参一二钱；如气大虚者，加黄芪一二三钱。

【临床应用】

秘元煎的临床应用，古代医籍如《医学从众录》等，多有记载，主要用治心脾两虚、肾失封藏所致的夜梦遗精、带下白浊、血枯闭经等。如《类证治裁》以此方治疗下消渴饮，溺如膏油者和妇人脾肾阴气不固所致的崩漏；《罗氏会约医镜》以此方治疗妇人脾土虚陷，不能统摄荣血，而为崩漏等证；《妇人规》以此方治疗血虚经乱；《竹林女科证治》以此方治疗妇女情欲不遂，沉思积郁，心脾气结，致伤冲任之源，而肾气日消，轻则月经或早或迟，重则渐成枯闭等。现代秘元煎在临床的应用更为广泛，主要用于治疗慢性前列腺炎、乳糜尿等病症。此外，秘元煎还可用于治疗神经衰弱、妇女阴道炎、慢性宫颈炎等病症。

1. 慢性前列腺炎

李克盛等以秘元煎联合盐酸左氧氟沙星胶囊治疗慢性前列腺炎 60 例，并与单纯应用盐酸左氧氟沙星胶囊治疗的 60 例进行对照。疗效标准：以临床症状积分减少≥ 95%；前列腺压痛消失，质地正常或接近正常；前列腺液（EPS）检查连续 2 次以上正常为临床控制。治疗组临床控制 20 例，复发率 15%（3/20）；对照组临床控制 12 例，复发率 58.3%（7/12）。治疗组复发率低于对照组（$P < 0.05$），治疗组远期疗效优于对照组。〔李克盛，张志勇，张静．秘元煎联合盐酸左氧氟沙星胶囊治疗慢性前列腺炎 60 例临床疗效观察 [J]. 河北中医，2013，35（2）：260-261〕

2. 乳糜尿

尚振民以秘元煎治疗乳糜尿患者 38 例，30 日为 1 个疗程，尿检蛋白、乳糜尿消失后，巩固治疗 2 个疗程。疗效标准：自觉症状消失，尿液澄清，尿蛋白、乳糜尿均为阴性，为痊愈。结果：痊愈 23 例，有效 11 例，无效 4 例，总有效率为 89.5%。〔尚振民．秘元煎治疗乳糜尿 38 例疗效观察 [J]. 中国社区医师，2005，21（11）：37〕

3. 糖尿病

毛东风等以秘元煎加减从脾论治糖尿病，经治数例，每获良效。〔毛东风，卜庆金．秘元煎加减治疗糖尿病体会 [J]. 实用中医药杂志，2005，21（1）：42〕

【验案举例】

案 1

殷氏，年少脉匀，主无病，尺中虚，必月信后期，溺后白淫，非不孕之体。据述经前不痛，但迟，后色淡，平时白带耳。治宜补气以培营之源，摄下以固肾之滑。用秘元煎：人参、茯苓、白术、炙草、枣仁、山药、芡实，加当归、白芍药、杜仲、何首乌，服之可孕。〔林珮琴．类证治裁 [M]. 上海：上海第二军医大学出版社，2008：430〕

案 2

患者，女，43岁，工人。1998年10月6日初诊。自诉间断解白色小便4年余，每于疲倦或进食油腻则发作或加重，每月6～10次，近两个月发作较频，每日1～3次，甚至尿似牙膏状，尿时无痛感，乏力倦怠伴食欲减退，小腹坠胀，腰腿酸软，舌淡胖、苔薄白，脉细弱。尿检：乳糜阳性，尿蛋白（++）。血检微丝虫幼虫4次均为阴性。西医诊断为乳糜尿症。中医辨证为脾肾两虚，脾失健运，肾失固摄。治宜健脾补肾，固摄下元。方选秘元煎加味：山药、黄芪各30g，人参、白术、续断各15g，芡实、金樱子、茯苓各12g，五味子、远志各10g，酸枣仁25g，炙甘草5g。每日1剂，水煎分2次服。连服15剂，尿白浊减轻，腰酸痛，加杜仲15g，予上方调治15天，尿清如常，诸症均告痊愈。尿复检：乳糜阴性；尿蛋白（－）。〔尚振民．秘元煎治疗乳糜尿38例疗效观察[J]. 中国社区医师，2005，21（11）：37〕

案 3

王某，女，55岁，2001年10月就诊。糖尿病史5年，间断服药治疗，病情时轻时重，并有逐渐加重的趋势。多饮多尿，尿液混浊似膏脂、有泡沫，食欲不振，倦怠乏力，头晕耳鸣，腰膝酸软，心悸失眠，健忘自汗，面色萎黄，身体消瘦，少气懒言，舌质淡、苔薄白，脉沉弱。空腹血糖14mmol/L。脾虚日久，气血乏源，心失所养，脾虚及肾，肾精不足。治以健脾益气，补肾固涩，宁心安神。方用秘元煎加味：五味子、人参、白术各10g，茯苓、芡实、金樱子各15g，炙甘草、远志各6g，酸枣仁20g，山药、黄芪各30g。每日1剂，水煎服。共服40剂，病情基本得到控制，诸症消失，身体逐渐康复，查血糖正常，随访半年未复发。〔毛东风，卜庆金．秘元煎加减治疗糖尿病体会[J]. 实用中医药杂志，2005，21（1）：42〕

【精要说解】

秘元煎因其能固秘真元而得名。本方系由四君子汤（人参、白术、茯苓、甘草）、水陆二仙丹（芡实、金樱子）加山药、五味子、酸枣仁、远志而成，主治心脾肾三脏不足，遗精滑泄，带下白浊。方中人参健脾益气，养心安神，芡实、金樱子健脾补肾、固精止遗，三药相配，上补心，中补脾，下固肾，为主药。白术、茯苓、山药、甘草助人参补气健脾，酸枣仁、远志助人参养心安神，五味子固肾涩精。诸药合用，共奏补益心脾、固精止遗之功。需要注意的是，凡有阴虚火旺之遗精，下焦湿热之白带、尿浊症状者，不宜使用此方。

景岳谓："此方专主心脾。"如何理解？盖心主神明。前贤有云："神摇于上，精遗于下。"性欲妄动，心神不宁，可致精关不固，出现遗精，故治在心；脾为气之源，脾虚元气亏虚，不能固摄精室，亦可产生遗精，故治在脾。当然，本方兼治肾脏，意在不言中。

此外，《顾氏医镜》卷四中尚有加味秘元煎。方中以西党参易人参，并加莲须、阿胶、牡丹皮而组成，主治因房事过度，津液亏耗，水不济火，关窍不固，赤白带下。《医级》卷九中有固真秘元煎，方由人参、菟丝子、龙齿、五味子、茯苓、芡实、金樱子、桑螵蛸、车前子组成，主治久带、久淋、梦与鬼交，并治男子梦遗精滑，可以互参。

三十三 固阴煎 治肝肾阴虚固冲之方

【原文摘录】

治阴虚滑泄，带浊淋遗，及经水因虚不固等证。此方专主肝肾。

人参随宜　熟地三五钱　山药炒，二钱　山茱萸一钱半　远志七分，炒　炙甘草一二钱　五味十四粒　菟丝子炒香，二三钱

水二盅，煎七分。食远，温服。如虚滑遗甚者，加金樱子肉二三钱，或醋炒文蛤一钱，或乌梅二个。如阴虚微热而经血不固者，加川续断二钱。如下焦阳气不足而兼腹痛溏泄者，加补骨脂、吴茱萸之类，随宜用之。如肝肾血虚，小腹痛而血不归经者，加当归二三钱。如脾虚多湿，或兼呕恶者，加白术一二钱。如气陷不固者，加炒升麻一钱。如兼心虚不眠，或多汗者，加枣仁二钱，炒用。

【临床应用】

固阴煎的临床应用，医籍中多有记载。如清代施雯的《盘珠集胎产症治》以此方治疗恶露不绝、阴挺等症。清代叶天士的《临证指南医案》中记载有运用本方治疗阳痿的医案。清代汪汝麟的《证因方论集要》以此方治疗“阴虚滑泄带浊遗淋”。清代林珮琴的《类证治裁》中以此方用于女子崩漏、带下、交接出血、恶露不止等症，男子遗精淋浊、阳痿等症。现代固阴煎在临床的应用更为广泛。

1. 多囊卵巢综合征

周氏等选取2021年10月至2022年3月医院收治的肾阴虚证多囊卵巢综合征患者80例，在采用达英-35治疗的基础上，给予加味固阴煎治疗，处方为熟地黄30g，党参15g，怀山药15g，山茱萸10g，远志15g，菟丝子15g，覆盆子15g，当归10g，炒淫羊藿10g，炒白术12g，川芎6g，炙甘草6g，五味子8g，均治疗3个月经周期。结果提示采用加味固阴煎治疗多囊卵巢综合征肾阴虚证，可调节性激素水平、子宫内膜厚度，改善月经状况，且未增加不良反应，安全性好。〔周莹，冯春芳，刘颖群，等.加味固阴煎联合达英-35治疗多囊卵巢综合征肾阴虚证的临床观察[J].现代医院，2023，23（11）：1801-1804〕

2. 更年期综合征

朱氏以固阴煎为基础方加减治疗更年期综合征患者38例。处方为菟丝子、山茱萸、炙远志各10g，熟地黄、党参、山药各15g，炙甘草、五味子各6g。加减：头痛、眩晕明显者加川芎12g，沙苑子15g；失眠多梦明显者加酸枣仁20g，百合、柏子仁各15g；胸闷烦躁较重者加柴胡6g，郁金15g。结果：治疗组以固阴煎为基础方加减治疗，总有效率为92.1%；对照组服用谷维素片、维生素B_1片、更年康片，总有效率为73.7%。结论：固阴煎加减治疗更年期综合征能有效改善临床症状，疗效显著。〔朱也君.固阴煎加减治疗更年期综合征38例[J].新中医，2009，41（9）：72-73〕

3. 月经不调

洪氏选取本院2017年1月到2018年1月收治的60例肾虚型月经过少患者，并将其分为对照组与治疗组各30例。对照组采用乌鸡丸治疗，治疗组采用固阴煎加减（山药10g，熟地黄12g，菟丝子10g，山茱萸15g，远志10g，炙甘草10g，党参10g，五味子10g），连用3个月，停药后观察效果，3个月内定期随访，比较两组临床情况。结果提示，对肾虚型月经过少患者采用固阴煎加减治疗可取得更为理想的应用效果，可有效改善患者临床症状，提高其生活质量。〔洪丽美.固阴煎加减治疗肾虚型月经过少的临床效果分析[J].医学理论与实践，2019，32（8）：1207-1209〕

张氏治疗月经先期患者王某，以固阴煎为基础方，处方为：柴胡 9g，党参 15g，炒白芍 12g，山药 15g，生地黄 12g，熟地黄 12g，盐续断 15g，炙甘草 6g，炙黄芪 30g，淫羊藿 12g，菟丝子 15g，制远志 9g，制五味子 9g，牡蛎 30g，炒白术 30g。服用月余，月经先期之症终获痊愈。〔张冬雪．加味固阴煎治疗月经病的临证体会 [J]. 世界最新医学信息文摘，2018，18（A2）：275+279〕

4. 经间期出血

朱氏等用加味固阴煎治疗经间期出血 47 例。药物组成为山茱萸 12g，山药 30g，熟地黄 24g，菟丝子 15g，五味子 9g，远志 9g，杜仲 15g，川续断 30g，女贞子 15g，旱莲草 15g，炒白芍 30g，炙甘草 6g。结果，经 3 个月经周期的治疗，47 例中，痊愈 37 例，有效 7 例，无效 3 例，总有效率为 93.6%，疗效显著。〔朱文燕，吕美．加味固阴煎治疗经间期出血 47 例 [J]. 山东中医杂志，2011，30（8）：552〕

5. 免疫性不孕症

陈氏等用固阴煎治疗免疫性不孕症 60 例，并与西药治疗 25 例进行对照。处方为生晒参 9g，大熟地 15g，怀山药 20g，山茱萸 10g，菟丝子 15g，炙远志 9g，五味子 15g，炙甘草 15g。每日 1 剂，治疗效果显著。并指出具有补肾育精作用的固阴煎治疗女子免疫不孕症，其机制可能是直接或间接抑制循环血中的补体，减少精子制动，凝集抗体，降低生殖道补体水平，抑制宫颈、阴道、子宫内膜 IgA 的产生。该药能调节下丘脑 – 垂体 – 卵巢 – 子宫内分泌轴，从而达到妊娠目的。〔陈晓平，陈旦平，董桂红．固阴煎治疗免疫不孕症及对体液免疫的影响 [J]. 中医杂志，1992（12）：36–37+4〕

6. 功能失调性子宫出血

王氏等用固阴煎加减治疗青春期崩漏 30 例。基本方：人参 5g，熟地黄 10g，山药 10g，山萸 12g，菟丝子 12g，远志 10g，五味子 10g，炙甘草 6g。并进行加减，如出血量多加煅龙骨、煅牡蛎、大蓟、小蓟；偏寒者加艾叶、炮姜、鹿角片、仙灵脾等。结果显示，本组 30 例中治愈 23 例，好转 6 例，无效 1 例，总有效率为 96.67%，取得较好的效果。〔王惠琴，朱

秀芬，朱志斌．固阴煎加减治疗青春期崩漏 30 例 [J]. 内蒙古中医药，2008（8）：23-24〕

除上述疾病外，有报道表明经典名方固阴煎对于药物性流产后顽固性子宫出血、胎漏、卵巢早衰、肾虚型排卵性功血（黄体功能不足）、习惯性流产、尿频等多种病证的治疗具有一定效果。我们期待对固阴煎的相关实验及其作用机制进一步开展研究和探讨。

【验案举例】

案 1

李某，女，21 岁，经间期出血近 1 年，加重 2 个月。患者 15 岁月经初潮，既往月经 6 ～ 7/30 天，量适中，色鲜红，无血块，经行无明显不适。LMP（末次月经）：2016 年 4 月 25 日。每于经净后一周阴道淋漓出血，持续 5 日左右血自止，血量不多，色淡红，伴头晕耳鸣，胸闷心烦，腹胀腰酸，夜间盗汗多梦，手足心热，口渴不欲饮水，舌红少津，脉弦细。据病症分析，此乃肝肾阴虚，水亏木摇，阴阳失衡，冲任气血失调。治以益水疏木，滋补肝肾之阴，则气血自调，出血自止。投以加味固阴煎加减。药用：煅牡蛎 30g，党参、山药、炒白芍、合欢皮、盐黄柏各 15g，菟丝子、淫羊藿、盐续断、熟地黄、生地黄、麸炒枳壳各 12g，制五味子、制远志、柴胡各 9g，炙甘草 6g。7 剂，文火久煎，每日 1 剂。嘱患者测 BBT（基础体温）。一周后复诊，告知 1 剂血量大减，3 剂血止。嘱患者原方继服，每于月经周期第 10 天开始服用至基础体温升高第 3 日，连服 3 个月经周期。随访半年未复发。〔高璐，刘卉．加味固阴煎治疗月经病的临证体会 [J]. 光明中医，2017，32（21）：3083-3084〕

案 2

陈某，女，30 岁，1997 年 10 月 3 日初诊。停经 56 天，阴道出血 3 天。患者婚后自然流产 3 次（均在妊娠 3 个月左右）。现妊娠 56 天，患者禀赋素虚，腰酸软，乏力懒言，语声细微，面色萎黄，食欲不振，恶心呕吐，因失节欲，致少腹坠痛，阴道出血，量少，血色暗红，无血块。舌苔薄白，脉滑细，双尺脉沉弱。查：尿妊娠试验阳性；B超示子宫增大，见一孕囊，囊内见胚胎影，有原始血管搏动及胎动。证属肾虚失摄，胎元欲坠。治以补肾安胎元，佐以补气养血止血。予固阴煎加减。药用：熟地黄15g，菟丝子15g，山萸肉9g，山药15g，台参15g，三七粉5g（分2次冲服），炙甘草9g，黄芪15g，当归身15g。3剂，每日1剂，水煎服。10月9日二诊：阴道出血已止，余症仍在。因其胎元欲坠，苦不堪言，再者盼子心切，嘱其守前方服药，隔日1剂观察。12月10日三诊：诸症消失。嘱以丸代汤，1次1丸，每日2次，淡盐汤冲服。于1998年5月12日随访，足月顺产一男婴，母健儿壮。〔魏凤玲，郭炳生．固阴煎加减治疗滑胎2例[J]. 山西中医，2002（4）：19〕

案3

刘某，女，36岁，某公司职员，2014年5月17日初诊。该患者既往月经周期规律，近2个月因家中事务繁多劳累而出现阴道不规则流血50余日，量时多时少，色红无块，心悸气短，伴头晕耳鸣，五心烦热，腰膝酸软，足跟痛，舌红少津，脉弦细数。据病症分析，此乃肝肾阴虚，热伏冲任，扰动血室，胞脉闭藏失职所致。治以滋补肝肾、益气固冲，方以固阴煎加减。方药：党参20g，地黄20g，山药15g，山茱萸15g，五味子10g，炙甘草10g，龟甲胶15g（冲服），川续断20g，桑寄生20g，炒杜仲20g，地榆炭50g。7剂，水煎服，每日1剂，早晚分服。

半个月后复诊，告曰：服药后血虽未止，却量日益少，精神日振，嘱再服5剂，其血当止。上方加减：党参20g，地黄20g，山药15g，山茱萸15g，龟甲胶15g，川续断20g，桑寄生20g，炒杜仲20g，旱莲草20g，地榆炭20g，服药3剂后血止。1个月余的治疗，经水安宁。〔蓝丹，韩延华，赵雪，等．韩延华应用古方固阴煎临床经验[J]. 中医药临床杂志，2015，27（10）：1409-1410〕

案 4

冉某，女，36岁。2015年3月初诊。34岁结婚后未避孕未怀孕至今，患者既往月经规律，因结婚年龄较晚，且婚后因未怀孕而致肝气不疏，心情抑郁，近半年渐出现月经3～4个月一潮，伴经量减少，直至经闭不潮，伴见情绪抑郁、悲伤欲哭、烘热汗出，舌淡、苔薄，脉弦细。行六项检查示：FSH（卵泡刺激素）45.23mU/mL，LH（黄体生成素）20.37mU/mL，E_2（雌二醇）153.68pg/mL，PRL（催乳素）7.40ng/mL，P（孕酮）1.45ng/mL，T（睾酮）39.77ng/dL。西医诊断：卵巢早衰。给予固阴煎加减：熟地黄20g，山药10g，山萸肉10g，丹皮10g，茯苓10g，泽泻9g，广郁金10g，香附12g，白芍10g，川续断10g，杜仲10g，炒柴胡6g，薄荷6g。二诊，患者情绪有所改善，在原方基础上，酌加地黄15g，当归15g，醋鳖甲9g，女贞子20g，墨旱莲20g以巩固疗效。服14剂后，月经来潮，心情舒畅，食欲增加，患者要求继服上方2周以巩固疗效。〔张敏，匡洪影．固阴煎的临床应用[J]. 亚太传统医药，2017，13（3）：94-95〕

案 5

陈某，男，28岁。1983年7月25日初诊。1年多来，患者自觉小便无力，次数增多，且余沥不净，有时尿漏裤裆，甚感苦恼，多方求治无效。刻诊：面色㿠白，头脑空痛，腰背胀痛，肢软乏力，舌淡紫有齿痕，苔薄白，脉沉细。证乃肾精亏损，气虚不摄，拟补肾填精、益气固摄为法。方用固阴煎加味。处方：熟地黄、黄芪各30g，山药、菟丝子、枸杞子、山茱萸、党参各20g，五味子、车前子、泽泻各10g，金樱子15g。每日1剂，水煎服。5剂药后，小便次数减少，余沥不净减轻，头、腰痛症减，药中肯綮，后守方增损20余剂而愈。〔胡友道．固阴煎治验举隅[J]. 新中医，1997（6）：51-52〕

【精要说解】

固阴煎，顾名思义，为固阴之剂，是景岳新方八阵中的固阵之方。盖肝藏血，肝虚则藏血失职，是以经水不固；肾亏则精关不密，遂使精液遗泄。张景岳云："元气既伤，虚而且滑，漏泄日甚，不尽不已，故方有固阵。固方之制，固其泄也。"方中熟地黄益精填髓，大补阴血，为滋阴补血之要药，菟丝子补益肝肾，固精止遗，阴阳双补，两药共奏"阴得阳升而泉源不竭，阳得阴助而生化无穷"之效；山茱萸既能补肝肾之阴，又能温肾助阳，收敛固涩；五味子、远志交通心肾、收敛阳气；人参、山药、甘草益气健脾，补益中气。观固阴煎的组方特点，以滋阴补肾为主，兼以固摄、益气、宁心，使肾阴得补，精气内守，诸症得愈。故凡由肝肾不足、冲任不固而导致的疾病，皆可酌用本方。临床上根据古籍记载扩大了此方的应用范围，涵盖女子经、带、胎、产及男子精、淋、浊等方面。《妇人规·经脉诸脏病因》曰："女子以血为主，血旺则经调而子嗣。身体之盛衰，无不肇端于此。故治妇人之病，当以经血为先。"《妇人规·经不调》曰："调经之要，贵在补脾胃以资血之源，养肾气以安血之室。知斯二者，则尽善矣。"故现代医家多以此方加减治疗妇科疾病，且疗效显著。

三十四 巩堤丸 固肾缩尿之通用方

【原文摘录】

治膀胱不藏，水泉不止，命门火衰，小水不禁等证。

熟地二两　菟丝子酒煮，二两　白术炒，二两　北五味　益智仁酒炒　补骨脂酒炒　附子制　茯苓　家韭子炒，各一两

上为末，山药糊丸，如桐子大。每服百余丸，空心滚汤，或温酒下。如兼气虚，必加人参一二两更妙。

【临床应用】

巩堤丸的临床应用，景岳在《景岳全书·遗溺·论治》部分有详细说明："凡治小便不禁者，古方多用固涩，此固宜然；然固涩之剂不过固其门户，此亦治标之意，而非塞源之道也。盖小水虽利于肾，而肾上连肺。若肺气无权，则肾水终不能摄，故治水者必须治气，治肾者必须治肺，宜以参、芪、归、术、桂、附、干姜之属为之主，然后相机加以固涩之剂为之佐，庶得治本之道，而源流如度。否则，徒障狂澜，终无益也。余制有巩堤丸方，治无论心脾肺肾之属，皆宜以此为主治。"指出此方为小便不禁的通用方，不论心脾肺肾之属。历代《成方切用》《成方便读》《类证治裁》等均收入此方作为固肾缩尿的经典治方。现代巩堤丸在临床的应用更为广泛。

1. 遗尿

张氏运用巩堤丸加减结合超短波治疗小儿遗尿31例。以中药汤剂巩堤丸加减治疗，处方：熟地黄8g，菟丝子8g，白术8g，五味子6g，益智仁8g，补骨脂6g，附子4g，茯苓8g，党参6g，家韭子4g，生甘草4g。小便量多者，可加桑螵蛸6g，牡蛎6g；困寐难醒者，可加半夏4g，菖蒲6g；小腹寒冷者，可加乌药4g。上述用药剂量还应根据年龄和体重进行调整。配合超短波治疗，经过1～2个疗程治疗后，痊愈17例（55%），显效8例（26%），有效4例（13%），好转2例（6%），总有效率为100%。〔张晓阳．巩堤丸加减结合超短波治疗小儿遗尿症31例[J]．现代中西医结合杂志，2010，19（5）：581-582〕

刘氏运用巩堤丸加减治疗遗尿症45例，均以温肾健脾固涩为治则，以巩堤丸为基本方加减应用：熟地黄10g，菟丝子10g，五味子10g，益智仁9g，补骨脂9g，白术10g，附片4g，茯苓10g，山药10g。若困寐不醒者，加菖蒲6g以醒神；体虚者，加黄芪15g以益气。每日1剂，水煎服，7剂为1个疗程。本组经治疗治愈33例，好转10例，无效2例，总有效率为95.6%。〔刘艳春．巩堤丸加减治疗遗尿症45例[J]．中国民间疗法，2000（3）：40〕

卢氏运用桑螵蛸散合巩堤丸加减治疗小儿肾阳虚遗尿20例。用药如下：桑螵蛸6g，远志3g，石菖蒲5g，龟甲5g，熟地黄5g，菟丝子5g，白术9g，五味子5g，益智仁5g，补骨脂6g，附子2g，茯苓6g，韭菜子5g。将上药煎服，1剂/天，分2～3次服完，服药最短10天，最长60天。痊愈17例，有效2例，无效1例，总有效率为95%。〔卢艳．桑螵蛸散合巩堤丸加减治疗小儿肾阳虚遗尿[J]．华夏医学，1998（3）：34〕

张氏等运用升陷汤合巩堤丸化裁治疗小儿遗尿48例。处方：黄芪30g，升麻3g，柴胡3g，桔梗5g，党参20g，白术10g，熟地黄10g，山茱萸10g，益智仁10g，制附子6g，韭子10g，桑螵蛸10g，白果5g，山药15g。药量随年龄大小及病情轻重适当加减。每天1剂，水煎，早晚分服，连服1周为1个疗程。同时对患儿及其父母进行教育，忌责备，鼓励患儿克服心理障碍，调整生活方式。48例患儿中，临床治愈32例，显效9例，有效4例，无效3例，总有效率为93.8%。〔张锦生，陈细明．升陷汤合巩堤丸化裁治疗小儿遗尿48例疗效分析[J].社区医学杂志，2009，7（15）：75〕

2. 尿频

尹氏等通过临床研究观察加味巩堤丸治疗尿频脾肾气虚证的临床疗效，并探讨其中西医作用机制，为中医药治疗尿频病提供新的思路。将符合尿频病诊断标准的60名患者随机分为试验组和对照组，每组30例。试验组给予加味巩堤丸治疗，对照组给予缩泉胶囊治疗，疗程均为8周，观察治疗前后两组单项中医症状积分、国际下尿路症状（IUTS）评分、膀胱过度活动症评分表（OABSS）评分、24小时平均排尿次数、每日平均排尿量及不良反应等指标。结果：加味巩堤丸能显著改善脾肾气虚型尿频病患者的全身症状、体征，中医证候疗效也较为显著。加味巩堤丸治疗中未发现不良反应，其安全性较好。〔尹艳艳．加味巩堤丸治疗脾肾气虚型尿频病的临床研究[D].济南：山东中医药大学，2018〕

董氏等观察疏利三焦针法结合中药巩堤丸加减方治疗成人功能性尿频的临床疗效。将60例尿频患者随机分为两组，各30例。对照组给予巩堤丸加减方治疗，治疗组在对照组治疗基础上加用疏利三焦针法治疗。结果：治疗组在治疗2周、治疗1个月时总有效率优于对照组，治疗2个月时差异无统计学意义。疏利三焦针法结合巩堤丸加减方治疗成人尿频，可以改善患者的症状和预后。〔董少宁，王耀光．疏利三焦针法结合巩堤丸加减方治疗成人尿频30例总结[J].湖南中医杂志，2016，32（1）：71-73〕

3. 膀胱过度活动症

李氏运用巩堤丸联合托特罗定治疗绝经后膀胱过度活动症。对照组口服托特罗定缓释片4mg，每日1次，连服4周。治疗组加口服自制巩堤丸30g，每日3次。同时指导两组患者进行膀胱训练（包括延迟排尿与定时排尿）。治疗结束后，对所有患者进行1个月随访。自制巩堤丸配方：熟地黄、菟丝子（酒煮）、白术（炒）各100g，北五味、益智仁（酒炒）、补骨脂（酒炒）、附子（制）、茯苓、家韭子（炒）各50g。上药研为末，山药糊为丸，如梧桐子大。每服30g，空腹温水或温酒送服。治疗组43例：28例（65.12%）显效，10例（23.26%）有效，5例（11.63%）无效；对照组43例：23例（53.49%）显效，13例（30.23%）有效，7例（16.28%）无效。〔李冬梅．巩堤丸联合托特罗定治疗绝经后膀胱过度活动症43例观察[J].浙江中医杂志，2014，49（5）：373〕

除上述疾病外，有报道表明巩堤丸还可以用于治疗乙型肝炎病毒相关性肾炎、泌尿系感染（劳淋）、老年妇女尿道综合征、尿少尿闭等多种泌尿系统病证，均能获得良好疗效。

【验案举例】

案 1

李某，男，62岁。患者于2018年5月23日就诊。患者诉尿频、尿急、排尿不畅一年余。患者自去年以来，出现尿频、尿急的症状，稍有尿意就要上厕所，情绪激动则加重，排尿时尿量少，点滴不尽。伴有夜尿频多，一晚要起5～6次。疲倦乏力，精神差，怕冷，腰膝酸软，饮食减少，睡眠欠佳。舌象胖大苔白，脉细。B超提示前列腺增生。尿常规未见异常。予巩堤丸加减：熟地黄30g，菟丝子40g，白术30g，补骨脂20g，益智仁15g，五味子15g，制附子10g，茯苓20g，韭菜子15g，党参20g，大枣10g，酸枣仁15g，炙甘草6g。服药14剂后，患者尿频、尿急症状减轻，夜尿减至3～4次。服药1个月后，患者尿频、尿急明显改善，夜尿1～2次，怕冷、腰膝酸软、饮食睡眠均得到改善。〔邓艺雄，黄新艳．黄新艳教授应用巩堤丸的临床经验[J].光明中医，2020，35（4）：491〕

案 2

王某，女，52岁。初诊日期：2008年10月10日。主诉：间歇性尿频1年余。就诊时主要临床表现：尿频，尿急，无尿痛，每次排尿量少，白天排尿十余次，夜间六七次，夜寐不佳，腰酸痛，全身畏寒，舌淡胖有齿痕，苔薄，脉弦。实验室检查：多次检查尿常规（－）。24 小时尿量正常，两次尿培养为阴性。腹部 B 超及泌尿系统 B 超正常。其他处就医效果不显，遂来就诊。诊断为尿道综合征，证属脾肾阳虚，下元不固。用巩堤丸加减组方：菟丝子 30g，茯苓 20g，炒白术 20g，益智仁 15g，韭菜籽 15g，桂枝 10g，防风 15g，山茱萸 10g，芡实 15g，金樱子 30g，五味子 15g，山药 30g，覆盆子 15g，石榴皮 15g，知母 15g。患者服药 7 天后，诉白天尿频症状好转，夜尿 3 ～ 4 次。继续用原方 7 天，变化不明显。遂配合体针和眼针疗法治疗。体针：针刺中极、关元、气海，直刺后提插捻转补泻，平补平泻，留针 20 分钟。眼针：针刺脾肾区、上中下焦、肺区。斜刺 40 度，不需提插捻转补泻，留针 20 分钟。1 周后患者白天排尿次数减少，夜间排尿次数减少至 3 次。针灸每周 3 次，共针灸配合汤药巩堤丸 5 周余，痊愈。〔李勇斌，王耀光. 巩堤丸配合眼针、体针治疗尿道综合征 1 例 [J]. 吉林中医药，2010，30（2）：158〕

案 3

刘某，女，24 岁，2004 年 4 月 10 日初诊。主诉：间歇性尿频 1 年余，近日症状加重，日间排尿 10 余次，夜间排尿 2 ～ 3 次。察其舌红苔薄，脉弦。实验室检查：尿常规、尿培养均阴性。辨证为小便数，脾肾亏虚，下元不固。治以补脾益肾，固涩填精。方用巩堤丸加减。处方：覆盆子 15g，茯苓 20g，炒白术 20g，防风 15g，山茱萸 10g，芡实 15g，金樱子 30g，菟丝子 30g，五味子 15g，山药 30g，石榴皮 15g，知母 15g，黄柏 15g，牡丹皮 15g，益智仁 15g，炒栀子 15g。7 剂。5 月 23 日二诊，主诉：尿频症状较前明显好转，夜间偶有尿频。诊其舌红，苔薄黄，脉弦。继用巩堤丸方以巩固肾与膀胱之堤防。药后症状明显缓解，加减治疗月余而愈。〔王耀光. 巩堤丸治疗肾脏病临床应用举隅 [J]. 中医杂志，2007（8）：688-690〕

案 4

患儿，男，4 岁。2005 年 11 月 8 日初诊。患儿自幼尿床久治不愈，每周尿床4～6次，甚则一夜2～3次，伴有神疲乏力、下肢无力、饮食不振、舌质淡薄、脉象细弱等症状，尿常规无异常。处方：熟地黄2g，菟丝子2g，白术4g，五味子4g，益智仁2g，补骨脂4g，茯苓3g，党参2g，生甘草1g，4剂，1剂/天，水煎服（加少量蜂蜜矫味）。同时采用LDB-1型超短波治疗。①电极放在腰骶中髎和次髎2个穴位上，轻刺激强度，每次10分钟，5天为1个疗程；②电极放在腹部的中极和关元2个穴位上，轻刺激强度，每次10分钟，5天为1个疗程。前后两组穴位交换。两诊后遗尿停止，随访1年没有复发。〔张晓阳．巩堤丸加减结合超短波治疗小儿遗尿症31例[J].现代中西医结合杂志，2010，19（5）：581-582〕

案 5

刘某，女，52岁。初诊日期：2006年2月10日。主诉：间歇性尿频1年余，加重2周。就诊时主要临床表现：尿频，憋不住尿，白天排尿十余次，夜间六七次，影响休息。腰酸痛，怕冷。舌淡胖有齿痕，苔薄，脉弦。实验室检查：尿常规（-）。诊断为尿道综合征，证属脾肾阳虚，下元不固。用巩堤丸加减组方：菟丝子30g，云苓20g，炒白术20g，防风15g，山萸肉10g，芡实15g，金樱子30g，五味子15g，怀山药30g，覆盆子15g，石榴皮15g，知母15g，益智仁15g，韭菜籽15g，桂枝10g。患者服药7天后诉白天尿频症状明显好转，夜间排尿3次，能憋住尿。在原方基础上加减，继续服药治疗。半个月后患者白天每3～4小时排尿1次，夜间排尿1次。又巩固治疗半个月，尿道综合征痊愈。〔曹瑞，王耀光．巩堤丸治疗中老年妇女尿道综合征的机理探讨[J].四川中医，2008（3）：88-89〕

【精要说解】

巩堤丸，顾名思义，用于治疗膀胱收敛失司，小水不禁，堤坝不固之证。肾藏精，主封藏，司二便开合，与膀胱相表里。肾精充足，方能助膀胱气化津液，使之闭有常而约束尿液。若命火衰微，则膀胱失于温煦，气化不利，而开合失常，遂难控摄水道，约束尿液，故见尿频、夜尿频仍及遗尿、余沥不尽等症。故治当以温肾壮阳、固精缩尿为法。

“阳虚者，宜补而兼暖，桂、附、干姜之属。”故方中以附子温阳，配合熟地黄、菟丝子、补骨脂、韭菜籽、益智仁更能温养肾中精气并固精缩尿；白术、茯苓补中益气，除湿健脾，以助膀胱约束之力，共奏缩泉止遗之效。五味子配合补骨脂、益智仁固精缩尿，共达“固其膀胱”的作用，同时还有收敛心神之功。巩堤丸原方以山药糊为丸，山药补脾、肺、肾之气，三脏之气充足，津液方得以正常气化和布散。全方配伍，补益与固摄同用，肺脾肾三脏并补，兼敛心，阴阳精气兼调，标本兼治，使肾气来复、阴阳相济、膀胱气固则津液自藏也，可作为心肺脾肾同治、固肾缩尿之通用方。另外，制剂方面用丸剂，因本病正虚日久所致，不可骤补，做成丸剂有服用方便且药效平稳持久的特点。

临床上尿频、尿失禁、尿床等病症较为常见，本方很有进一步研究和开发的必要。

三十五 调经饮
治妇女调经理气行血之良方

【原文摘录】

治妇人经脉阻滞，气逆不调，多痛而实者。

当归三五钱　牛膝二钱　山楂一二钱　香附二钱　青皮　茯苓各一钱半

水二盅，煎七分。食远服。如因不避生冷而寒滞其血者，加肉桂、吴茱萸之类。如兼胀闷者，加厚朴一钱，或砂仁亦可。如气滞者，加乌药二钱，或痛在小腹者，加小茴香一钱半。

【临床应用】

调经饮的临床应用，医籍多有记载。明代庄履严的《妇科百辨》以此方专治妇女月水参前。清代王春亭的《济生集·论月经诸症》以此方治疗气血凝滞而作痛胀者。清代林珮琴的《类证治裁》以此方加姜、桂、茴香治疗经前腹痛畏冷者。清代陈修园的《医医偶录》云："急宜通其经而便自利，用调经饮。"现代调经饮在临床中的应用较为广泛。

1. 产后腰痛

王氏对于产后瘀血留着腰痛，症见腰痛锥刺，痛有定处，活动后稍舒，或伴少腹疼痛，舌质紫暗或有瘀斑，脉弦涩或细涩。治以祛瘀通络，方用调经饮加减。处方：当归9g，牛膝6g，香附9g，山楂9g，茯苓9g，青皮9g，加穿山甲9g。清水煎服。〔王方凌．妇女病治疗与护理 [M]. 广州：广东

旅游出版社，2006：46〕

2. 闭经

陈氏在书中记载用调经饮治疗闭经。处方：当归、茯苓各 15g，牛膝 20g，山楂、青皮各 10g，香附 12g。水煎服，每日 1 剂，分 2 次服。〔陈柏年 . 海内外妇女保养锦方 [M]. 南宁：广西民族出版社，1993：10〕

卢氏在书中记载，女子以肝为先天，女子有不得隐曲，为之不月，肝经积郁，心脾失养等均可使主宰神明之心功能失调，心气不得下通，胞脉为之闭，所以疏肝养心为治疗闭经的常用方法，故用调经饮治疗闭经。处方：当归 15g，牛膝 20g，山楂 10g，香附 12g，青皮 10g，茯苓 15g。水煎服，每日 1 剂，每剂分 2 次服。〔卢祥之 . 百治百验效方集 [M]. 北京：中国医药科技出版社，1989：155〕

3. 痛经

何氏应用调经饮加减治疗寒湿凝滞型、气滞血瘀型及气虚血瘀型痛经共 25 例。基本处方：当归、怀牛膝、香附、元胡、山楂、茯苓、陈皮。结果：寒湿凝滞型治愈 5 例，好转、无效各 1 例（合并慢性盆腔炎、子宫肌瘤）；气滞血瘀型治愈 9 例，好转 2 例；气血虚弱型治愈 5 例，好转 2 例。〔何明侠 . 调经饮治疗痛经 25 例临床报导 [J]. 新疆中医药，1987（2）：31−32〕

调经饮在现代临床中具有重要的应用价值，对于治疗月经不调，如月经过长或过短、月经提前或延后，以及痛经、产后瘀阻胞宫、闭经等，均能获得良好疗效。同时，在其他妇科疾病，如子宫内膜异位症、多囊卵巢综合征等，调经饮也常与其他方药相结合，以提高治疗效果。

【验案举例】

案 1

徐氏，积年痛经，属血中气滞。用调经饮，当归、牛膝、制香附、茯苓、山楂肉，加乌药、小茴香。痛止后，因夹虚迟早不调，用芎归六君子

汤加益母膏、白芍药、香附、红枣而经调。〔林珮琴．类证治裁 [M]. 上海：上海第二军医大学出版社，2008：430〕

案 2

戴某，28 岁，形体丰满，面色红润。性情急躁。患痛经五年，痛作时常伴腰腹胀满，腰痛，嗳气，易怒，经血如常。诊其脉，近弦而数，舌质稍红、苔薄黄。方用调经饮。处方：当归 12g，牛膝 12g，山楂 15g，制香附 12g，青皮 9g，茯苓 9g。服 2 剂后，患者腹痛即止。连续治疗 3 个月，未再复发。〔文乐兮．妇科病名家医案·妙方解析 [M]. 北京：人民军医出版社，2007：265-266〕

案 3

王某，16 岁，汉族，学生。1984 年 10 月 6 日初诊。患者昨日经至，量少，色黯黑，腹痛急，面色苍白，畏寒肢冷，神倦少语。患者自述痛经始于去年 7 月，月经初潮，经水未净而涉水，其后即发生痛经。每于经潮少腹痛甚。近 3 个月来，腹痛逐月加重，竟出现上吐下泻，脉沉，苔薄腻。乃室女寒凝血滞胞宫，寒与血搏，经水不畅通所致。治当温经散寒，拟调经饮加减治疗。当归 18g，炒川芎 10g，香附 10g，炙甘草 3g，吴茱萸 6g，陈皮 10g，茯苓 10g，干姜 3g，益母草 30g，肉桂末（冲）2g，元胡 10g，怀牛膝 10g，3 剂，水煎温服，每日 2 次。10 月 10 日复诊：腹痛消失，经水畅达，乃血得温则行。呕吐、腹泻止，脉来小弦平和，苔薄转华。再拟养血温经，调经饮加减：炒当归 15g，炒川芎 10g，香附 10g，炒白芍 10g，丹参 15g，炙甘草 5g，吴茱萸 6g，陈皮 10g，茯苓 10g，干姜 3g，3 剂，经后服用“艾附暖宫丸”半月而愈。〔何明侠．调经饮治疗痛经 25 例临床报导 [J]. 新疆中医药，1987（2）：31-32〕

案 4

张某，女，24 岁，演员。1965 年 3 月 6 日初诊。患者每于行经时出现鼻衄，未经治疗，昨晚月经来潮时，衄血量多，伴有头昏乏力，心烦不寐，口干舌燥，舌红苔少，脉细数。证属阴虚火旺，血气上逆。方用调经饮加减：生地黄 25g，当归 10g，白芍 15g，白术 6g，柴胡 4g，丹皮 10g，元参 15g，怀牛膝 10g，黄连 6g，地骨皮 10g。每日 1 剂，水煎，分早、晚服。患者以此方服用 2 剂，再未见衄血。其后，连续 2 个月于经前服此方 1 剂，再无发作。〔马玉川．常见病证专方论治 [M]. 渭南：渭南地区科学技术情报研究所，1983：272〕

【精要说解】

调经饮，乃中医调经之精妙良方。《校注妇人良方》曰："妇人病有三十六种，皆由冲任劳损而致。"《傅青主女科》曰："经水出诸肾，而肝为肾之子，肝郁则肾亦郁矣。"可见，妇科疾病多是由脏腑功能失常，气机逆乱，气血失调，从而致冲任胞宫虚滞。分析方义，用药精准。方中当归、牛膝补血活血散瘀，滋养肝肾；山楂、香附疏肝行气，散瘀止痛，盖肝藏血，气为血之帅，肝气调则血行畅；青皮疏肝破气，消积化滞，散肝气郁结。《金匮要略》曰："见肝之病，知肝传脾。"故佐以茯苓健脾和中，利湿化浊。诸药合用，共奏理气活血、调经止痛之功。观其组方特点，立意深远，以调和气血、平衡阴阳为核心，故凡经脉阻滞，气逆不调，多痛而实者皆可酌用本方。

再者，"气为血之帅，血为气之母"，气与血紧密相连。妇人之体，多有伤阴耗血和肝郁气滞之弊，景岳之调经饮，疏肝理气与养血活血相融，尽显中医调经之精妙，实为治疗妇科疾病之良方。

临床上对气滞血阻、冲任不畅的痛经，常于本方中加入延胡索、赤芍、白芍、丹参、檀香、砂仁等，或与柴胡疏肝散合用，其效更佳。

三十六 通瘀煎 治妇人瘀血实痛方

【原文摘录】

治妇人气滞血积，经脉不利，痛极拒按，及产后瘀血实痛，并男妇血逆血厥等证。

归尾三五钱　山楂　香附　红花新者，炒黄，各二钱　乌药一二钱　青皮钱半　木香七分　泽泻钱半

水二盅，煎七分，加酒一二小盅。食前服。兼寒滞者，加肉桂一钱，或吴茱萸五分。火盛内热，血燥不行者，加炒栀子一二钱。微热血虚者，加芍药二钱。血虚涩滞者，加牛膝。血瘀不行者，加桃仁三十粒，去皮尖用，或加苏木、玄胡索之类。瘀极而大便结燥者，加大黄一二三钱，或加芒硝、莪术亦可。

【临床应用】

1. 眩晕

朱氏等用大补元煎合通瘀煎结合西医疗法治疗椎基底动脉供血不足性眩晕 50 例。处方为人参 6g，山药 15g，熟地黄 9g，杜仲 9g，枸杞子 12g，当归 12g，山萸肉 9g，炙甘草 6g，山楂 9g，香附 6g，红花 6g，乌药 6g，青皮 6g，木香 6g，泽泻 6g。结果显示，治疗后症状积分及各项实验室指标均较治疗前明显改善，总有效率为 96%。〔朱华平，鞠丽娜．中西医结合治

疗椎基底动脉供血不足性眩晕 50 例疗效观察 [J]. 中国中医药科技，2016，23（2）：201+205〕

2. 偏头痛

邓氏等用磨风丸合通瘀煎治疗偏头痛 50 例，取“治风先治血，血行风自灭”之意。处方为豨莶草 9g，炒牛蒡子 9g，麻黄 6g，苍耳草 12g，川芎 12g，荆芥 9g，蔓荆子 12g，防风 9g，车前子 9g，威灵仙 9g，天麻 9g，何首乌 9g，羌活 9g，独活 9g，当归尾 15g，山楂 9g，香附 6g，红花 9g，乌药 9g，青皮 9g，木香 6g，泽泻 6g。结果显示，总有效率为 94%。〔邓才兵，柯常旺 . 磨风丸联合通瘀煎治疗偏头痛 50 例 [J]. 中国中医药科技，2015，22（2）：127〕

3. 心绞痛

袁氏等用通瘀煎联合西药治疗冠心病稳定型心绞痛（心血瘀阻证）51 例，处方为当归 15g，山楂、香附、红花各 6g，乌药 4g，青皮、木香、泽泻各 9g，结果显示在西医常规干预措施的基础上加用通瘀煎治疗冠心病稳定型心绞痛急性发作疗效更优，能缓解心绞痛发作，改善中医证候和心功能。〔袁利，苗笛，孙佳等 . 通瘀煎治疗冠心病稳定型心绞痛急性发作（心血瘀阻证）的疗效观察 [J]. 中国中医急症，2023（4）：698-701〕

马氏以“通”字立法，通补兼施，用通瘀煎加味治疗冠心病心绞痛 89 例。处方为当归尾、山楂、红花、三七、太子参、泽泻各 20g，香附、青皮、川芎各 15g，木香、乌药各 10g。结果显示，显效 40 例，有效 41 例，总有效率为 91.01%。〔马洁 . 通瘀煎加味治疗冠心病心绞痛 89 例临床观察 [J]. 四川中医，2004（2）：58〕

4.2 型糖尿病

房氏在常规治疗的基础上用通瘀煎化方治疗 2 型糖尿病瘀血阻络型 30 例。处方为当归尾 9 ～ 15g，山楂、香附、红花（新者，炒黄）各 6g，青皮 4.5g，乌药 3 ～ 6g，木香 2g，泽泻 4.5g。结果显示，经治疗后患者胰岛素抵抗改善，各项炎症反应有效降低，病情进展得到控制，总有效率为 90%。〔房松 . 通瘀煎化方治疗瘀血阻络型 2 型糖尿病的疗效观察 [J]. 世界最新医

学信息文摘，2019，19（A2）：9-10〕

高氏等用通瘀煎化方治疗2型糖尿病瘀血阻络型34例。处方为当归尾9～15g，山楂、香附、红花（新者，炒黄）各6g，乌药3～6g，青皮4.5g，木香2.1g，泽泻4.5g。结果显示，通瘀煎化方治疗2型糖尿病瘀血阻络型疗效显著，可提高胃泌素水平，降低 β_2 微球蛋白水平。〔高改云，徐娜，樊宏伟．通瘀煎化方治疗瘀血阻络证2型糖尿病的疗效观察 [J]. 中国合理用药探索，2018，15（8）：44-47〕

【验案举例】

案 1

患者，男，50岁。2020年11月20日初诊。患者因“腰背部胀痛伴左大腿内侧胀痛3年，跛行伴活动受限半年”来我院门诊求诊。患者在多家医院被诊断为腰椎间盘突出并椎管狭窄，予以活血、脱水、营养神经、抗炎镇痛等西药对症治疗，效果甚微。今日因疼痛不适，影响日常生活而就诊。患者诉平素嗜睡，易腰膝酸软。腰椎MRI示L4/5、L5/S1椎间盘突出；腰椎退行性改变，L4/5继发椎管狭窄。1年前肌电图检查发现左下肢闭孔神经损伤。现症见：患者腰背部疼痛，左大腿内侧疼痛，行走100米左右即感疼痛。体格检查：腰背部叩击痛，腰部压痛明显，左下肢直腿抬高试验阴性，加强试验阴性，股神经牵拉试验阴性，左髋部叩击痛，“四字征”弱阳性。舌质红，有瘀斑，苔薄黄，脉弦涩。西医诊断：闭孔神经卡压综合征合并腰椎间盘突出症。中医诊断：痹证。辨证：湿热血瘀证。治法：清热利湿，活血通络，行气止痛。方药：四妙丸合通瘀煎加减。处方：苍术12g，黄柏15g，薏苡仁20g，川牛膝25g，乳香10g，没药10g，当归15g，白芍50g，僵蚕15g，全蝎6g，蜈蚣2条，红花8g，乌药12g，青皮10g，地龙20g，山楂12g。7剂，每天1剂，水煎服。

11月27日二诊：腰背部胀痛缓解，左大腿内侧胀痛稍有缓解，行走150m左右方感疼痛，服药后胃部不适，舌质红，苔薄黄，舌边有齿痕，脉弦涩。仍以四妙丸加减，减少乳香、没药等伤中败胃之品，加大地龙剂量。7剂，每天1剂，水煎服。12月5日三诊：腰背部胀痛反复，左大腿内侧胀痛缓解，左大腿内侧肌肉较右侧肌肉乏力，舌质红，苔薄黄，脉细涩。患者症状有所缓解，但仍需进一步治疗神经症状，故以四妙丸为基础方，加大全蝎、蜈蚣、地龙、僵蚕等血肉有情之品的剂量，以濡养筋脉及神经。7剂，每天1剂，水煎服。12月12日四诊：无腰背部胀痛，左大腿内侧仍有胀痛，较前有所缓解，大腿内侧肌肉仍较右侧肌肉乏力，舌质红，苔薄黄，脉细涩。考虑患者有气虚之象，在上述方药基础上加党参30g，炙甘草15g，炙黄芪60g，以补脾益气、扶正祛邪。7剂，每天1剂，水煎服。12月19日五诊：左大腿胀痛明显缓解，乏力有所改善。予以四妙丸加减：苍术10g，黄柏15g，薏仁20g，川牛膝30g，当归10g，白芍60g，党参30g，乌药12g，炙甘草15g，地龙25g，炙黄芪60g。7剂，每天1剂，水煎服。12月26日六诊：左大腿胀痛，无肌肉乏力症状。〔谭德红．四妙丸联合通瘀煎加减治疗闭孔神经卡压综合征验案1则[J].湖南中医杂志,2023,39(8):84+173〕

案2

潘某，女，12岁，学生。1982年10月来诊。月经初潮，每经至则突然昏倒，不省人事，四肢清冷，唇青面赤，舌质暗紫，脉沉弦涩。此属素蕴瘀血、肝气上逆之证。治宜活血化瘀，理气降逆。投通瘀煎加减：当归、川芎、桃仁、红花、乌药、香附各15g，山楂25g，牛膝20g，木香10g。水煎服，每日2次，另三七粉15g兑药冲服。连服4剂，诸症消失，病愈。〔耿璃潺．通瘀煎加减治疗血厥证[J].吉林中医药，1985（2）：26〕

案3

张某，女，32岁，已婚。2003年10月15日初诊。患者17岁初潮，周期为5～7天/28天，经量适中，经色暗红，无血块，无腹痛。皆因半年前单位改制，涉及自身，心中烦乱、郁闷，月经来潮时经量逐渐减少，色暗。

此月月经来时，经量更少，色紫黑，一日已尽。伴有少腹不适，头痛，胸胁胀痛。妇科检查未见异常。舌质暗，边有瘀斑，脉沉弦。依其症脉舌象，证属忧思气滞、瘀血内结、冲任阻滞。治宜行气活血、化瘀通经。通瘀煎加味：当归 15g，香附 12g，川芎 10g，青皮 10g，木香 10g，生山楂 30g，桃仁 10g，红花 10g，水蛭 1.5g，肉桂 3g，牛膝 10g，泽泻 10g。水蛭研细末，用药汤冲服。水煎服，每日 1 剂。于下月行经前 1 周服用，至月经来潮时，经量已增多，但色仍紫黑，少腹不适，头痛。经行时续服 3 剂。原方下月续服，2 个月经周期后，经量增多如常，色暗红，头痛消失。嘱其畅心志，缓解思想和情绪上的压力。〔王桂花，赵玉武．通瘀煎加味治疗月经过少 48 例临床观察 [J]. 甘肃中医，2005（5）：27-28〕

案 4

王某，女，40 岁。1996 年 7 月 3 日初诊。患者反复右胁腹胀痛 10 余年，目黄、乏力、恶心 1 个月，于 1996 年 5 月 29 日住入本院传染病房，初步诊断为慢性肝炎。入院后血化验甲、乙、丙、丁、戊型肝炎病毒抗原均阴性，谷丙转氨酶 100 单位，麝香草酚浊度试验与硫酸锌浊度试验正常，黄疸指数 15 单位，甘油三酯 3.39mmol/L，胆固醇 7.24mmol/L。B 超显示肝脏右斜径 165mm，肝后段见大量衰减波；CT 扫描提示重度脂肪肝。予以抗病毒、护肝及降脂等治疗，效果不佳，而邀余诊治。患者形体肥胖，右胁腹胀痛，胸闷，恶心，目微黄，舌质偏暗并见瘀点，苔厚白腻，脉弦滑。辨证为湿浊内蕴，痰瘀交阻。予以祛湿化痰、活血消积。方用通瘀煎基本方加茵陈 20g，三棱 10g，苍术 9g，佩兰 9g。每日 1 剂，并加强体育锻炼。连服中药 3 个月，诸症消失，体重减轻；血脂、肝功能化验均正常；B 超复查：肝脏右斜径 141mm，未见衰减波。随访 3 年，疗效稳定，且患者能从事轻体力劳动。〔卢建明．通瘀煎加味治疗脂肪肝 48 例 [J]. 河北中医，2000（3）：198〕

案 5

向某，男，47 岁，工人。1993 年 3 月 5 日就诊。诉胃脘痛 3 年，加重 1 年，经口服中西药调治未愈。1993 年 2 月在某医院做胃镜检查，诊断为慢性浅表性胃炎。就诊时，症见胃脘满闷不适，嗳气反酸，嗳气后自觉舒服，饮食欠佳。舌质红，苔薄黄，脉弦。辨证为肝郁气滞。治以疏肝解郁、化瘀养胃。予通瘀煎加白芍 12g，元胡 10g，柴胡 10g。每日 1 剂，水煎服。1 个疗程后诸症消除，舌脉正常。1993 年 8 月复查胃镜正常，随访至今未发。〔刘勇．通瘀煎治疗慢性浅表性胃炎 56 例 [J]. 湖南中医药导报，1995（3）：22–23〕

案 6

陆某，女，52 岁。1985 年 8 月 10 日初诊。患者平素多愁善感，两年前因家父及一姐殁于胃癌，即嗳气，脘腹胀痛，但屡治乏效。刻诊：面容憔悴，形体瘦弱，嗳气频频，脘腹胀痛，肢体困倦，入寐梦多，二便正常，月经三年来未行，舌苔薄白，边见紫气，脉滑且涩。腹诊未及癥瘕积聚，亦无拒按喜揉现象。全消化道钡餐及胃镜检查均无异常。诊断为胃神经官能症。此属肝郁气滞、木土失睦、胃络瘀阻、失于和降也，以通瘀煎加味进治。处方：当归、生山楂、制香附各 15g，红花、青皮、木香、川芎各 5g，乌药、泽泻、川楝子各 10g，曲酒 20mL。共服药 21 剂，嗳气平息，脘腹胀痛解除，余恙亦减，眠食正常，精神亦振。〔贾美华．通瘀煎治胃神经官能症 [J]. 四川中医，1990（1）：29〕

【精要说解】

女子以血为本，气为血之帅。《素问·调经论》云："血之与气，并走于上，则为大厥。"故无论是妇女气滞血瘀以致经脉不利疼痛，或是血逆而发厥，均应以行气调经、活血化瘀为本。正如张景岳所言"气行则血无不行也"，通瘀煎即为此证所设。方中活血药有三味：当归补血活血，山楂散瘀化积，红花通经去瘀；行气药有四味：香附调经止痛，乌药散寒止痛，青皮破气消积，木香行气导滞；再以渗利之泽泻通利瘀浊，加酒煎更助温通活血。观通瘀煎全方，以温性药为主，正合《素问·调经论》中“血气者，喜温而恶寒，寒则泣不能流，温则消而去之”之意，行气与活血并举。故《罗氏会约医镜》评本方“欲去而不峻猛，可无虑也”。

从景岳对本方所述的病机和适应证来看，我们认为本方似有病重药轻之嫌。其加减法中，血瘀不行者，加桃仁、苏木、玄胡索之类；瘀极而大便干燥者，加大黄，或加芒硝、莪术亦可，此乃经验之谈。

胎元饮
治气血损伤胎孕不固之良方 三十七

【原文摘录】

治妇人冲任失守，胎元不安不固者，随证加减用之。或间日，或二三日，常服一二剂。

人参随宜　当归　杜仲　白芍各二钱　熟地二三钱　白术钱半　炙甘草一钱　陈皮七分，无滞者不必用

水二盅，煎七分，食远服。如下元不固而多遗浊者，加山药、补骨脂、五味之类。如气分虚甚者，倍白术，加黄芪。但芪、术气浮，能滞胃口，倘胸膈有饱闷不快者，须慎用之。如虚而兼寒多呕者，加炮姜七八分，或一二钱。如虚而兼热者，加黄芩一钱五分，或加生地二钱，去杜仲。如阴虚小腹作痛，加枸杞二钱。如多怒气逆者，加香附无妨，或砂仁亦妙。如有所触而动血者，加川续断、阿胶各一二钱。如呕吐不止，加制半夏一二钱，生姜三五片。

【临床应用】

胎元饮的功效以补气养血、固肾安胎为主，临床主要用治因气血虚弱、冲任不固所导致的胎漏、胎动不安、数堕胎等妊娠疾病。明代医家张景岳除在《景岳全书·新方八阵·因阵》中论及此方外，还在《妇人规·胎孕类·安胎》中有载：“胎气有虚而不安者，最费调停。然有先天虚者，有

后天虚者，胎元攸系，尽在于此……然总之不离于血气之虚，皆当以胎元饮为主。”《妇人规·胎孕类·数堕胎》又曰：“凡胎孕不固，无非气血损伤之病。盖气虚则提摄不固，血虚则灌溉不周，所以多致小产。故善保胎者，必当专顾血虚，宜以胎元饮为主而加减用之，其次则芍药芎归汤，再次则泰山磐石散，或《千金》保孕丸，皆有夺造化之功，所当酌用者也。”由此可见，景岳认为此类疾患“无非气血损伤”“不离于血气之虚”，多缘于气虚提摄不固、血虚灌溉不周，故治疗当以专顾气血为首务，而对于数堕胎则主张“必当察此养胎之源，而预培其损”。这些观点备受历代医家推崇，影响十分深远。时至今日，胎元饮仍是临床防治各类胎产病证的气血双补的经典方剂。

1. 先兆流产

李氏观察胎元饮加减辅治先兆流产气血虚弱型的疗效。将 90 例先兆流产患者随机分为对照组和研究组，各 45 例。两组均用常规西药治疗，研究组加用胎元饮加减治疗，药用党参 20g，杜仲 10g，白术 10g，熟地黄 10g，炒白芍 10g，陈皮 4g，甘草 5g；腰酸明显加枸杞子 10g，阴道流血加仙鹤草 10g，腹痛加当归 6g。每日 1 剂，水煎取汁 500mL，分早、晚饭后 2 次温服，每次 250mL。两组治疗 28 天后的结果显示，研究组的总有效率及保胎成功率、足月妊娠率等均高于对照组。〔李阳阳，赵卫伟．胎元饮加减辅治先兆流产气血虚弱型疗效观察 [J]. 实用中医药杂志，2024，40（6）：1160-1162〕

赵氏运用脐疗法配合胎元饮治疗先兆流产 30 例，临床治愈 27 例。所用脐疗法为菟丝子、续断、杜仲、阿胶、艾叶各等分研为细末混匀，每次取 10g，加香油或蜂蜜适量调成糊状外敷脐部，每日 1 次，7 天为 1 个疗程。血热者加黄芩；纳差者加白术、陈皮；恶心呕吐者加生姜、制半夏。内服药采用张景岳之胎元饮加减：人参 10g，黄芪 20g，桑寄生 15g，白术 15g，白芍 12g，熟地黄 10g，陈皮 10g，炙甘草 6g。出血多者，加黄芩炭 10g。〔赵伟．脐疗法配合胎元饮治疗先兆流产 30 例 [J]. 河南中医，2007（9）：51-52〕

2. 复发性流产

徐氏将75例复发性流产（自然流产史均为2次）气血虚弱证患者分为对照组35例和观察组40例。对照组于发现妊娠时进行治疗，采用小剂量阿司匹林口服治疗，每次25mg，每天2次，并皮下注射4100U低分子肝素钙，每天1～3次。观察组在对照组的基础上于孕前（发现优势卵泡排出时同房日开始服用）及孕后加用胎元饮加减治疗。处方：黄芪15g，党参、白术、熟地黄、菟丝子各12g，杜仲10g，当归、白芍各9g，陈皮6g，炙甘草3g加减；其中气虚重者加吉林人参6g（另煎），分两次服用；下腹下坠感者加升麻9g；腹酸者加杜仲12g；出血者加仙鹤草30g。将药煎至500mL，早晚各1次。维持治疗至妊娠16周。结果显示，低分子肝素钙联合胎元饮加减治疗复发性流产患者疗效显著，可降低子宫动脉血流阻力，提高孕酮水平，保障妊娠安全。〔徐玲玲，付水冰．低分子肝素钙联合胎元饮加减对复发性流产患者子宫动脉血流阻力及孕酮的影响[J].当代医学，2021，27（34）：103-105〕

3. 胎儿宫内发育迟缓

官氏等运用胎元饮加丹参治疗胎儿宫内生长迟缓23例，提示疗效好，值得临床推广。胎元饮加丹参方：党参20g，当归12g，杜仲10g，白芍10g，熟地黄10g，白术10g，陈皮6g，丹参12g，甘草6g。水煎2次，取汁400mL，分2次服，2周为1个疗程。若纳呆，便溏，倦怠乏力，加山药15g，茯苓15g；腰部酸冷，形寒畏冷，手足不温，舌淡苔白润，脉沉，加巴戟天12g，覆盆子10g；腰膝酸软，手足心热，口干喜饮，舌红而干，脉细数，去熟地黄改生地黄10g，加黄芩10g，地骨皮10g。〔官海涟，熊智慧．胎元饮加丹参改善胎盘功能治疗胎儿生长受限的疗效观察[J].浙江临床医学，2022，24（5）：673-674+677〕

【验案举例】

案 1

乐某，女，28 岁，工人。1995 年 3 月 5 日初诊。患者曾流产两次。本次就诊，已停经 50 余天，腰感酸痛，小腹坠胀，隐隐作痛，有少量血水流出，头昏，四肢乏力，恶心呕吐，不思饮食，食之则吐甚，舌淡红、苔薄，脉虚缓而滑。尿液化验呈阳性，拟诊断为先兆流产。辨为气血亏虚，肾气不固。治以补脾养血，佐以安胎。处方：西党 20g，炙黄芪 20g，白术 10g，阿胶 10g，仙鹤草 10g，菟丝子 15g，桑寄生 15g，杜仲 10g，熟地黄 10g，陈皮 4g，砂仁 5g。连服 30 剂而愈，后生一男孩，母子平安。〔肖金兰．胎元饮加减治疗先兆流产 20 例的体会 [J]. 江西中医药，1996（2）：47〕

案 2

患者，女性，20 岁，无业。2008 年 7 月 5 日就诊。末次月经时间为 5 月 20 日，停经 40 天后稍感恶心呕吐，尿妊娠试验阳性，7 月 1 日因和朋友外出游玩，回家以后腰感酸痛，下腹坠痛，阴道有血水流出，量中，头昏，四肢乏力。7 月 2 日在县人民医院就诊，B 超提示先兆流产，开始每日肌注黄体酮，迄今未停，治疗 3 天后，因疗效不明显，今日来院就诊。症见精神疲惫，面色苍白，阴道有血水流出，色淡红，量中，食纳少，二便正常，舌淡红，苔薄，脉缓而滑。拟诊断为先兆流产，辨证为气血亏虚，肾气不固。治以补气养血，固肾安胎。处方：人参 10g（或党参 20g），当归 6g，杜仲 10g，炒白芍 10g，白术 10g，熟地黄 10g，炙甘草 6g，菟丝子 15g，桑寄生 15g，续断 15g，山萸肉 10g，阿胶 10g，仙鹤草 15g，砂仁 4g，陈皮 4g。连服 5 剂，每日 1 剂。二诊：7 月 10 日，上药服毕，漏红即停，原方去仙鹤草，连服 7 剂，后来未复诊。次年 4 月在街上偶遇，小孩已满月。〔罗青．胎元饮合寿胎丸加减治疗先兆流产 63 例 [J]. 中国当代医药，2010，17（35）：97+100〕

案 3

王某，女，32 岁。2012 年 1 月 17 日初诊。主诉：停经 47 天，自测尿 HCG 为阳性。患者既往有 2 次妊娠，均行人工流产术。此次妊娠保胎要求迫切。末次月经：2011 年 12 月 2 日，5 天干净，量色质同既往。辅助检查：查 B 超示子宫前后径 5.0cm，肌层回声欠均匀，后壁探及大小约 1.5cm × 1.4cm 的似孕囊回声，余（－）；查血示血清孕酮 11.7ng/mL，HCG 25620mU/mL；余未见明显不适。诊断为早早孕。予维生素 E 及叶酸口服，嘱其节后复诊。

患者于 2012 年 2 月 13 日复诊。主诉为停经 74 天，小腹隐痛伴腰酸，阴道少许血性分泌物 3 天。3 天前无明显诱因，阴道少许咖啡色分泌物，伴腰酸、下腹隐痛。患者在当地诊所肌注黄体酮注射液 20mg，HCG 2000U，1 次 / 天，3 天后无明显好转，遂来本院就诊。B 超示宫腔内探及孕囊大小约 32mm × 16mm，囊内可见胎心搏动正常；查血示血清孕酮 23.65ng/mL；HCG ＞ 10000mU/mL。症见：体倦乏力、懒言、面色萎黄、晨起恶心欲吐，舌淡黯，苔薄白，脉细滑。证属脾肾两虚、胎元不固。予补肾健脾安胎之中药寿胎丸合胎元饮加减：菟丝子 15g，桑寄生 20g，炒续断 20g，太子参 20g，白术 12g，白芍 15g，干生地 12g，杜仲 15g，陈皮 10g，覆盆子 50g，砂仁 6g，炙甘草 6g。服 6 剂后，患者自觉腹痛、腰痛明显减轻，阴道血性分泌物减少，色转淡红。晨起恶心欲吐，故予上方加苏梗 10g，减去甘草，所谓“呕家不喜甘”，继续服 4 剂，症状消失。2 周后 B 超复查提示胚胎大小与妊娠月份相符，符合早孕。建议其隔日 1 剂，巩固治疗，至妊娠 3 个月。〔吉秀家，雷露，罗娟，等．吴克明教授论治胎漏、胎动不安经验撷要[J]. 云南中医中药杂志，2012，33（7）：10-11〕

案 4

吴某，女，27 岁。2018 年 11 月初诊，患者 16 岁初潮，既往月经周期为 60 ～ 80 天，经期 2 ～ 3 天，量少色淡，自 2016 年起共发生 3 次胚胎停育，未治疗。2018 年 10 月查妇科彩超、夫妻染色体、宫腔镜、基础性激素及抗苗勒管激素、丈夫精液均正常；凝血及免疫检查示 D- 二聚体 0.89μg/mL、纤维蛋白原降解产物（FDP）7.64μg/mL、抗核抗体（ANA）核颗粒型 1∶100、抗精子抗体（AsAb）阳性；甲功示促甲状腺激素（TSH）为 6.71μU/mL；生化及其他检查未见异常。刻下见：月经 2 个月未行，精神差，面色苍白，头晕耳鸣，偶有恶心，时见心悸，疲乏无力，手脚冰凉，少气懒言，腰膝酸冷，食纳差，夜寐差，小便正常，大便稀溏。一般情况：身高 155cm，体重 40kg，体质量指数（BMI）16.6kg/m^2，舌质淡，舌体瘦，苔白，脉细弱。妇科检查未见异常。西医诊断：复发性流产，血栓前状态，亚临床甲减，免疫功能异常。中医诊断：数堕胎，气血亏虚证。予醋酸泼尼松 5mg 口服，1 次 / 天（晨起）；阿司匹林片 0.1g 口服，1 次 / 天（睡前）；优甲乐 1/4 片口服，1 次 / 天（晨起空腹）；叶酸片 0.4mg 口服，1 次 / 天；加复合维生素片。中医以益气养血为主，辅以健脾补肾。药用：当归 15g，熟地黄 24g，黄芪 30g，盐杜仲 15g，赤芍 15g，炒白术 15g，党参 15g，肉苁蓉 20g，酒黄精 15g，补骨脂 15g，益母草 30g，炒山药 15g，酸枣仁 15g，茯神 12g，陈皮 15g，炙甘草 9g。取 10 剂。以上方案连用 3 个月，随证调整中药，患者月经恢复正常，经量增加，面色红润，神疲乏力好转，夜寐改善。

2019 年 2 月查 D- 二聚体 0.62μg/mL、FDP 6.01μg/mL、ANA 胞质型 1∶100、AsAb 阴性、TSH 5.13μU/mL。2019 年 3 月 10 日月经周期第 5 天基础卵泡可，监测排卵、指导同房，重用促卵泡发育中药，加枸杞 15g，盐菟丝子 15g，覆盆子 15g，桑椹 15g。2019 年 4 月 6 日，停经 32 天，尿妊娠试验（+）。检查：雌二醇（E_2）220.7pg/mL、孕酮（P）30.77ng/mL、β-HCG171.4mU/mL。予依诺肝素钠注射液 4000U 皮下注射，1 次 / 天；优甲乐 1/4 片口服，1 次 / 天（晨起空腹）；醋酸泼尼松 5mg 口服，1 次 / 天（晨起）；叶酸片 0.4mg 口服，1 次 / 天；补佳乐片 1mg 口服，1 次 / 天；药用当归 15g，熟地黄 24g，黄芪 30g，盐菟丝子 15g，枸杞 15g，炒白术 15g，党参 15g，补骨脂 15g，炒山药 15g，酸枣仁 15g，阿胶（烊化）10g，炙甘草 9g。7 剂。孕 6 周：宫内胎囊 28mm×12mm，内见卵黄囊及 4mm 胎芽，见胎心搏动；孕 7 周：E_2

2855.00pg/mL、P 46.010ng/mL、β-HCG＞100000mU/mL，停补佳乐；孕12周+：宫内妊娠，单活胎，胎盘0级，NT1.1mm，胎儿鼻骨可见，停叶酸；孕21周停用醋酸泼尼松片；孕24周四维彩超及甲功检查无异常，停用优甲乐。孕期全程使用依诺肝素钠注射液，每月调整中药，患者精神好，饮食睡眠皆安。每月复查免疫及凝血指标，及时调整治疗方案。2019年12月12日顺利分娩，产后无异常。〔李春瑶，赵粉琴.胎元饮加减联合依诺肝素钠对气血亏虚型复发性流产诊疗思路[J].辽宁中医杂志，2021，48（8）：26-28〕

【精要说解】

胎元饮是一张专为“妇人冲任失守、胎元不安不固”而设的经典方剂，具有补气养血固胎之效。《诸病源候论·妇人妊娠病诸候上》尝谓：“若血气虚损者，子脏为风冷所居，则血气不足，故不能养胎。”此类病证治疗尤其重视补养气血，以达到安胎的目的。本方中以人参、白术、炙甘草行补气之功，当归、白芍、熟地黄助补血之力，杜仲补肝肾安胎。如兼气滞者，在此基础上辅以陈皮行气，以通达气血，无滞则不必用。诸药配伍，既能补脾胃，亦可资化源，从而实现养其血气、固其胎元的目标。此外，现代研究已证实，孕妇缺乏锌、锰、铁等微量元素会影响胚胎及胎儿的正常分化和发育，这是先兆流产的原因之一。有学者从营养学角度探讨胎元饮养胎安胎的物质基础，发现胎元饮中含有丰富的K（钾）、Ca（钙）、P（磷）、Mg（镁）、Na（钠）等元素和Fe（铁）、Mn（锰）、Zn（锌）、Cu（铜）生血四要素，能为妊娠母体提供丰富的微量元素。

《类证治裁》《验方新编》等医学著作治疗胎孕不固极为推重此方，对于此类疾病，更提出“须早服养气血，护胎元之剂”“对症择用，以预防之，须常服过七月，可无患矣”等未病先防、调护为先的“治未病”理念，并为后世所沿用。此方虽为古方，却在古往今来的临证实践中始终焕发着活力，实为防治气血损伤、胎孕不固之良方。

三十八 固胎煎 养血清热安胎方

【原文摘录】

治肝脾多火多滞而屡堕胎者。

黄芩二钱　白术一二钱　当归　芍药　阿胶各钱半　陈皮一钱　砂仁五分

水一盅半，煎服。

【临床应用】

固胎煎功用以养血清热安胎为先，《景岳全书·妇人规·产育类·数堕胎》载："又凡胎热者血易动，血动者胎不安，故堕于内热而虚者亦常有之。若脾气虚而血热者，宜四圣散；肝肾虚而血热者，宜凉胎饮；肝脾虚而血热者，宜固胎煎。"清代刘渊《医学纂要》尝谓："若脾肝郁怒而多火，气逆胎动而下血，治宜固胎煎之类。"清代刘仕廉《医学集成》亦曰："因多怒多思，致肝脾多火多滞，惯常堕胎，两关洪实，固胎煎。"从不同角度对此方的临证应用进行了具体化，使其更加完善。近代周岐隐《妇科不谢方》"妊娠门"亦收录此方，谓其"治血虚肝旺，屡致半产殒胎者"。该书"半产门"论及："半产之原因，因于色欲过甚，精血暗耗，萌胎不足，胎系不固者为多。因于气血两虚，不能固摄及阴虚火盛、胎热易动者亦有……未雨绸缪，总以固胎防堕为第一法。妊娠门银苎酒、安胎饮、当归寄生汤、固胎煎，并为半产预防妙剂。"可见，此方历代医家常用于防治脾虚有热之堕胎、小产，现代临床仍被用于先兆流产及复发性流产的治疗。

张氏等对32例胎漏、胎动不安、滑胎患者进行观察，采用“固胎煎”方药：菟丝子20g，川续断20g，党参20g，茯苓20g，白术15g，白芍30g，阿胶12g（烊化），甘草6g。水煎服，每日早、晚各服1次。加减：阴道出血者加仙鹤草30g，棕榈炭30g，藕节30g；恶心、呕吐者加竹茹12g，砂仁12g；心烦少寐者加生地黄15g，黄芩12g，淡竹叶12g；头晕、小腹下坠加黄芪30g，升麻9g；腰酸重者加杜仲20g，桑寄生20g。治疗胎漏、胎动不安患者26例，有效22例，无效4例；滑胎患者6例，有效5例，无效1例。〔张歌平，李伯群，张仲慧.固胎煎治疗胎漏、胎动不安32例[J].中医研究，1995（4）：47-49〕

王氏采用自拟固胎煎治疗先兆流产98例。固胎煎组成：太子参15g，白术9g，黄芪9g，寄生15g，杜仲10g，苎麻根12g，黄芩9g，麦冬6g，菟丝子10g，当归9g，阿胶珠10g，熟地黄12g。出血量多加仙鹤草30g，侧柏炭10g；呕吐剧烈加姜竹茹10g，砂仁3g；腰酸肾虚者加菟丝子至30g，川续断10g；胎盘位置低下，加重黄芪量，加升麻9g，太子参改党参18g；内热明显，熟地黄易生地炭12g，去黄芪加女贞子，旱莲草各9g；瘀血明显，加益母草9g，丹参9g。28例因呕吐剧烈，补充过液体，8例在外院曾用过黄体酮针，其余均未用过任何西药保胎。结果治愈89例，有效率为90.8%。〔王莉娜.自拟固胎煎治疗先兆流产98例临床观察[J].上海中医药杂志，1995（8）：30-31〕

【验案举例】

郭某，女，35岁，工人。1990年9月26日，因停经50余天，阴道少量出血伴腰酸、小腹胀痛、恶心、呕吐2天入院。检查示尿HCG（+），B超见胎心及胎动，舌苔薄黄、质红，脉细滑。证属脾肾两虚、胎元不固。治宜益肾安胎、和血止呕。方用：菟丝子20g，党参15g，白术20g，黄芩12g，女贞子20g，旱莲草20g，仙鹤草30g，棕榈炭30g，砂仁10g，杜仲20g，白芍30g，甘草6g。水煎服，每日1剂，分早晚2次服。服药6剂后，阴道出血停止，腹痛、腰酸症状消失，恶心、呕吐症状减轻。上方去仙鹤草、棕榈炭、女贞子，加茯苓 20g、桑寄生 20g，以加重益肾安胎、健脾和胃之效，继服。患者共住院保胎治疗 3 个月，出院后多次产前检查均正常，于次年 6 月剖宫产一男婴。〔张歌平，李伯群，张仲慧．固胎煎治疗胎漏、胎动不安 32 例 [J]. 中医研究，1995（4）：47-49〕

【精要说解】

固胎煎方出自《景岳全书·新方八阵·因阵》，由黄芩、白术、当归、芍药、阿胶、陈皮、砂仁组成，乃张景岳为“肝脾虚而血热者”所设的固保胎元良方。“胎前宜凉，产后宜温”，此为妇科脍炙人口之论。其说导源于《金匮要略》之当归散方证，该方用当归、黄芩、芍药、川芎、白术五味，功善清热养血安胎。该方中有白术、黄芩两味药，被后世称作“安胎圣药”。试观朱震亨《丹溪心法·产前九十一》云：“产前安胎，白术、黄芩为妙药也。条芩，安胎圣药也。俗人不知，以为害而不敢用，反谓温热之药可养胎，殊不知产前宜清热，令血循经而不妄行，故能养胎。”朱震亨并设束胎丸等，方中均有黄芩、白术二药，为逐月安胎之方。景岳承前贤经验，创制固胎煎以治“肝脾多火多滞而屡堕胎者”，方中黄芩、白术之用，意即在此。

三十九 滑胎煎 胎气临月易产方

【原文摘录】

胎气临月，宜常服数剂，以便易生。

当归三五钱　川芎七分　杜仲二钱　熟地三钱　枳壳七分　山药二钱

水二盅，煎八九分。食前温服。如气体虚弱者，加人参、白术，随宜用之。如便实多滞者，加牛膝一二钱。

【临床应用】

滑胎煎乃张景岳为胎气临月之催生所设用方之一，功用以养血益肾滑胎为主。《景岳全书·妇人规·产育类·滑胎》尝谓：“妊娠滑胎之法，唯欲其坐草之期易而且速。而难易之由，则在血之盈虚，不在药之滑利。盖血多则润而产必易；血亏则涩而产必难。故于未产之前，但宜以培养气血为主，而预为之地，如四物汤、滑胎煎、五福饮、小营煎、八珍汤之类，即皆滑胎之要药。若不知此而过用滑利等物，或产期未近，无火无滞而妄用清火行气、沉降苦寒等药，必皆暗残营气，走泄真阴，多致血亏气陷，反为临期大害。”此论明确指出，生产之难易，在于血之盈亏而非药之滑利，临产前当培养气血，不可一味滑利。该书“滑胎”篇提出：“所谓催生者，亦不过助其血气而利导之耳。直待临期，乃可用脱花煎或滑胎煎，随证加减主之。或经日久，产母困倦难生，俱宜服滑胎煎，以助其气血，令儿速生。”

后世医家多受其影响及启发，拓展本方的临床应用。如清代阎纯玺《胎产心法·卷中·胞衣不下论》曰：“其证但见无力，腹中不痛胀，治当补气助血，速煎生化汤大剂，速进二三钟，或兼进益母丸，使血旺气和而衣自下。或用保生无忧散以固元气。至于万密斋用五苓散，予恐无助血之能，不敢遵而用之。不若《景岳全书》决津煎，或滑胎煎、无忧散、《局方》黑神散之类。”清代罗国纲《罗氏会约医镜》治胎气临月，更在此方基础上增入：“白术、益母草各钱半，或加连根葱白为引。”其他如《妇科玉尺》《类证治裁》《大小诸证方论》《医述》《女科医则玄要》《叶天士医学全书》《医宗损益》等引述本方亦每每可见，多用于临产及难产，治疗胞衣不出（下）、胞破产难、子死腹中等病症。

【验案举例】

陈氏，临产累日不生，视其形气困倦，脉未离经，此由坐草试汤太早，用力妄施，以致力乏气怯难生。亟用滑胎煎重加人参，以助其气血，令儿速生。按方书云：凡气虚无力，难于传送者，必用独参汤，随多随少，接济其力，皆为催生要法。〔吴篪．临证医案笔记 [M]. 北京：中国中医药出版社，2015：235〕

【精要说解】

滑胎煎出自《景岳全书·新方八阵·因阵》。此“滑胎”二字，并非指病证中的“堕胎”“流产”，而是指产期将至，使之易产易生，以免难产之患。方中当归、川芎、熟地黄、枳壳诸药养血利气，使产道滑利，气血下顺，兼以杜仲、山药滋精固肾护胎，既能促使易产，又防产后虚损，一举两得，不妨服用。

四十 脱花煎 祛瘀下胎之效方

【原文摘录】

凡临盆将产者，宜先服此药催生最佳，并治产难经日，或死胎不下俱妙。

当归七八钱或一两　肉桂一二钱或三钱　川芎　牛膝各二钱　车前子钱半　红花一钱，催生者，不用此味亦可

水二盅，煎八分，热服，或服后饮酒数杯亦妙。若胎死腹中，或坚滞不下者，加朴硝三五钱即下。若气虚困剧者，加人参随宜。若阴虚者，必加熟地三五钱。

【临床应用】

脱花煎乃景岳催生之效方，功用以温通活血、祛瘀下胎为主。《景岳全书·妇人规·产育类·催生》有载："凡妊娠胎元完足，弥月而产，熟落有期，非可催也。所谓催生者，亦不过助其血气而利导之耳，直待临期，乃可用脱花煎或滑胎煎，随证加减主之。""临盆将产，腹痛已甚，凡催生之药，无如脱花煎，少用肉桂五七分为最稳最妙。"明确此方运用之时机。《景岳全书·妇人规·产育类·胞破产难》又谓："产难经日不下，别无危证者，宜用脱花煎催之，极妥极妙。"指出产难经日以此催生最佳。清代余含棻《保赤存真》、清代龙之章《蠢子医》均用本方治疗"胞衣来迟"，以及

后世用于治疗"胎死不下"之芒硝脱花煎、参附芒硝脱花煎等均是在此方基础上化裁而来的。

随着产科医疗服务技术的发展，脱花煎已很少应用于催生领域，然而这并未影响此方在现代临床的推广使用。由于瘀血停滞胞宫是妇产科多种常见疾病的病机根本，基于该病机采用此方口服治疗稽留流产、不全流产、子宫内膜息肉、产后胎膜残留等疾病，取得满意疗效；还有应用此方外敷防治人工流产术后宫腔粘连等疾病。

1. 稽留流产（胎死不下）

王氏等对 80 例"死胎"（胎死不下）病例进行观察，本组病例全部以中药"脱花煎"为主进行加减治疗，方药组成：当归 25g，川芎 12g，肉桂 6g，红花 6g，牛膝 10g，车前子 10g（包），芒硝 12g（冲），黄酒为引。气虚者，加党参、黄芪以补气；少腹冷痛者，加吴茱萸、艾叶温暖下元以行气；食少苔腻纳呆者，合平胃散健脾祛湿以培气血生化之源；日久滞涩不下者，加麝香芳香走窜以堕胎。治疗后胎下成功者 65 例，服药后胎盘较长时间未排出最终行刮宫手术者 15 例。〔王琪，孙淑英，谭云峰，等. 加味"脱花煎"治疗"死胎"的临床观察 [J]. 上海中医药杂志，1987（10）：29〕

杨氏采用前瞻性研究方法，选取稽留流产患者 120 例，按照随机数字表法将患者分为 2 组，每组 60 例。对照组给予西药（米非司酮及米索前列醇）治疗，治疗组在对照组的基础上联合中药（脱花煎：当归、川芎、肉桂、车前子各 15g，牛膝 20g，红花 10g）治疗。比较 2 组临床疗效、排胎情况（排胎时间、出血量、宫腔组织残留）、血清指标（β-HCG、E_2、P）、中医证候积分、不良反应情况。治疗组的总有效率为 96.67%。〔杨玲，钟伟兰. 脱花煎联合米非司酮及米索前列醇对稽留流产效果的临床研究 [J]. 云南中医中药杂志，2022，43（6）：46-50〕

魏氏观察脱花煎加减在治疗稽留流产中的应用效果。选择稽留流产患者 80 例，随机分为西药组、中西药组各 40 例。西药组予米非司酮、米索前列醇治疗后清宫，中西药组在此基础上加服中药脱花煎加减后清宫。脱花煎加减为：香附 10g，当归 10g，川牛膝 10g，枳壳 10g，肉桂 3g，红花 6g，黄芪 10g，川芎 12g，车前子 10g。结果：中西药组无二次清宫病例，西药组二次清宫 5 例（12.5%），中西药组较西药组孕囊排出时间明显缩短，清宫时宫腔残留组织明显减少，清宫术时间缩短，出血量明显减少。〔魏冬梅．脱花煎在稽留流产中的应用效果观察 [J]. 交通医学，2016，30（3）：281-282〕

2. 药物流产

高氏等将 137 例药物流产患者随机分为对照组 69 例和观察组 68 例，对照组予米非司酮片联合米索前列醇进行药物流产，妊娠囊排出后给予抗生素预防感染；观察组在对照组基础上加减脱花煎（当归 15g，川芎 10g，天花粉 9g，肉桂 6g，川牛膝 15g，山药 15g，益母草 12g，车前子 15g），每日 1 剂，连服 5 剂。两组均于药物流产 7 天后复查彩超，统计完全流产率，并观察两组阴道流血量、阴道流血时间及月经复潮时间。结果提示，药物流产后服用加减脱花煎能明显提高完全流产率，减少阴道出血量并缩短出血时间，促进月经来潮，有利于子宫复旧。〔高雪，李东．加减脱花煎配合药物流产终止早期妊娠的临床观察 [J]. 广西中医药，2021，44（3）：22-24〕

3. 不完全流产

林氏评价中药加味脱花煎联合米索前列醇治疗气血虚弱型不全流产的临床疗效，将 60 例不全流产患者随机分为观察组及对照组。对照组于入组第一日清晨一次性顿服米索前列醇片 0.6mg。观察组在对照组基础上，于入组第一日起加服中药加味脱花煎（黄芪 30g，益母草 30g，当归 15g，川芎 10g，川牛膝 30g，川红花 10g，肉桂 5g，车前子 20g）共 14 天。结果观察组患者临床痊愈率即完全流产率（70%）显著高于对照组（53.33%）；观察组阴道流血时间短于对照组，阴道流血量少于对照组，提示中药加味脱花煎联合米索前列醇能有效治疗气血虚弱型不全流产。〔林青．加味脱花煎联合米索前列醇片治疗气血虚弱型不全流产 60 例疗效观察 [J]. 四川中医，2023，41（8）：161-164〕

4. 产后胎膜残留

陈氏等观察脱花煎合救母丹加减治疗产后胎膜残留的疗效。将 80 例符合纳入标准的产后胎膜残留患者随机分为治疗组和对照组，各40例。治疗组予脱花煎合救母丹加减治疗，方药组成：党参15g，当归12g，川芎12g，益母草10g，肉桂6g，红花6g，牛膝10g，车前子10g，荆芥9g，赤石脂6g。对照组予以米非司酮治疗。结果提示，脱花煎合救母丹加减治疗产后胎膜残留有显著疗效，可减少清宫概率。〔陈锦玉，陈春玲，李钰军．脱花煎合救母丹加减治疗产后胎膜残留的疗效观察[J]. 中医药导报，2014，20（13）：76–77〕

5. 预防人流术后宫腔粘连

黎氏观察脱花煎封包外敷联合宫腔用交联透明质酸钠凝胶对人工流产术后宫腔粘连（IUA）的预防效果。选取110例人工流产术后患者，按随机数字表法分为对照组和治疗组，各55例。对照组术后给予常规抗感染及热敷治疗，治疗组在对照组基础上给予脱花煎封包外敷联合宫腔用交联透明质酸钠凝胶治疗。脱花煎处方为红花、当归各150g，川芎、川牛膝各30g，肉桂50g，车前子20g，海盐300g。将上述药物研末，装入20cm×15cm布袋制成封包，在沸水上热蒸15分钟，取出后冷却至表面温度50～55℃，将封包置于患者神阙、气海。比较两组术后当天及术后1周疼痛程度、术后阴道流血时间、术后首次月经来潮时间及宫腔粘连发生率。结果发现，此法可以有效预防人工流产术后宫腔粘连，缓解术后疼痛，缩短阴道流血时间。〔黎丽娜，李小丹，侯建峰．脱花煎封包外敷联合宫腔用交联透明质酸钠凝胶预防人工流产术后宫腔粘连临床研究[J]. 新中医，2021，53（10）：24–27〕

【验案举例】

案1

范某，女，26岁。2005年12月10日初诊。停经42天，尿HCG（+），B超显示宫内有妊娠囊。患者无药物流产禁忌证，查血常规、凝血功能正常，在我院口服米非司酮流产，12月12日晨8点服米索600μg，2小时后阴道排出物，经医生检查证实孕囊已排出。观察2小时阴道出血不多，给予抗生素预防感染及止血药物，带药回家观察，并嘱其若阴道出血较多或出血时间过长则来院复查。12月22日患者返院自诉阴道仍有出血，色暗红，似月经量。查盆腔B超报告示宫内回声均匀，内膜厚度为5mm，给予宫血宁、益母草口服液，带药回去服用观察。12月27日患者再次返院，诉阴道出血无明显减少，时多时少，色暗红，时有小血块，余无不适。患者一般情况好，口唇暗红，舌质紫暗，苔薄白，脉沉涩。脉证合参，属血瘀之证。治以活血行气、祛瘀止血。方用脱花煎加减：当归30g，川芎5g，海马6g（研面），川牛膝15g，红花12g，车前子12g，枳壳9g，生贯众12g，水煎口服，每日一剂，早晚温服，服用3剂后阴道出血停止，后随访月经正常。〔*黄性灵. 脱花煎加减治疗药物流产后出血68例* [J]. 光明中医，2007（5）：74-75〕

案 2

王某，女，28岁，已婚，因“产后81天，阴道流血6天”于2021年5月9日初诊。患者怀孕1次，顺产1次，未曾流产（G1P1A0）。患者于2021年2月17日顺产一子，现处于哺乳期。2021年4月22日恶露净，2021年5月4日始出现少量阴道流血，5月6日至5月7日量多，色红，腰酸，无血块、腹痛。既往有子宫肌瘤病史。2021年5月7日，子宫附件彩超检查结果示子宫肌瘤声像（前壁，大小约6mm×4mm）；宫腔内见等回声团（大小约14mm×6mm），考虑组织物残留？双侧附件区未见明显占位性病变。刻下症见少量阴道流血，护垫可，无腹痛，口干不苦，纳眠可，二便调。舌紫黯，边有瘀点，苔薄白，脉弦细。西医诊断：产后组织残留。中医诊断：产后恶露不绝（血瘀证）。治法：活血行气，祛瘀止血。处方用药如下：当归20g，川芎15g，肉桂6g（后下），盐牛膝30g，黄芪30g，益母草30g，生蒲黄20g（包煎），卷柏15g，麸炒枳壳30g，三棱15g，莪术15g，王不留行20g。共7剂，每日1剂，水煎至200mL，分两次于早晚饭后温服。2021年5月16日复诊，患者诉现无阴道流血。当日子宫附件彩超检查结果示子宫内膜厚约9mm，子宫未见明显异常，双侧附件区未见明显占位性病变。〔陈慕鏇，陈怡，杜子琪，等.廖慧慧运用加味脱花煎治疗现代妇科疾病的经验[J].广州中医药大学学报，2023，40（7）：1793-1797〕

案3

权某，女，28岁，已婚，因“阴道不规则流血23天”于2013年5月17日初诊。患者放置宫内节育器半年来月经规律，经期5～8天，周期30天，量中，色暗，有血块，稍腰酸。末次月经：2013年4月24日。患者怀孕6次，顺产2次，曾行清宫术4次（G6P2A4），现已放置宫内节育器半年。2013年5月17日，子宫附件彩超检查结果示内膜厚约6mm，子宫大小及双侧附件未见异常；宫内节育器位置正常。尿妊娠试验阴性，血常规、凝血四项未见异常。现症见：少量阴道流血，色暗黑，纳眠可，二便调。舌淡暗，苔黄厚腻，脉弦细。西医诊断：异常子宫出血；宫内节育器。中医诊断：崩漏（血瘀证）。治法：活血行血，化瘀止血。处方用药如下：当归20g，川芎15g，肉桂3g（后下），盐牛膝30g，车前子15g（包煎），黄芪30g，益母草30g，生蒲黄20g（包煎），卷柏15g，姜厚朴10g，王不留行20g，广藿香15g。共4剂，每日1剂，水煎至200mL，分两次，于早晚饭后温服。2013年5月27日患者复诊，自诉服上方2天后阴道流血已止。〔陈慕鏇，陈怡，杜子琪，等.廖慧慧运用加味脱花煎治疗现代妇科疾病的经验[J].广州中医药大学学报，2023，40（7）：1793-1797〕

案4

刘某，女，28岁。2020年6月14日初诊。主诉：阴道不规则流血1个月余。患者2020年4月22日至28日出现阴道流血如月经量，血块较多，伴轻度腹痛、腰酸、乳胀；4月30日至5月11日不规则阴道流血；5月15日至20日有极少量阴道流血，仅用纸巾擦拭可见；6月5日至10日阴道流血如月经量，有少量血块，伴轻度腹痛、腰酸、疲乏，稍乳胀。既往月经周期为33～37天，经期7天。已婚未孕，有生育要求。平素情绪易紧张焦虑，常觉腰酸软，偶有膝盖冷痛感，易疲倦，纳眠可，二便调，现无阴道流血，面颊部见暗斑，舌淡紫暗，边有齿印，苔薄白腻，脉细滑。辅助检查：2020 年 5 月 20 日行子宫附件彩超检查，结果提示子宫内膜厚度 6mm，回声不均并稍高回声团（10mm × 8mm），考虑子宫内膜息肉；双侧附件未见明显异常。2020 年 6 月 14 日复查子宫附件彩超，示子宫内膜厚度为 5m，回声不均并稍高回声团（7mm × 5mm），考虑子宫内膜息肉；双侧附件未见明显异常。西医诊断：子宫内膜息肉（？）；异常子宫出血。中医诊断：癥瘕；崩漏（证属痰瘀互结）。现彩超提示，患者子宫内膜息肉可能，息肉大小＜ 10mm，内膜不厚，表现为异常子宫出血。此时治疗应紧扣“痰瘀”之主要病机，急则治标，治以温经活血、化瘀消癥为法，予脱花煎加味治疗，方药如下：当归 20g，川芎 15g，肉桂 6g，牛膝 30g，黄芪 20g，干益母草 30g，生蒲黄 20g，卷柏 15g，麸炒枳壳 30g，醋三棱 15g，醋莪术 15g，三七粉 6g（冲服）。共 20 剂，每日 1 剂，水煎两次，每次煎取药汁约 200mL，分两次于早晚饭后温服。嘱患者于非经期及经期第 1 ～ 3 天服用。2020 年 7 月 12 日二诊，诉服前方后无明显不适，后续复诊以定经汤、桃红四物汤等调理月经，至 2020 年 8 月 30 日五诊时已受孕，予以保胎治疗，定期随访，胚胎发育良好，2021 年 4 月剖宫产一女婴，体健。〔陈怡，陈慕镟，曾蕾，等.岭南罗氏妇科传承人廖慧慧论治子宫内膜息肉经验 [J]. 广州中医药大学学报，2023，40（9）：2347-2353〕

【精要说解】

脱花煎出自《景岳全书·新方八阵·因阵》，由当归、川芎、肉桂、牛膝、车前子、红花（催生可不用）组成，乃张景岳专为催生、下胎所设之经典效方，后世医家医著亦多将其收录其中，主要用于临盆将产，抑或胞衣来迟，产难经日不下等，死胎不下也为其主治病证之一。本方以当归、川芎、牛膝、红花等活血之品为主。方中当归活血养血，化瘀生新；川芎活血行气；红花活血化瘀；牛膝既能活血通经，又善引血下行。四味药同用，以活血祛瘀为主，养血补虚为辅。现代药理研究证实，诸味药均有增强子宫收缩的作用。组方再配温阳散寒之肉桂、滑利降泄之车前子，功效随之增强。此方虽为祛瘀下胎之古方，然瘀血阻滞实为现代妇产科众多疾病的主要病机之一，今人以此方随证加减常获良效。

我们认为，此方治产难或死胎不下，用药似嫌太轻。如病需要急下，须加峻药如大黄、芒硝等，方能起到催生或下死胎的作用，以免万一。须知临盆之际，变化多端，古代因限于历史条件，缺乏手术操作，难破难关，产妇或母子因难产俱亡者不在少数，因此须警惕意外。

毓麟珠
气血俱虚种子要方
四十一

【原文摘录】

治妇人气血俱虚，经脉不调，或断续，或带浊，或腹痛，或腰酸，或饮食不甘，瘦弱不孕，服一二斤即可受胎。凡种子诸方，无以加此。

人参　白术土炒　茯苓　芍药酒炒，各二两　川芎　炙甘草各一两　当归　熟地蒸捣，各四两　菟丝子制，四两　杜仲酒炒　鹿角霜　川椒各二两

上为末，炼蜜丸，弹子大。每空心嚼服一二丸，用酒或白汤送下，或为小丸吞服亦可。如男子制服，宜加枸杞、胡桃肉、鹿角胶、山药、山茱萸、巴戟肉各二两。如女人经迟腹痛，宜加酒炒破故、肉桂各一两，甚者再加吴茱萸五钱，汤泡一宿炒用。如带多、腹痛，加破故一两，北五味五钱，或加龙骨一两，醋煅用。如子宫寒甚，或泄或痛，加制附子、炮干姜随宜。如多郁怒，气有不顺，而为胀为滞者，宜加酒炒香附二两，或甚者再加沉香五钱。如血热多火，经早内热者，加川续断、地骨皮各二两，或另以汤剂暂清其火，而后服此，或以汤引酌宜送下亦可。

【临床应用】

毓麟珠的临床应用，医籍多有记载。如清代钱敏捷的《医方挈度》载此方主屡次堕胎，在 5 个月前者。清代竹林寺僧的《竹林寺女科证治》以此方治疗男子精寒艰嗣。清代吴世昌的《奇方类编》以毓麟酒方固精种子，

温补肾精。清代黄朝坊的《金匮启钥》记载此方加附子用于妇人崩漏。现代毓麟珠在临床应用中更为广泛。

1. 不孕症

韦氏用毓麟珠加减联合克罗米芬治疗多囊卵巢综合征不孕症肾虚血瘀证。处方为党参 15g，炒白术 10g，茯苓 15g，炒白芍 15g，当归 10g，熟地黄 15g，川芎 6g，菟丝子 15g，炒杜仲 15g，黄精 15g，鸡血藤 15g，益母草 15g，炙甘草 6g。结果提示，毓麟珠加减联合克罗米芬可有效改善患者内分泌激素水平，增加 A 型子宫内膜的例数，可提高患者排卵率，使妊娠率增加，能明显改善患者的中医临床证候。〔韦玲夏．毓麟珠加减联克罗米芬治疗 PCOS 不孕症肾虚血瘀证的临床观察 [D]. 南宁：广西中医药大学，2019〕

艾氏等用毓麟珠汤加减治疗肾阴虚型卵巢储备不足。处方为甘草 6g，杜仲 10g，当归、陈皮各 12g，炒白芍、桑寄生、菟丝子、茯苓、地黄各 15g，炒山药、党参、炒白术各 20g。该药方可显著提高患者的临床治疗效果，有效调控患者的血清性激素指标，显著改善患者的临床症状。〔艾贝贝，窦娜．毓麟珠汤加减治疗肾阴虚型卵巢储备不足的临床疗效分析 [J]. 中国性科学，2022，31（3）：133-136〕

郑氏等用毓麟助孕方治疗体外受精－胚胎移植卵巢低反应不孕。基础处方为杜仲 15g，川椒 6g，菟丝子 25g，鹿角霜 20g，熟地黄 15g，当归 15g，白芍 15g，川芎 15g，人参 5g，白术 20g，茯苓 15g，甘草 3g。治疗 3 个月后，结果显示毓麟助孕方可以有效提高体外受精－胚胎移植治疗中卵巢低反应患者的妊娠成功率。〔郑瑞君，丰慧洁，马春芬，等．毓麟助孕方对体外受精－胚胎移植治疗卵巢低反应不孕干预效应的研究 [J]. 中华中医药学刊，2023，41（8）：41-45〕

罗氏等用热敏灸配合毓麟珠治疗肾气虚型黄体功能不全不孕。处方为党参 15g，白术 10g，茯苓 10g，炙甘草 6g，熟地黄 10g，白芍 10g，当归 10g，川芎 10g，鹿角霜 10g，菟丝子 10g，杜仲 10g，川椒 6g 等，并根据月经周期予以加减，连续治疗 3 个月。结果提示，热敏灸配合毓麟珠在改善黄体功能方面有着较理想的临床疗效。〔罗娟珍，陈莉莉．热敏灸配合毓麟

珠治疗黄体功能不全不孕证50例[J].中国现代医生，2014，52（32）：40-42〕

李氏等用毓麟珠加味联合督灸治疗肾虚血瘀型薄型子宫内膜患者，处方为人参（冲服）5g，紫河车粉（冲服）6g，白术30g，炙甘草6g，熟地黄15g，茯苓15g，川芎15g，盐菟丝子15g，当归15g，鹿角霜20g，丹参20g，川牛膝15g，连续服用3个月。结果提示，毓麟珠加味联合督灸能改善薄型子宫内膜患者的子宫内膜厚度和形态，增加子宫内膜血流灌注，提高子宫内膜容受性。〔李亚鸽，郑瑞君，王林，等.毓麟珠加味联合督灸对肾虚血瘀型薄型子宫内膜患者FET周期子宫内膜容受性的影响[J].中医学报，2023，38（3）：622-627〕

2. 月经病

杨氏等采用随机对照试验方法观察了口服中药毓麟珠加减联合揿针穴位埋针治疗肾虚型月经过少的临床疗效。处方为熟地黄15g，当归15g，菟丝子15g，山药10g，枸杞子10g，巴戟天10g，鹿角胶5g（烊化），鹿角霜10g，制杜仲10g，山茱萸10g，川椒10g，党参15g，白术10g，茯苓10g，炒白芍10g，酒川芎5g，炙甘草5g。于月经第5天开始，治疗3个月经周期，其结果表明观察组患者治疗有效率、子宫内膜厚度显著高于戊酸雌二醇片联合黄体酮胶囊对照组，提示毓麟珠加减联合穴位埋针治疗肾虚型月经过少疗效显著。〔杨玉婷.毓麟珠加减联合穴位埋针治疗肾虚型月经过少临床疗效观察[J].医学食疗与健康，2020，18（8）：50+53〕

除上述疾病外，早期文献报道毓麟珠在免疫性不孕、产后抑郁症、女性性功能障碍等病症的治疗中疗效显著。因毓麟珠在女性不孕症的治疗中疗效显著，近年来，学者们对毓麟珠加减治疗不孕症的作用机制开展了诸多研究与探讨。

【验案举例】

案 1

患者，女，39岁，于2021年5月24日初诊。未避孕不孕5年余，月经来潮推后2年余。13岁月经初潮，平素月经周期为26～30天，经期5天，经量中等，色暗红，行经无腹痛，经前无乳房胀痛。末次月经（LMP）为2021年4月16日，经量少，色暗红，无血块，5天即净。刻下月经未至，带下量不多，腰酸，无腹痛，舌淡红苔薄白，脉沉缓。于2021年4月16日查基础内分泌示促卵泡生成素（FSH）16.36mU/mL，黄体生成素（LH）5.34mU/mL，雌二醇（E_2）112.10pg/mL，泌乳素（PRL）8.75ng/mL，睾酮（T）0.39ng/mL。2021年5月4日经阴道超声显示内膜厚5.2mm，右侧窦卵泡数2～4枚，左侧窦卵泡数2～4枚。今日B超显示内膜厚6.5mm，右侧窦卵泡数2～4枚，左侧窦卵泡数2～4枚。胎产史：2-0-4-2。西医诊断为卵巢储备功能下降，女性不孕症。中医诊断为不孕，月经后期。证属肾精亏虚证。治宜温补脾肾，补益精血。予毓麟珠基础方加减。药用党参30g，炒白术20g，茯苓10g，熟地黄10g，当归10g，炒白芍10g，菟丝子10g，杜仲10g，女贞子10g，覆盆子10g，巴戟天10g，仙灵脾10g，紫石英10g，石楠叶10g，桑寄生10g，桑椹10g，枸杞子10g，甘草10g。每日1剂，水煎分早、晚两次口服，共10剂。

2021年6月4日二诊，LMP为2021年5月31日，经量少，3天净，刻下经期第5天，带下量不多，四肢乏力，腰酸有所缓解，舌淡红，苔薄白，脉弦细。守初诊方去桑寄生，加制首乌10g，黄芪30g，共10剂，服法同前。2021年8月3日三诊，前次月经（PMP）为2021年6月25日，LMP为2021年7月19日，经量较前增多，5天净，色暗红，无血块，行经无腹痛。刻下经期第16天，带下量不多，腹冷，手足欠温，大便不成形，每日二行，舌淡、边有齿痕、苔薄白，脉缓。予毓麟珠基础方加减，将茯苓增至30g，加车前子10g，楮实子10g，桑寄生10g，艾叶10g，茺蔚子

10g，鸡血藤 20g，共 15 剂。2021 年 8 月 23 日四诊，病史同前，服药期间无不适，LMP 为 2021 年 8 月 13 日，经量中，色暗红，无血块，刻下经期第 11 天，大便不成形，腹冷，无腰酸腹痛，纳眠可，舌淡红苔薄白，脉缓。守三诊方，继服 10 剂。2021 年 10 月 26 日五诊,PMP 为 2021 年 9 月 13 日，LMP 为 2021 年 10 月 15 日，经量中，色暗红，5 天净，上述症状改善，刻下经期第 12 天，带下量不多，大便偏稀，无其他不适。9 月 15 日查基础内分泌示 FSH 9.33mU/L，LH 3.76mU/mL，E_2 161.70pg/mL。今日 B 超示内膜厚 6.6mm，右侧窦卵泡数 3 ～ 5 枚，左侧窦卵泡数 2 ～ 4 枚，其中最大卵泡为 15mm × 12mm。予毓麟珠基础方加肉苁蓉 10g，鹿角胶 10g，白扁豆 10g，陈皮 10g，共 10 剂。后继续服前方 2 个月，于停经 34 天时自测尿妊娠阳性，并于当地医院查血 HCG 1184mU/mL，P 15.13ng/mL，E_2 263.18pg/mL。〔佘嫦，徐梦，秦文敏．奚嘉运用毓麟珠治疗卵巢储备功能下降经验 [J]. 实用中医药杂志，2023，39（8）：1684−1686〕

案 2

林某，女，22 岁。1999 年 1 月 16 日初诊。诉性欲减退 1 年 4 个月。患者 19 岁结婚，性功能正常。翌年春“人流”1 次，9 月再“引产”，此后性功能日益减退，对任何性活动都不感兴趣；对性刺激无反应，即使丈夫触摸其最敏感部位，也不能唤起她的性欲；勉强性交，亦无高潮。刻诊：患者月经 17 岁初潮，稀发，每 2 ～ 3 个月来潮一次。末次月经为 1999 年 1 月 11 日，量少，质稀，色暗淡。白带很少，无明显排卵期白带。面色萎黄，唇色淡白，四肢厥冷，头晕目眩，心悸少寐，腰脊酸痛，行房后尤甚。二便正常，舌淡苔白，脉沉细无力。诊断为性欲丧失，性高潮抑制。辨证属肾虚血亏。法当补肾养血，予毓麟珠加减。处方：红参须 10g，党参 20g，茯苓 10g，白术 10g，甘草 5g，当归 20g，熟地黄 20g，酒白芍 10g，川芎 5g，鹿角胶 10g，菟丝子 30g，川椒 5g，杜仲 10g，黄芪 20g。水煎服，每日 1 剂。5 剂后性功能恢复正常。嘱续服 5 剂，以资巩固。随访至今，未复发。〔丁禹占，朱之升．毓麟珠加减治疗女性性功能障碍举隅 [J]. 中华中医

药杂志，2005，20（1）：48-49〕

案 3

汪某，女，26岁。1997年4月25日初诊。诉性生活时阴道干燥2年1个月。患者1995年3月结婚，婚后有性要求，但行房时阴道干涩疼痛，即使性事前有充分的抚爱活动，仍不能润滑。刻诊：月经15岁初潮，周期18～25天，末次月经1997年4月7日，量少，色淡红或淡暗，质稀如水。白带很少，无臭，无排卵期白带。腰酸乏力，头晕目眩，纳食不馨，夜寐欠安，畏寒肢冷，便溏溲清。舌淡苔白，脉虚，两尺尤甚。B超检查显示子宫发育略小。诊断为阴道干涩症，性交痛。辨证属肾阳亏虚，法当温补肾阳，予毓麟珠加减。处方：红参须10g，党参20g，茯苓10g，白术10g，甘草5g，当归20g，熟地黄20g，酒白芍10g，川芎5g，鹿角胶10g，菟丝子30g，川椒5g，杜仲10g，黄芪20g。水煎服，每日1剂。连服15剂后症状改善，30剂后痊愈。〔丁禹占，朱之升．毓麟珠加减治疗女性性功能障碍举隅[J]．中华中医药杂志，2005，20（1）：48-49〕

案 4

患者刘某，女，28岁，2014年8月9日初诊。主诉：月经延后伴量少2年。患者平素月经多延后，约2个月一行。末次月经（LMP）8月2日，5日净，量少，最多时每天用3片卫生巾，经行时伴四肢乏力、腰酸等。孕3产1，自然流产1次，人工流产1次，现有生育要求。症见疲乏，睡眠浅，易醒，纳眠可，二便调，舌淡红、苔薄白，脉细。妇科检查未见异常。辅助检查：5月30日外院B超显示子宫、双卵巢未见异常，子宫内膜厚8.5mm。中医诊断：月经后期，月经过少；辨证属脾肾虚弱证，治以补肾健脾、养血调经。予毓麟珠加减。处方为熟党参、茯苓、菟丝子各20g，牡丹皮、白芍、熟地黄、白术、巴戟天、枸杞子各15g，当归、醋香附各10g，炙甘草6g。14剂，每天1剂，水煎服。配合口服中成药乌鸡白凤丸、益肾活血丸。

10月9日四诊：以毓麟珠为主方加减治疗2个月后，患者自诉经量较前增多一半，月经25～26天一行，经期4～6天。8月28日月经，4天净，LMP：9月25日，4天净，色暗红，有血块。疲乏较前减轻，食欲欠佳。舌淡红，苔薄白，脉弦细。9月5日B超显示子宫内膜厚5mm，左卵泡（LOF）为14mm×11mm×14mm。守上方加减治疗，配合口服中成药助孕丸、多维元素片。12月27日六诊：依上法治疗2个月，10月20日来月经，6天净，LMP：11月15日，停经42天。12月9日—15日、12月24日—26日有暗红色分泌物。现纳眠可，怕冷，二便调，舌淡红、苔白，脉沉细滑尺弱。尿妊娠试验阳性。中医诊断：胎动不安，证属肾脾虚弱。处方：熟党参、盐菟丝子、制何首乌各20g，黄芪、桑寄生、续断、白术、盐杜仲、白芍、酒萸肉各15g，阿胶珠、益智仁各10 g。14剂，每天1剂，水煎服，配合口服中成药滋肾育胎丸、助孕丸。2015年电话随访，患者早孕期间坚持中药安胎治疗，定期孕检，结果正常，平稳待产。〔冯怡慧，赵颖．张玉珍教授运用毓麟珠异病同治妇科病验案举隅[J].新中医，2016，48（5）：277-280〕

【精要说解】

毓麟珠，“毓”同育，“麟”谓麒麟，“毓麟”为生育种子之义。该方组方巧妙，方中四物汤补血；四君子汤健脾益气；菟丝子、杜仲、鹿角霜有温养肝肾，调补冲任，补阴益精之功；佐川椒温督脉以助阳。全方既温养先天肾气以生精，又培补后天脾胃以生血，并佐以调和血脉之品，使精血充足，冲任得养，胎孕易成。景岳曾以“凡种子诸方，无以加此”盛赞其功。后世医家在其基础上化裁，相继载于《竹林寺女科证治》《奇方类编》等古籍，均赞其调经种子疗效甚佳。

毓麟珠本为治疗肾虚不孕的经典方剂。《素问·六节藏象论》谓：“肾者主蛰，封藏之本，精之处也。”肾藏先天之精，主生殖，乃先天之本，是生殖之精，即女性卵子及男性精子发育成熟的场所。《素问·上古天真论》曰：“女子七岁，肾气盛，齿发更长……七七，任脉虚，太冲脉衰少，天癸竭，地道不通，故形坏而无子。”盖肾为先天之本，主生殖，肾虚则胎孕难成。脾为后天之本、气血生化之源，不断化生后天之精以充养先天之精，与肾有“相资之功”。调经种子重在温补脾肾，先后二天得济，肾中精气充盛，则冲任充盈，血海按时满溢，则经水如期而至，方能有子。现代医学对月经病、不孕症等尚无理想的干预手段和药物，中医药对此类病证的预防和治疗较有优势。从古至今，在诸多治疗求子方剂中，毓麟珠疗效显著，可作为调经种子基本方使用，尤适用于孕前不孕相关疾病的治疗，已被纳入全国高等医药院校教材《中医妇科学》不孕症肾气虚证的代表方。

值得庆幸的是，不少中医妇科医生治不孕症效果显著，使患者喜得贵子而闻名，常被人们誉为“送子观音”，其经验很值得我们传承和弘扬。

赞育丹
补肾填精种子之妙方 四十二

【原文摘录】

治男子阳痿精衰，虚寒无子等证妙方。

熟地八两，蒸捣　白术用冬术，八两　当归　枸杞各六两　杜仲酒炒　仙茅酒蒸一日　巴戟天甘草汤炒　山茱萸　淫羊藿羊脂拌炒　肉苁蓉酒洗去甲　韭子炒黄，各四两　蛇床子微炒　附子制　肉桂各二两

上炼蜜丸服。或加人参、鹿茸亦妙。

【临床应用】

赞育丹主要功效以温补下元为主，原书用治两大类证，一为阳痿，一为无子。此两大类证，原因虽多，大抵总与肾精不足、下元虚冷有关。张景岳在其著作中曾多处提及此方，如《景岳全书·杂证谟·阳痿》论及："命门火衰，精气虚寒而阳痿者，宜右归丸、赞育丹、石刻安肾丸之类主之。"《景岳全书·妇人规·子嗣类》有曰："若阳痿精衰，虚寒年迈艰嗣者，必宜赞育丹。"并受到后世医家重视，用治此类病证皆收到良好效果，积累了宝贵的经验。《景岳全书发挥》谓其："治阳痿精衰，虚寒无子。人之无子，虽属肾不足，然非药之能子，若可以用药有子，天地间无乏嗣之人矣。"《罗氏会约医镜》称此方："治虚寒年迈，阳痿精衰，无子神方。"《笔花医镜》曰："气虚不能射远者，赞育丹主之。"《医学摘粹》载："阳痿者，

宗筋纵弛也。有因肾寒精冷而痿者，以赞育丹主之。”本方在现代临床被广泛应用于阳痿、男性不育、少精弱精、子宫发育不良、席汉综合征、再生障碍性贫血等多种疾病的治疗。

1. 阳痿

何氏用赞育丹治疗阳痿 80 例，取得较好的效果。处方：肉苁蓉、巴戟天、韭子、杜仲、山茱萸、仙茅、淫羊藿各 12g，蛇床子、附子各 6g，枸杞、当归各 18g，肉桂 5g，白术、熟地黄各 24g。伴阴茎不易举者，加露蜂房 10g，蜈蚣 1 条；伴举而不坚者，加远志 10g，小茴香 9g；伴腰酸痛者，加狗脊、续断各 15g；伴气虚体弱者，加黄芪 30g，党参 12g。连服 10 剂为 1 个疗程。治愈 58 例，有效 10 例，无效 12 例。〔何念善，朱强，滕小林. 赞育丹治疗阳痿 80 例 [J]. 实用中医药杂志，2004（7）：364-365〕

2. 男性不育

杨氏运用赞育丹加减治疗男性不育 28 例，取得良好效果。药用熟地黄 30g，白术 15g，当归 12g，枸杞子 15g，杜仲 10g，仙茅 15g，淫羊藿 30g，巴戟天 10g，山萸肉 15g，肉苁蓉 10g，韭菜子 30g，蛇床子 15g，熟附子 6g，肉桂 6g。水煎服，每日 1 剂，20 日为 1 个疗程。体质虚弱者加人参、黄芪，有条件者可加鹿茸；偏阴虚者去附子、肉桂，加女贞子、何首乌；湿热瘀阻者去附子、肉桂，加金银花、蒲公英、败酱草、穿山甲。〔杨光伦. 赞育丹治疗男性不育 28 例 [J]. 河北中医，1990（1）：45〕

3. 少精、弱精

杨氏采用中西医结合方法对少精弱精伴解脲支原体及慢性前列腺炎患者 71 例进行观察，观察组在对照组单纯西药治疗基础上给予中医治疗。选择赞育丹汤剂加减：熟地黄 15g，白术 15g，当归 15g，淫羊藿 15g，枸杞子 15g，炒杜仲 15g，巴戟天 12g，肉苁蓉 12g，山萸肉 12g，炒韭菜子 12g，仙茅 12g，蛇床子 12g，菟丝子 12g，黄精 12g，丹参 12g。在此基础上辨证加减，肾阳虚者加用鹿角片 6g；阴虚者加用龟甲 15g，五味子 12g；阴虚火旺者加用知母 12g，黄柏 12g，生地黄 12g；兼有湿热者加用土茯苓 12g，泽泻 12g，夏枯草 12g；有瘀血者加用穿山甲 12g，王不留行 12g，红花 12g。

结果提示，中西医结合治疗患者的治愈率、显效率及有效率均明显高于单纯使用西医治疗的患者。〔杨玉恺，李飞．中西医结合治疗少精弱精患者伴解脲支原体及慢性前列腺炎71例[J].河南中医，2015，35（3）：597-599〕

4. 子宫发育不良

徐氏采用赞育丹治疗子宫发育不良50例，疗效尚好。处方将赞育丹改丸剂为汤剂：熟地黄、白术、当归、枸杞子、炒杜仲各15g，巴戟肉、肉苁蓉、山萸肉、炒韭子、仙茅各12g，淫羊藿、肉桂各10g，蛇床子、制附片各6g。若少气懒言，加人参4.5g；经量过少色淡，加紫河车12g，鹿角胶9g（烊化）；情绪不畅，加柴胡9g，香附、郁金各10g；食欲不振，加焦三仙各15g。每日1剂，水煎温服。连服2个月后，改为每月服6～9剂，6个月为1个疗程（经期停服）。治疗50例中，有效43例，无效7例。〔徐集民．赞育丹治疗子宫发育不良症50例观察[J].新中医，1991（11）：30-31〕

5. 席汉综合征

杜氏等以赞育丹为主加减治疗席汉综合征，取得较满意的疗效。治疗以赞育丹加减改为汤剂，药用熟地黄20g，山药15g，山茱萸10g，当归15g，枸杞15g，制首乌20g，仙茅10g，仙灵脾15g，锁阳10g，红花10g，桃仁10g，黄芪20g，鹿角胶10g，巴戟10g，人参6g，肉苁蓉20g等，服药后症状有改善后改为散剂。并指出此病是具有多系统、多脏腑的病变，属于中医阴阳气血俱损之证，需长期服药治疗。〔杜生梅，苏召才．赞育丹治疗席汉氏综合征[J].内蒙古中医药，1994（S1）：60-61〕

6. 再生障碍性贫血

蒲氏将赞育丹加减用于治疗小儿再生障碍性贫血近4个月，取得满意的效果。处方为熟附片（另包，先熬去麻味）、熟地黄、炒白术、当归，淫羊藿、巴戟天各10g，肉桂（后下）3g，葫芦巴、仙茅各5g，党参20g，鹿茸（另包，冲服）1g。本病属“虚证”范畴，临床上可分气血两虚、脾虚、肾虚等，但以“肾虚”为主，治疗上有气血两补、脾肾两补、补脾及补肾法，而以补肾法有所率较高。在补气血的同时，强调补肾温阳，并根据肾阳虚

与肾阴虚而有所侧重或相互兼顾。〔蒲书元．赞育丹治愈“再障”案 [J]. 四川中医，1992（9）：48〕

【验案举例】

案 1

张某，男，56 岁。2003 年 9 月 3 日就诊。3 年前阳事不举或举而不坚，渐渐加重，自购六味地黄丸，服后未见好转，现阳痿不举，不能勃起性交，平时偶有性冲动，阳具稍勃起即萎，伴头晕，腰膝酸软，略感畏寒，肢冷，舌质淡、苔薄，脉细。证属肾阳虚衰，治宜温补肾阳。药用黑附子、制巴戟天、蛇床子、枸杞子、制韭子、制杜仲、制山茱萸、制苁蓉各 12g，肉桂、制远志各 10g，炒白术、当归各 15g，制狗脊、制仙茅、制续断各 18g，熟地黄、制淫羊藿各 24g。服 10 剂后，阳痿消失，能勃起性交，略感硬度欠佳，腰膝略软，再服 10 剂，诸症消失。〔何念善，朱强，滕小林．赞育丹治疗阳痿 80 例 [J]. 实用中医药杂志，2004（7）：364-365〕

案 2

谷某，男，28 岁，工人，1979 年 12 月 25 日初诊。结婚四载不育，配偶健康。平素气短神疲，面色㿠白，腰酸足软，夜卧溺频，少腹冰凉，房事少涉，舌质淡，苔薄，脉沉弱。精液检查：35 分钟液化，均为死精子，但精子形态尚正常。此为肾虚精寒之证，法当补肾助阳、温煦精室。拟用《景岳全书》赞育丹加减：熟地黄、白术、当归、山茱萸、枸杞各 300g，人参、杜仲、仙茅、淫羊藿、巴戟天、韭子、蛇床子各 200g，炮附子 120g，肉桂 50g，鹿茸 100g，麝香 3g。上药研细末，炼蜜为丸，每丸重 10g，每次 1 丸，米汤送服，每日 3 次。

复诊（1980 年 4 月 15 日）：服药后，精神转佳，性欲增强，诸症锐减。精液检查示活动精子约占 40%。药已中病，嘱继服原方丸药一料，缓图全功。患者遵守医嘱服药，只服半料丸药，病竟痊愈。精液常规：色淡黄，量4毫升，精子1.4亿个/毫升，活动精子达80%以上。嘱其服完剩下半料丸药，以资善后。翌年10月，夫妇抱子致谢。此例所现死精诸症，乃禀赋不足，肾气虚惫，命门火衰，致使精室虚寒，精虫失于元阳温煦而衰亡。投赞育丹以温补下元为主，增入人参益气养血，鹿茸补火助阳，麝香引药透达病所，使精血盈溢，元阳旺盛，故而精室温暖、精虫得阳气鼓动而存活矣。〔王光晃．古方治精液异常医案三则[J]. 陕西中医，1988（3）：122-123〕

案3

陈某，男，29岁，教师。1985年5月28日诊。结婚4年未育。20天前，在本市某医院做精液检查，发现100%是死精子。诊断为男性不育症。据诉以往有遗精史，平时常感腰酸腿软，神疲怕冷。从1981年结婚以来，每次房事，阳举不坚，并有未交即泄之苦。诊其脉虚细而沉，苔白而润。此乃肾阳不足、肾精亏损所致。治以温补肾阳，益气填精，取赞育丹加减：熟地黄25g，炒山药15g，山萸肉15g，熟附片7g，官桂5g，全当归12g，鹿角片30g，巴戟肉15g，仙茅12g，仙灵脾10g，菟丝子15g，炙黄芪20g，潞党参15g，金樱子25g，龙骨、牡蛎各30g。上方连服30剂，全身乏力有所好转，食欲明显增进，房欲渐有兴意，脉沉较前有力。将原方加大剂量，续服30剂。8月9日复查精液，发现半小时后精子成活率为40%。8月20日再次复查，精子活动率上升至50%。从此改为间断服药。半年后随访，患者的性功能已恢复正常。爱人经医院妇检已怀孕。〔张全伦．男性不育症[J]. 四川中医，1986（11）：56〕

案4

何某，女，32岁，农民。1983年9月5日初诊。患者婚后8年未孕，月经：20岁初潮，经期2～3天，周期40～50天，量少色淡，无血块，经后少腹隐隐作痛，喜温喜按，腰膝酸软，面色晦暗，二便正常，白带量少，舌淡、苔薄白，脉沉迟。妇科检查：宫体小，平位。其配偶精液常规检查正常。证属肾阳虚衰，精血亏损，胞宫虚寒。治宜温肾壮阳，补益精血，调冲暖宫。方用赞育丹加减：熟地黄、白术、当归、枸杞子、炒杜仲各15g，巴戟肉、肉苁蓉、山萸肉、炒韭子、仙茅各12g，淫羊藿、肉桂各10g，蛇床子、制附片各6g，紫河车12g，鹿角胶（烊化）9g，人参4.5g。水煎，温服。服4个疗程而收效，于1986年12月13日分娩一女孩。〔徐集民.赞育丹治疗子宫发育不良症50例观察[J].新中医，1991（11）：30-31〕

案 5

田某，女，30岁。患者于5年前产后大出血，逐渐出现无乳，闭经，毛发脱落，外阴皮肤变白，黏膜干燥萎缩，四肢不温，全身乏力，面色苍白萎黄，腰膝酸软，性欲淡漠，小便频数，舌质胖嫩，边有齿痕，苔薄白，脉沉弱。西医诊断为席汉综合征。不规律服用皮质激素、甲状腺素、性激素，因不良反应自行停药，症状无明显缓解。证属肾阳虚损。阳虚生内寒，冲任虚寒、阴部失于温煦，阴寒凝滞阴部肌表，气血流通受阻，故外阴皮肤变白、黏膜干燥萎缩。治以养血补精、滋补脾肾。方药：赞育丹改为汤剂加味。熟地黄20g，山药15g，山萸10g，当归15g，枸杞15g，制首乌20g，仙茅10g，仙灵脾15g，锁阳10g，红花10g，桃仁10g，黄芪20g，鹿角胶10g，巴戟10g，人参6g，肉苁蓉20g。连服月余，诸症有改善。上药改为散剂，每次10g，每日2次。服药1年以上，诸症缓解，自觉症状消失，外阴皮色病变已消除。〔杜生梅，苏召才.赞育丹治疗席汉氏综合征[J].内蒙古中医药，1994（S1）：60-61〕

【精要说解】

赞育丹方出自《景岳全书·新方八阵·因阵》，称其为“治阳痿精衰，虚寒无子等证妙方”。“先天之本”肾乃精气之源，本方从调补先天入手，以补肾壮阳立法，群集杜仲、仙茅、巴戟天、淫羊藿、肉苁蓉、韭子、蛇床子、附子、肉桂等补肾壮阳之药以温补下元为主，再配熟地黄、当归、枸杞、山茱萸等填精补血之品，寓“阴中求阳”之意，又有白术健脾益气，先后天同治。全方温而不燥、滋而不腻，具有补肾壮阳、填精补血、温阳散寒、滋养阴液等多种功效，故被广泛应用于临床。张景岳尝谓：“因方之制，因其可因者也。凡病有相同者，皆可按证而用之，是谓因方。”此方亦是“因证用方”的很好体现。

观当今临床，不孕不育的发病率较高，除人为的心理因素外，机体内部的病理变化不在少数。从中医学观点来说，多因肾精、肾阳亏虚所致。景岳赞育丹组方合理，对证投剂，效果较好，值得传承和研发。

四十三 肠痈秘方
治肠痈的妙药单方

【原文摘录】

凡肠痈生于小肚角，微肿而小腹隐痛不止者是。若毒气不散，渐大内攻而溃，则成大患，急宜以此药治之。

先用红藤一两许，以好酒二碗，煎一碗。午前一服，醉卧之。午后用紫花地丁一两许，亦如前煎服。服后痛必渐止为效，然后服后末药除根神妙。

当归五钱　蝉蜕　僵蚕各二钱　天龙　大黄各一钱　石蝎蛇五钱（此草药也）　老蜘蛛二个（捉放新瓦上，以酒盅盖定，外用，火煅干存性）

上共为末。每空心用酒调送一钱许，日逐渐服，自消。

【临床应用】

肠痈秘方载于《景岳全书·新方八阵·因阵》，为肠痈的专方。后世医籍，诸如清代《成方切用》《伤寒瘟疫条辨》《经验广集》《疡医大全》，近现代《李克绍医学全集》《未病斋医述》等都有引用。现代虽鲜少用酒煎的方法，但红藤、紫花地丁的组合广泛应用于肠痈的治疗，兹摘录如下：

余氏阅清代杨栗山《伤寒瘟疫条辨》，其中第四卷有“肠痈秘方”，主治“肠痈生于小肚角，微肿而小腹阴痛不止者……先用红藤一两，酒二碗，午前二服，醉卧之，午后用紫花地丁一两，酒二碗，煎一碗服之。服后痛必渐止为效”。此文源出《景岳全书》。余氏受此启发，将“肠痈秘方”合《医宗金鉴》“丹皮大黄汤”加减，创制“红藤丹皮大黄汤”，意在促使肠痈内消内溃、脓血痈毒下泄。以酒煎服，有强化活血消瘀祛邪之功。〔余瀛鳌．未病斋医述 [M]. 北京：中医古籍出版社，2012：427〕

魏氏用红藤、紫花地丁两味中药治疗肠痈（急慢性阑尾炎）。只要无腹膜炎穿孔，急、慢性均可应用。若伴发热，体温 38℃以上，腹痛拒按，急性发作时合青霉素 80 万单位，每日 2 次，肌注 3 天即可。具体用法：红藤 30g，用黄酒五盅、水一小碗煎煮成八分，上午一次饮服。紫花地丁 30g，煎煮法同红藤，下午三时左右一次饮服。临床观察到药后七八个小时疼痛就会逐渐缓解或消失。〔魏东来．红藤地丁治肠痈的心得 [C]. 中国中医药学会基层中医药会议专刊，1997：469〕

上海市普陀医院中医科用千金肠痈汤和景岳肠痈方加减治疗阑尾脓肿，疗效显著，认为中药治疗阑尾脓肿，符合多快好省的要求。〔上海市卫生局．中医研究工作资料汇编·第二辑 [M]. 上海：上海科学技术出版社，1959：159〕

王翘楚曾从一位图书管理员处得知治疗阑尾炎的秘方，回家后翻阅很多书籍，在《景岳全书》上查到相关记载，在此基础上首创“复方红藤煎剂”（组方：红藤，紫花地丁，乳香，没药，丹皮，连翘，金银花，延胡索，甘草），辨证论治治疗阑尾脓肿、阑尾炎，取得良好疗效。该方收入多本急腹症著作和《中医新编方剂》，得到推广和应用。〔贺兴东．当代名老中医成才之路（续集）[M]. 上海：上海科学技术出版社，2014〕

此外，大血藤、紫花地丁的组合常被作为单方、验方，记载于各种中医药教材中，如《新编中医外科学》腹部外科疾病一章中所载藤丁方（经验方），组成为：大血藤 50g，紫花地丁 50g。〔李彪，龚景林．新编中医外科学 [M]. 北京：人民军医出版社，1999：416〕《中医外科学》记载的治疗急性阑尾炎的单验方中有大血藤 50g，紫花地丁 50g。水煎服，1 日 2 次。〔中国中医研究院．中医外科学 [M]. 北京：人民卫生出版社，1987：402〕

【验案举例】

1941年，南汇张工六教授，述及其乡有一刘姓者，善治肠痈症，能治疗医院断为必须开刀之蚓突炎（即阑尾炎），使之内消内溃，脓从大便而出。其方即红藤一两，单方一味，煎服立瘥。张教授谓其乡中，初有吴姓少年，患生肠痈，经治之无效，后来至上海宏仁医院就诊。经医师诊断，确为蚓突炎，谓非开刀剖腹，割除其蚓突不为功。其父母以爱儿之切，不肯开刀，而其子更惧，拒绝医师之劝告。医师亦无如之何，只好令其出院。

适有一人言邻乡有刘姓者，善治肠痈之证。立即倩人去请，不数小时，刘君已至。经其诊察之后，断为内已有脓，但服药可内溃下泄而消也。立出药一包，片色带红。人问其名，刘云“此红藤也”。但此不常用之药，众觉名似未闻，遂亦置之，且观其效何如也。

讵一服之后，是夜即腹中雷鸣，有时痛更加甚。续服二煎，至天将明时，即连续大便二次。粪中有干有稀，夹杂脓血，其黏滞及污垢之物，一鼓而下。疼痛大减，腹侧肿胀立即消去大半。次日再请续诊，仍以红藤六钱，加薏仁一两，煎服。续下脓血颇多，疼痛更轻，已能思食，食之亦能安。后经调理，不旬日而痊愈。

至1943年4月间，有船户曹海洪者，年32岁，经营内河之航运。忽而江南，忽而江北。时船泊于造币厂桥西苏州河岸，忽患肠痈之疾，诸医罔效。右腹盲肠部疼痛肿胀，右足亦不能伸直。后入沪西平民医院，医者亦云非开刀不可。病者为经济能力所限，即最低之开刀医药费，亦不能筹措。时余与附近之中药店，有为贫病施诊、施药之设，刊诸报端。患者闻而求治。据诊察之下，确系肠痈无疑，盲肠部肿如拳大。按之抗力颇强，时发寒热。大便已五日未解，小溲赤涩，舌根腻，其脉沉紧而微迟。

余思红藤之方，今可试矣。且病势甚急，大便不解已多日。设红藤解毒力有余，而泻下力不足，反致迟延时日。何不以红藤为主，合《金鉴》丹皮大黄汤法，以一试之，庶可面面俱到也。主张既定，遂为之处方如下，定名曰红藤丹皮大黄汤。

红藤一两，粉丹皮五钱，锦纹大黄五钱，桃仁泥四钱，元明粉四钱（分冲），瓜蒌仁四钱，京赤芍三钱，加酒一杯煎服。

令其加酒如法煎服。迨头煎服后，不四小时，即腹中咕咕作响，无何，大解一次。先之以燥矢，继之以溏粪，与脓血夹杂而下，腹痛大减，腿亦较能得伸。续服二煎，又大便两次。均为脓血粪便夹杂之物，于是一夜安眠，盲肠部已无大痛苦，只隐隐微痛而已。次日复诊，余见病已大减，心喜无量。乃将大黄、桃仁等减量，去元明粉，加紫花地丁六钱，银花藤六钱。

红藤一两，粉丹皮四钱，锦纹大黄三钱，桃仁泥三钱，瓜蒌仁三钱，京赤芍三钱，紫花地丁六钱，银花藤六钱，加酒一杯煎服。

连服两帖，脓水渐少，并令以薏仁红枣粥时时服之。一星期后，脓血已极淡，大便亦转淡黄，小溲渐清，改服调理之剂而愈。〔马继征，谢胜．经方治疗脾胃病医案 [M]. 郑州：河南科学技术出版社，2021：74-75〕

【精要说解】

肠痈秘方治肠痈生于小肚角（即右下腹）者，相当于西医学的阑尾炎、阑尾脓肿等疾病。病程属“微肿而小腹隐痛”，尚未“内攻而溃”，即处于肠痈初期、脓未成的阶段，景岳强调在此时当“急宜以此药治之”，以免疾病发展、肠痈溃破或穿孔而危及生命。

肠痈初起，多因热毒壅滞、气血凝滞。本方先用大剂量红藤，清热解毒，活血祛瘀止痛；续用大剂量紫花地丁，清血分热毒。红藤、紫花地丁二药均用酒煎煮，一则有助于药力快速到达病所；二则促进气血流通，加强活血祛瘀之力。本方药少力专，能迅速清除热毒、消散瘀滞，故能获效。

仲景《金匮要略》治肠痈有脓未成用大黄牡丹皮汤，脓已成用薏苡附子败酱散，为后世治疗本病树立了典范，现代中医治疗急腹症，也由此闻名。景岳“肠痈秘方”中红藤为治本病的单方，临证恒多取用，效果显著。至于除根方，组方不甚明了，也很少应用，可供临证参考。

四十四 二辛煎 牙龈口舌肿痛含漱方

【原文摘录】

治阳明胃火，牙龈口舌肿疼不可当，先用此汤漱之，漱后傅以二香散，或仍服清胃等药以治其本。

北细辛三钱　生石膏一两

上二味，用水二碗，煎一碗，乘热频漱之。

【临床应用】

二辛煎，药虽二味，但有很好的泻火止痛作用，用于治疗阳明胃火上炎所致的牙龈肿痛、口舌溃烂等症。因其药简效宏，后世医家广为沿用，如清代顾世澄所著《疡医大全》中也记载了该方的功效与作用。本方现代临床更加广泛地应用于头面额部的多种病症。

1. 牙痛

贾氏运用二辛煎治疗牙痛，药用生石膏 45g，细辛 4.5g，水煎两次，将两次药液混匀，一半漱口，一半分两次服下，每日一剂。共治疗 38 例，结果全部治愈。其中服 1 剂药痊愈者 10 例，2 剂药痊愈者 16 例，3 剂药痊愈者 8 例，4 剂药痊愈者 4 例。一般用药漱口后 5 分钟内即可见效。未发现不良反应。贾氏体会，二辛煎具有简便验廉的优点，值得推广应用。〔贾元博. 二辛煎治疗牙痛 38 例 [J]. 山西中医，1986，2（3）：29〕

2. 三叉神经痛

朱氏用二辛煎合升降散加味治疗三叉神经痛，取得了较为理想的效果。药用：生石膏 30g，细辛 3g，制僵蚕、蝉衣、片姜黄、酒大黄、桑叶、菊花、丹皮、栀子各 10g。水煎服，每日 1 剂。结果治愈 27 例，好转 4 例，全部有效。方中以二辛煎清泄郁火，合以僵蚕、蝉衣、桑叶、菊花疏风清热，升举清阳；姜黄、大黄、丹皮、栀子凉血泻热，降下浊阴。如此，风热得散，郁火得发，气机调畅，病自愈。〔朱树宽．二辛升降散治疗三叉神经痛 31 例 [J]. 四川中医杂志．1994（11）：27–28〕

葛氏以二散清胃汤治疗三叉神经痛。药用：生石膏 15g，细辛 2g，白附子 10g，白僵蚕 10g，全蝎 3g，生地黄 15g，神曲 15g，酒大黄 3g。主治风邪传入经络、气血凝滞不通的面颊部阵发性剧痛。用水煎服，每日 1 剂。结果：临床痊愈 16 例，显效 10 例，有效 7 例，无效 5 例。二散清胃汤由二辛散（生石膏、细辛）和牵正散（白附子、白僵蚕、全蝎），加生地黄、神曲、酒大黄组成，具有清热息风、疏通经络、和胃止痛的功效。方中细辛升散，引生石膏之寒凉，达于上焦，清热泻火，通经止痛；白附子祛风，化痰通络；僵蚕、全蝎息风化痰，镇痉；生地黄凉血而养胃阴；神曲消导腐熟水谷；酒大黄泻热下行。诸药同用，共奏清热息风、疏通经络、和胃止痛之功。〔葛爱华．二散清胃汤治疗三叉神经痛 38 例 [J]. 河南中医．2003，23（7）：7〕

3. 鼻窦炎

郭氏采用二辛煎加味治疗急性或慢性鼻渊急性发作所致头痛 32 例，结果全部有效。其中临床治愈 28 例（头痛、黄浊涕或血涕、时时振寒消失，持续 2 个月以上），好转 4 例（症状减轻但未能消除）。所用方药为石膏 30g，细辛 3g。水煎服，每日 1 剂，分 3 次服用。根据不同的临床表现加减治疗：便秘者加大黄 6g，浊涕带血者加小蓟 10g，头痛甚者加白芷 12g，涕多黄绿色者加车前子 15g。郭氏认为，鼻渊头痛多系肺胃郁火夹痰浊上犯清窍所致，故多见眉棱骨痛且鼻塞流浊涕。二辛煎方中的生石膏辛甘、大寒，善清肺胃郁热，透热外出；佐以细辛，辛散开窍止痛，并可制约石膏之寒凉。二者配伍，一寒一热，清中有散，不失为治疗鼻渊头痛的佳方。〔郭兴旺．二辛煎治疗鼻渊头痛32例[J]. 浙江中医杂志．1997，32（6）：274〕

崔氏用选奇二辛汤（选奇汤合二辛煎）治疗慢性鼻窦炎137例。药用酒黄芩10g，羌活、防风、炙甘草各6g，生石膏30g，细辛3g。水煎温服，每日1剂，早晚分服，7剂为1个疗程。根据症状加减：脓涕量多，加桔梗10g，鱼腥草30g；前额痛甚，加白芷10g；涕中带血，加荠菜花10g。结果：治愈96例，好转38例，无效3例。选奇二辛汤以李东垣《兰室秘藏》之选奇汤主治“风热上犯，眉棱骨痛不可忍”；以《景岳全书》二辛煎治疗肺胃热郁，痰浊上犯，清窍不利。诸药合用，升中有降，清中寓透，能够很好地改善慢性鼻窦炎所出现的头痛、鼻塞、流浊脓涕等症状。崔氏认为，此方“实乃治疗慢性鼻窦炎的有效良方”。〔崔新成．选奇二辛汤治疗慢性鼻窦炎137例[J]. 山东中医杂志．2009，19（10）：606〕

4. 化疗患者的口腔护理

何氏等报道了加味二辛煎（生石膏50g，细辛5g，薄荷6g，生甘草20g，加水500mL，生石膏先下，用煎药机煎至250mL，袋装冰镇备用）在乳腺癌化疗患者口腔护理中的应用。研究将80例乳腺癌化疗患者随机分为两组，每组40例。对照组患者采用0.05%的醋酸氯己定溶液进行常规口腔护理，实验组患者先采用“加味二辛煎”进行常规口腔护理后，再用“加味二辛煎”喷雾剂对口腔进行全方位喷雾。观察两组患者进行口腔护理1～5天后，口腔菌斑指数、牙龈指数、口腔真菌感染和口腔黏膜炎的分度情况。结果：两组患者口腔真菌感染率比较，差异无统计学意义（$P > 0.05$）；两组患者菌斑指数、牙龈指数及口腔黏膜炎分度比较，差异均有统计学意义（$P < 0.05$ 或 $P < 0.01$）。结论：用“加味二辛煎”进行口腔护理及“加味二辛煎”喷雾剂喷口腔，能有效地降低乳腺癌化疗患者口腔黏膜炎的发生率，明显减轻口腔黏膜炎的分度。〔何建群，曾和英，方珍．加味二辛煎在乳腺癌化疗患者口腔护理中的应用研究[J]. 护士进修杂志．2015，30（1）：13〕

【验案举例】

案 1

吴某，牙痛十余日，就诊前每日注射青霉素 80 万 U，并间断服用去痛片，痛不得止。察患者牙龈红肿，口干口渴，舌红苔黄，脉滑数。辨证属胃火牙痛，投二辛煎（生石膏 45g，细辛 4.5g，水煎 2 次），将两次药液混匀，一半漱口，一半分两次服下，每日一剂。漱口后 3 分钟痛止，三剂痊愈。〔贾元博．二辛煎治疗牙痛 38 例 [J]. 山西中医 . 1986，2（3）：29〕

案 2

武某，女，42 岁，教师。牙痛 5 天，就诊前曾服去痛片与牛黄解毒片等药，疼痛不止，烦躁不安，随即处以二辛煎，漱口后 6 分钟痛止，随访未复发。〔李如松．来函照登 [J]. 山西中医 . 1987.（3）：32〕

案 3

罗某，男，47 岁，2002 年 3 月 27 日初诊。患者右侧面颊阵发性剧痛，以右耳至上下齿为甚，常服卡马西平治疗，因不良反应较大，服药时断时续，疼痛常因洗脸、吃饭引起，痛如针刺，每次持续 3 分钟左右，每日数次，不能咀嚼，只能流质饮食，胃脘泛酸嘈杂，夜寐难安，舌质稍红，苔薄黄，脉弦。辨证属肝胃郁热，治宜清肝息风，和胃止痛。处方：生石膏 15g，细辛 2g，白附子 10g，白僵蚕 10g，全蝎 3g，生地黄 15g，神曲 15g，酒大黄 3g，防风 10g，黄连 10g。进药 20 余付，疼痛消失，饮食、夜寐均可，面部感觉正常，至今未再复发而告临床痊愈。〔葛爱华．二散清胃汤治疗三叉神经痛 38 例 [J]. 河南中医 . 2003，23（7）：7〕

案 4

傅某，男，76 岁。1993 年 5 月 3 日初诊。1 个月前突然出现右侧颜面部灼热疼痛，瞬间即逝。初未在意，后愈发严重，一日数发，如锥刺刀割，每次发作持续约1分钟，常因刷牙、咀嚼而诱发。首服卡马西平及行局部封闭疗法，均无明显疗效。诊见右侧颜面部痛如刀割，伴头重昏蒙，面色晦暗。舌体胖、舌质暗红、苔白滑，脉弦而兼滑。证属火郁阳明，风痰阻络。予二辛煎合牵正散加味：生石膏10g，细辛3g，僵蚕、白附子、川芎、川牛膝各30g，全蝎6g，水煎服。2剂痛减，4剂而安，予《金匮》肾气丸合逍遥丸巩固治疗。随访1年无复发。〔朱树宽．二辛煎加味治疗三叉神经痛[J]. 浙江中医杂志，1995，30（9）：420〕

案5

李某，女，73岁，退休工人。1993年8月11日初诊。患者1个月前正在看电视时，突然出现右侧面部灼痛，片刻即逝。第二天晨起刷牙时又出现右侧面部刺痛，连及右侧上牙齿，持续约1分钟。地区医院诊断为三叉神经痛，予卡马西平、苯妥英钠治疗无效。改投中医治疗，分别给予川芎茶调散、芎芷石膏汤，均无效。现患者仍右侧面颊部阵发性剧痛，呈针刺样烧灼痛，牵及右侧牙齿，每日发作2～3次，每次持续约1分钟，发作时面部肌肉抽搐，面色潮红，伴心烦难眠，急躁易怒，舌淡红，苔薄润，脉细弦。诊为火郁络阻，气血凝滞。予二辛升降散加味（生石膏30g，细辛3g，制僵蚕、蝉衣、片姜黄、酒大黄、桑叶、菊花、丹皮、栀子各10g）。服药3剂，病情大减，继服5剂，疼痛消除。随访半年，未见复发。〔朱树宽．二辛升降散治疗三叉神经痛31例[J]. 四川中医．1994（11）：27-28〕

案6

高某，男，71岁，1995年4月7日初诊。患三叉神经痛20余年。长期服用卡马西平、苯妥英钠等，初尚有效，后则疗效渐差。曾用无水酒精行三叉神经节封闭，疼痛缓解1年，再行封闭已无济于事。改投中医治疗，服散偏汤、止痉散等，均无效果。现患者右侧面部阵发性刀割样剧痛，连及前额。舌暗淡，苔薄润，脉微弦。辨证为火郁阳明，络脉痹阻，予二辛煎加味。处方：生石膏 30g，黄芩、白芷、僵蚕、蝉蜕各 10g，细辛 3g。水煎温服。连服 3 剂，疼痛大减。继服 10 剂，疼痛若失，唯面部沉滞不舒，遂嘱其常服黄连上清丸以资巩固。随访 1 年，未见复发。〔朱树宽 . 周围神经疾病证治心得 [J]. 新中医 . 1999，31（4）：54〕

案 7

患者，男，15 岁，1996 年 5 月 2 日初诊。3 年前因患头痛、发热、鼻塞流涕，经静滴青霉素治疗，病情减轻，唯鼻塞流涕不止，伴前额眉棱骨痛，拍片显示额窦慢性炎症。经抗炎、抗过敏等治疗月余，效果不明显。再给予藿胆丸、千柏鼻炎片等，仍不见效。诊见患者鼻流浊涕，量多不止，伴头目昏蒙，前额痛，时咳黏稠痰，身重乏力。舌淡苔薄黄，脉沉滑。诊为痰湿内郁、风热上扰、清窍不利，予选奇二辛汤加味：酒黄芩、白芷各 10g，桔梗 15g，羌活、防风各 6g，生石膏、鱼腥草各 30g，细辛、甘草各 3g。服药 3 剂，痰、涕锐减，头痛减轻。继服 5 剂，诸症消失，头清目爽。嘱其以防风通圣丸配服藿胆丸，以资巩固。随访 1 年，未复发。〔崔新成 . 选奇二辛汤治疗慢性鼻窦炎 137 例 [J]. 山东中医杂志 . 2009，19（10）：606〕

案 8

李某，男，35 岁。1995 年 3 月 27 日初诊。患者自诉间断性头痛、流黄涕 1 年，现发作 2 个月。服鼻炎康、复方新诺明等药未见显效。鼻塞、涕黄稠浊带血，量中等，时时恶寒，便溏，咽痛，口苦。苔薄黄，脉弦细。诊断：风热郁滞肺窍而致鼻渊头痛。治宜散风通窍，清热泻火。处方：二辛煎加白芷、小蓟。3 剂后诸症显著好转，但仍有微量黄涕，脉细，苔薄白。守原方继服 3 剂，诸症消失。随访 3 个月，未见复发。〔郭兴旺 . 二辛煎治疗鼻渊头痛 32 例 [J]. 浙江中医杂志 . 1997（6）：274〕

【精要说解】

二辛煎治疗阳明胃火上炎，牙龈肿痛，口舌糜烂。二辛者，即指味辛气温之细辛与辛甘大寒之石膏，全方药物组成虽仅二味，但组方配伍得当，二者治疗作用相辅相成，临床疗效如桴应鼓。方中细辛，味辛性温。《本草正义》曰："细辛，芳香最烈，故善开结气，宣泄郁滞，而能上达巅顶，通利耳目，旁达百骸，无微不至，内之宣络脉而疏百节，外之行孔窍而直透肌肤。"《本草纲目》也载："辛温能散……口疮、喉痹、䘌齿诸病用之者，取其能散浮热，亦火郁则发之之义也。"生石膏辛甘寒，具有很好的清热泻火、除烦止渴之功效，是治疗肺经实热出现高热烦渴，以及胃火亢盛所致头痛、牙痛之良药。因石膏属大寒之品，故张氏用其与辛散温热之细辛配伍，则细辛之辛散能引寒凉之石膏上达，起到清泄肺胃、发散郁火的作用，而性寒之石膏也能遏制细辛的温燥之性，以免其助郁火而致病情加剧。二者配合，则辛而不热，寒而不遏，相辅相成，达到清热散火、通络止痛的功效。后世临床常常在此基础上加减化裁，治疗牙痛及其他头面部疾病，从而进一步扩大了本方的应用范围。

本方药简效宏，价格低廉，很值得传承和研发。